高 等 职 业 教 育

U0736145

"岗课赛证" 融通

新 形 态 一 体 化 教 材

0—3岁婴幼儿

营养与喂养

喻友军　主编

中国教育出版传媒集团

高等教育出版社·北京

内容提要

本教材是高等职业教育"岗课赛证"融通新形态一体化教材。

本教材采用模块式编写方法,共分9个模块,内容包括0—3岁婴幼儿的营养需要、0—3岁婴幼儿食物的选择、0—3岁婴幼儿营养食谱的编制、0—3岁婴幼儿的配餐制作、0—1岁婴儿的科学喂养、1—3岁幼儿的饮食行为指导、婴幼儿营养相关疾病与喂养、婴幼儿营养调查及营养评价、婴幼儿食育活动的设计与组织。

本教材力图保持"岗课赛证"融通的完整性和严谨性,同时以"基础知识通俗易懂、喂养理念科学先进、实操技能规范实用"为原则,紧密结合时代背景和中国营养学会新近发布的相关文件,力争让学生能够从中学到0—3岁婴幼儿营养与喂养的理论知识,并具备岗位需要的实际工作能力。

本教材配套建设有数字课程和用二维码链接的视频资源。

本教材可作为高职专科、职教本科、五年制高职早期教育、婴幼儿托育服务与管理、学前教育专业教材,也可为正在从事或即将从事早教中心、亲子园、托育机构工作等保教人员和管理者的专业学习与教研提供参考,还可为广大家长提供科学育儿和专业指导的支持与帮助。

图书在版编目(CIP)数据

0—3岁婴幼儿营养与喂养 / 喻友军主编. -- 北京 : 高等教育出版社,2023.12(2025.2 重印)
ISBN 978-7-04-060308-8

Ⅰ. ①0… Ⅱ. ①喻… Ⅲ. ①婴幼儿-营养卫生-高等职业教育-教材②婴幼儿-哺育-高等职业教育-教材 Ⅳ. ①R153.2②TS976.31

中国国家版本馆CIP数据核字(2023)第055030号

0—3 SUI YINGYOU'ER YINGYANG YU WEIYANG

| 策划编辑 | 赵清梅 | 责任编辑 | 赵清梅 | 封面设计 | 张志奇 | 版式设计 | 张 杰 |
| 责任绘图 | 李沛蓉 | 责任校对 | 张 然 | 责任印制 | 刘弘远 | | |

出版发行	高等教育出版社	网 址	http://www.hep.edu.cn
社 址	北京市西城区德外大街4号		http://www.hep.com.cn
邮政编码	100120	网上订购	http://www.hepmall.com.cn
印 刷	北京七色印务有限公司		http://www.hepmall.com
开 本	787 mm×1092 mm 1/16		http://www.hepmall.cn
印 张	25		
字 数	480 千字	版 次	2023年12月第1版
购书热线	010-58581118	印 次	2025年2月第3次印刷
咨询电话	400-810-0598	定 价	62.00 元

本书如有缺页、倒页、脱页等质量问题,请到所购图书销售部门联系调换
版权所有 侵权必究
物 料 号 60308-00

"智慧职教" 服务指南

"智慧职教"（www.icve.com.cn）是由高等教育出版社建设和运营的职业教育数字教学资源共建共享平台和在线课程教学服务平台，与教材配套课程相关的部分包括资源库平台、职教云平台和 App 等。用户通过平台注册，登录即可使用该平台。

- 资源库平台：为学习者提供本教材配套课程及资源的浏览服务。

登录"智慧职教"平台，在首页搜索框中搜索"婴幼儿营养与喂养"，找到欧阳叶主持的课程，加入课程参加学习，即可浏览课程资源。

- 职教云平台：帮助任课教师对本教材配套课程进行引用、修改，再发布为个性化课程（SPOC）。

1. 登录职教云平台，在首页单击"新增课程"按钮，根据提示设置要构建的个性化课程的基本信息。

2. 进入课程编辑页面设置教学班级后，在"教学管理"的"教学设计"中"导入"教材配套课程，可根据教学需要进行修改，再发布为个性化课程。

- App：帮助任课教师和学生基于新构建的个性化课程开展线上线下混合式、智能化教与学。

1. 在应用市场搜索"智慧职教 icve"App，下载安装。

2. 登录 App，任课教师指导学生加入个性化课程，并利用 App 提供的各类功能，开展课前、课中、课后的教学互动，构建智慧课堂。

"智慧职教"使用帮助及常见问题解答请访问 help.icve.com.cn。

教材编写委员会

主　编

　　喻友军　长沙职业技术学院

副主编

　　欧阳叶　长沙职业技术学院

　　赵　莎　湖南省儿童医院

编　者（按姓氏汉语拼音排序）

　　郭　玲　长沙幼儿师范高等专科学校

　　黄　桃　衡阳幼儿师范高等专科学校

　　简　平　重庆护理职业学院

　　景冬菊　运城幼儿师范高等专科学校

　　刘丽君　重庆护理职业学院

　　牛丽萍　运城幼儿师范高等专科学校

　　欧阳叶　长沙职业技术学院

　　彭小明　湖南省儿童医院

　　王晓月　石家庄幼儿师范高等专科学校

　　喻友军　长沙职业技术学院

　　赵　莎　湖南省儿童医院

　　钟文卿　永州职业技术学院

前　言

　　2019 年，国务院办公厅发布《关于促进 3 岁以下婴幼儿照护服务发展的指导意见》，2020—2022 年，国家卫生健康委办公厅先后印发《婴幼儿喂养健康教育核心信息》《婴幼儿辅食添加营养指南（WS/T678-2020）》《托育机构婴幼儿喂养与营养指南（试行）》《3 岁以下婴幼儿健康养育照护指南》。由此可见，我国对 0—3 岁婴幼儿照护行业发展的高度重视。

　　婴幼儿从出生后至满 2 周岁，是生命早期 1 000 天关键期的核心时段。出生后 1—12 个月为婴儿期，包括新生儿期（断脐至出生后 28 天），是一生中生长发育最快的时期，也是婴儿完成从子宫内生活到子宫外生活的过渡期。1—3 岁为幼儿期，是养成良好饮食习惯的关键时期，是完成从以母乳为营养到以其他食物为营养的过渡期。婴幼儿时期的科学喂养和良好营养是人一生体格和智力发育的基础，也有益于预防成年后的慢性疾病如动脉粥样硬化、糖尿病等。婴幼儿期的生长极为迅速，对营养素的需要极高，而各器官的发育尚未成熟，对食物的消化吸收能力有限。因此，合理的营养与喂养对婴幼儿的生长发育就显得极为重要。

　　《0—3 岁婴幼儿营养与喂养》一书的编写以党的二十大精神为指引，符合当前蓬勃发展的婴幼儿照护服务发展的现实需求，遵循早期教育专业的人才培养目标，力图保持"岗课赛证"融通的完整性和严谨性，既方便教师课堂教学，又方便学生自学及其他读者实践。

　　本教材以"基础知识通俗易懂、喂养理念科学先进、实操技能规范实用"为原则组织内容，紧密结合时代背景和中国营养学会新近发布的相关文件如《中国婴幼儿喂养状况白皮书》《中国婴幼儿膳食指南（2022）》和《中国婴幼儿喂养指南（2022）》等，围绕 0—3 岁婴幼儿的营养与喂养，构建了 9 个模块的内容体系。各模块"模块导学"通过思维导图呈现模块主要内容架构；然后以项目为导向，典型工作任务为驱动；每个项目精心选取一个真实的"任务情境"来引出本项目的学习任务，在"学习任务"中穿插大量的"阅读卡片"和"考点同步"，将前沿的观点与思想融入理论知识的学习和理解中，开阔学生眼界，并在任务之后设置了"岗位应用""赛证模考""资源拓展"等栏目，将"岗课赛证"融通，思考与练习有机结合，理论与实践融为一体，加强实操与实训，强化重难点知识的有效学习，实现学用合一的目标。在"资源拓展"部分，充分挖掘 0—3 岁婴幼儿营养与喂养理论学习中的思政元素，在培养学生专业技能的同时，达到立德树人的目的。

本教材建设与课程建设、配套资源开发、信息技术应用等统筹推进，教材中数字资源以二维码关联技术呈现，辅教辅学。

本教材由长沙职业技术学院喻友军教授担任主编，负责全书框架拟订和统稿工作，长沙职业技术学院欧阳叶、湖南省儿童医院赵莎担任副主编，负责全书整理、加工、完善和校稿工作。具体编写分工如下：模块一由喻友军、赵莎编写；模块二由重庆护理职业学院刘丽君编写；模块三由永州职业技术学院钟文卿编写；模块四由重庆护理职业学院简平编写；模块五由衡阳幼儿师范高等专科学校黄桃编写；模块六由长沙职业技术学院欧阳叶编写；模块七由长沙幼儿师范高等专科学校郭玲编写；模块八由石家庄幼儿师范高等专科学校王晓月编写；模块九由运城幼儿师范高等专科学校牛丽萍、景冬菊编写，湖南省儿童医院赵莎、彭小明负责全书初稿的修改工作。所有参编者都是工作在一线的高职护理学专业和早期教育专业教师，工作经验丰富，专业基础扎实，为本教材的编写质量提供了基本保障。

教材中引用的材料已经在脚注和参考文献中标注，如有遗漏敬请作者谅解，在此表示感谢。

教材编写过程中，编写团队虽严谨求实、虚心探讨、团结协作，但由于编者水平所限，不足之处在所难免，欢迎各位同人和读者在使用过程中不吝提出宝贵意见，以便日后修改完善。

喻友军

2023 年 6 月

目　录

0—3岁婴幼儿的营养需要

学 习 目 标

素质目标

□ 树立营养均衡的意识，对探索婴幼儿营养与健康感兴趣。

知识目标

□ 了解七大营养素及能量的组成、分类及其生理功能。

□ 熟悉七大营养素及能量缺乏或过量对人体的危害。

□ 掌握婴幼儿七大营养素及能量的参考摄入量及良好食物来源。

能力目标

□ 能够查找不同年龄和生理特点人群营养素摄入量标准。

□ 能够合理搭配膳食保证婴幼儿饮食结构均衡营养，并能满足婴幼儿的生长发育
所需。

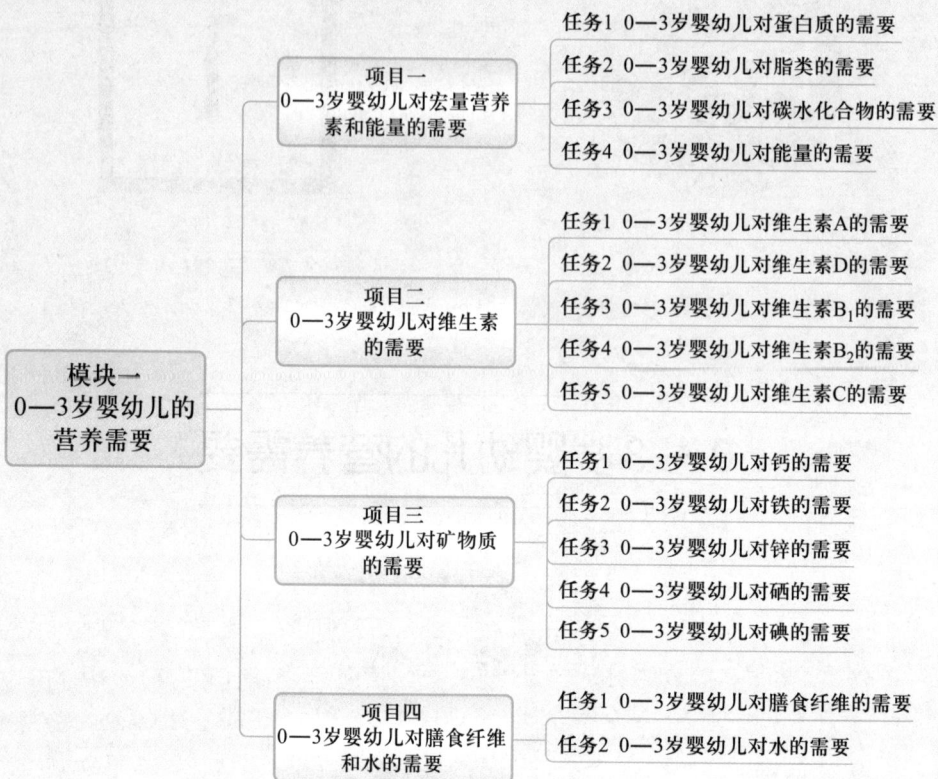

项目一
0—3岁婴幼儿对宏量营养素和能量的需要

任务1　0—3岁婴幼儿对蛋白质的需要

任务2　0—3岁婴幼儿对脂类的需要

任务3　0—3岁婴幼儿对碳水化合物的需要

任务4　0—3岁婴幼儿对能量的需要

项目二
0—3岁婴幼儿对维生素的需要

任务1　0—3岁婴幼儿对维生素A的需要

任务2　0—3岁婴幼儿对维生素D的需要

任务3　0—3岁婴幼儿对维生素B_1的需要

任务4　0—3岁婴幼儿对维生素B_2的需要

任务5　0—3岁婴幼儿对维生素C的需要

模块一
0—3岁婴幼儿的营养需要

项目三
0—3岁婴幼儿对矿物质的需要

任务1　0—3岁婴幼儿对钙的需要

任务2　0—3岁婴幼儿对铁的需要

任务3　0—3岁婴幼儿对锌的需要

任务4　0—3岁婴幼儿对硒的需要

任务5　0—3岁婴幼儿对碘的需要

项目四
0—3岁婴幼儿对膳食纤维和水的需要

任务1　0—3岁婴幼儿对膳食纤维的需要

任务2　0—3岁婴幼儿对水的需要

微 课 先 行

宏量营养素需要及食物来源

维生素需要及食物来源

矿物质需要及食物来源

能量需要及食物来源

项目一　0—3岁婴幼儿对宏量营养素和能量的需要

学习目标

一、素质目标

树立营养均衡的意识，对探索宏量营养素和能量感兴趣。

二、知识目标

1. 了解蛋白质、脂类及碳水化合物的组成及其对身体健康的作用。

2. 熟悉能量的来源及人体的能量消耗。

3. 掌握蛋白质、脂类及碳水化合物的参考摄入量及其良好食物来源。

三、能力目标

1. 能够对婴幼儿宏量营养素含量做出判断与指导。

2. 能够依据宏量营养素的参考摄入量及良好食物来源，为家人分析换算能量与制定控制体重的方法。

任务情境

　　小小妈妈因为工作忙碌，将2岁半的小小送到幼儿园托班。每到吃午餐的时候，于老师就发现小小特别不愿意吃东西，还发现小小的舌苔发白且厚腻。就这样过了1个月，小小偶尔还会腹泻，精神状态越来越差，越来越不肯玩了。于老师与小小妈妈沟通了这些情况，小小妈妈说，小小经常"上火"，喝了好多小儿七星茶颗粒等一些清热"下火"的药，但不见好转。小小妈妈只好带小小前往医院就诊，从儿科专家那里了解到小小长期喝牛乳太多，导致蛋白质摄入过多，不仅阻碍人体对铁的吸收，而且容易引起蛋白质消化不良，出现腹胀、腹泻等不适症状。小小妈妈很疑惑："不是说牛奶（牛乳）的营养价值高，有利于孩子长高吗？"

　　任务：假如你是于老师，要为家长举办食品营养科普教育讲座，你会给家长讲授哪些内容？

学习任务

考点1:
蛋白质的组
成及生理功
能。

任务1 0—3岁婴幼儿对蛋白质的需要

1. 蛋白质的组成

蛋白质是生命的物质基础,没有蛋白质就没有生命。蛋白质是一种生物大分子,其基本构成单位是氨基酸。构成人体蛋白质的氨基酸有20种。各种氨基酸按一定的顺序由肽键连接,并形成一定的空间结构,就构成了无数种功能各异的蛋白质。有8种氨基酸人体不能合成或合成速度不能满足机体需要,而必须从食物中直接获得的,被称为必需氨基酸,包括异亮氨酸、亮氨酸、赖氨酸、蛋氨酸、苯丙氨酸、苏氨酸、色氨酸和缬氨酸。此外,组氨酸是婴幼儿的必需氨基酸。半胱氨酸和酪氨酸可以在体内由蛋氨酸和苯丙氨酸两种必需氨基酸转化而来,若食物能直接提供半胱氨酸和酪氨酸,则可减少人体对上述两种必需氨基酸的需要量。因此,半胱氨酸和酪氨酸被称为条件必需氨基酸或半必需氨基酸,其他氨基酸人体可以自身合成,不一定需要从食物中直接供给,被称为非必需氨基酸。半胱氨酸、酪氨酸、精氨酸、牛磺酸等是儿童期所需的条件必需氨基酸,对特殊人群需外源性供给。

2. 蛋白质的生理功能

(1)构建人体组织:蛋白质参与构成人体所有组织和器官,是机体组织更新和修复的主要原料。人体从细胞膜到细胞内的各种结构均含有蛋白质,肌肉、心、肝、肾等组织器官含有大量蛋白质。正常成年人体内蛋白质含量占体重的16%~19%。人体内的蛋白质始终处于不断分解和合成的动态平衡状态。成年人体内每天更新约3%的蛋白质。婴幼儿、儿童和青少年还需要额外的蛋白质,以满足生长发育的需要。

(2)调节人体生理功能:蛋白质是构成酶、抗体和激素等重要生理活性物质的基本原料,这些物质参与调节机体的各种生理活动。酶在机体物质代谢中起到催化作用;抗体可以抵御外来微生物等对机体的危害;激素调节着各种生理过程并维持着机体内环境的稳定。总之,人体的各项生理活动都与蛋白质有关。

(3)供给人体能量:1 g蛋白质在体内氧化分解可产生16.7 kJ(4 kcal)的能量,但蛋白质不是人体能量的主要来源,产热也不是其主要生理功能。蛋白质供给人体的能量占总热量的10%~15%。

3. 蛋白质的分类

一般来讲,食物的蛋白质含量越高,越容易被人体消化吸收和利用,其营养价值就越高。蛋白质的机体利用率与食物蛋白质中各种必需氨基酸的构成比例即氨基酸模式（amino acid pattern）相关，该模式与人体蛋白质氨基酸模式越接近，必需氨基酸被机体利用的程度就越高，食物蛋白质的营养价值也相对越高。所含必需氨基酸种类齐全、数量充足、比例适当的蛋白质可促进儿童的生长发育，维持人体的健康，这类蛋白质被称为完全蛋白质或优质蛋白质，如蛋、奶、肉、鱼等动物性食物中的蛋白质及大豆蛋白等。食物蛋白质虽然含有的必需氨基酸种类齐全，但氨基酸模式与人体蛋白质氨基酸模式差异较大，其中一种或几种必需氨基酸相对含量较低，导致其他必需氨基酸在体内不能被充分利用而浪费，造成其蛋白质营养价值降低，虽可维持生命，但不能促进生长发育，这类蛋白质被称为半完全蛋白质，如大多数植物蛋白都是半完全蛋白质，这些含量相对较低的必需氨基酸被称为限制氨基酸，其中含量最低的为第一限制氨基酸。食物蛋白质中的必需氨基酸种类，既不能维持生命也不能促进生长发育，被称为不完全蛋白质，如玉米胶蛋白、动物结缔组织中的胶质蛋白等。

4. 蛋白质的互补作用

为提高食物蛋白质的营养价值，往往将两种或两种以上的食物同时混合食用，以相互补充不足的必需氨基酸，称为蛋白质互补作用，如肉类和大豆蛋白可弥补米、面蛋白质中赖氨酸的不足。为更好地发挥蛋白质互补作用，应遵循以下3个原则：①搭配食物的生物学种属越远越好。②搭配食物的种类越多越好。③食用时间越近越好，同时食用最好。

考点2：蛋白质的分类及互补作用。

5. 蛋白质的良好食物来源

蛋白质食物来源分为动物性与植物性两大类。动物性食物如肉类、乳类及乳制品中含有的蛋白质比较多；蛋类如鸡蛋、鸭蛋、鹌鹑蛋，以及鱼、虾、蟹等海产品中蛋白质含量也比较高。植物性食物中蛋白质含量以豆类较高，坚果类次之，然后是粮食类。豆类中以黄豆的营养价值最高，它是优质的蛋白质来源；此外，像芝麻、瓜子、核桃、杏仁、松子等坚果类蛋白质的含量均较高。

6. 不同年龄段婴幼儿的蛋白质需求

由中华人民共和国国家卫生和计划生育委员会（现称中华人民共和国国家卫生健康委员会，简称卫健委）发布的《中国居民膳食营养素参考摄入量第一部分：宏量营养素》（WS/T 578.1—2017）对0—3岁婴幼儿蛋白质摄入量给出了参考标准（表1-1）。为了更好地促进生长发育，优质蛋白质的摄入量应占到每日蛋白质总摄入量的50%以上。

表1-1 婴幼儿蛋白质参考摄入量

单位：g/d

年龄/岁	男性		女性	
	EAR	RNI	EAR	RNI
0—0.5	—	9*	—	9*
0.5—1	15	20	15	20
1—2	20	25	20	25
2—3	20	25	20	25
3—4	25	30	25	30

注："—"表示未制定；＊为AI值，AI=adequate intake，适宜摄入量；EAR=estimated average requirement，平均需要量；RNI=recommended nutrient intake，推荐摄入量。

蛋白质对于婴幼儿的生长发育起着至关重要的作用，蛋白质摄入过少或过多都会影响婴幼儿的身体健康。如果蛋白质摄入过少，有可能引起婴幼儿生长发育迟缓、容易疲劳、抵抗力下降、机体损伤不易修复等，严重时可能会导致死亡。如果蛋白质摄入过多，尤其是摄入过多的动物性蛋白质，婴幼儿不能吸收和消化剩余蛋白质，这些剩余蛋白质将转化成脂肪存在于婴幼儿体内，造成婴幼儿肥胖等问题，并且破坏婴幼儿体内营养素的平衡。所以应进行结构合理、摄入合理的蛋白质搭配。

【阅读卡片1-1】蛋白质与身高的关系[①]

据报道，第二次世界大战期间，日本动物性食品供应不足，每人每年平均只供应2 kg肉，12.5 kg奶和奶制品，2.5 kg蛋类。当时12岁少年平均身高只有137.8 cm。战后，日本经济发展迅速，人民生活水平得到改善，动物性食品增多，每人每年食用肉达13 kg，奶及奶制品25 kg，蛋类15 kg。根据1970年的调查，12岁少年的身高已达147.1 cm，平均增高9.3 cm。从这个例子可以看出，蛋白质食物对少年儿童增高所起的作用。

蛋白质是构成一切生命的主要化合物，是生命的物质基础和第一要素。少年儿童及婴幼儿增高离不开蛋白质，人体的骨骼等组织是由蛋白质组成的。人体内新陈代谢的全部化学反应过程均离不开酶的催化作用，而所有的酶都由蛋白质构成。对青少年增高起作用的各种激素，也是蛋白质及其衍生物。此外，参与骨细胞分化、骨的形成、骨的再建和更新等过程的骨矿化结合素、骨钙素、碱性磷酸酶、人骨特异生长因子等物质，也均由蛋白质构成。所以，蛋白质是人体生长发育中最重要的化合物，是增高的重要原料。

婴幼儿生长发育所必需的脂溶性维生素、铁、钙、磷等无机盐及部分微量元素，在蛋白质食物中也同样可以获得。

---

① 康松玲.婴幼儿营养与喂养［M］.上海：复旦大学出版社，2010.

任务2　0—3岁婴幼儿对脂类的需要

1. 脂类的组成

脂类包括脂肪（主要有甘油三酯）和类脂（主要有磷脂和固醇类）。食物中的脂类95%是甘油三酯，5%是类脂；人体内的脂类99%是甘油三酯。脂类具有脂溶性，不仅易溶于有机溶剂，而且可溶解其他脂溶性物质，如脂溶性维生素等。甘油三酯也称脂肪和中性脂肪，是3分子脂肪酸与1分子的甘油所形成的酯。脂肪酸根据碳链长度可分为长链脂肪酸（含14~24个碳）、中链脂肪酸（含8~12个碳）和短链脂肪酸（含6个以下碳）；根据饱和程度可分为饱和脂肪酸（没有不饱和双键）和不饱和脂肪酸（有1个以上不饱和双键），根据不饱和双键的数量又可分为单不饱和脂肪酸（只有1个不饱和双键）和多不饱和脂肪酸（有2个以上不饱和双键）；根据脂肪酸的空间结构可分为顺式脂肪酸和反式脂肪酸。因其所含的脂肪酸碳链的长短、饱和程度和空间结构不同而呈现不同的特性和功能。有一类脂肪酸人体不可缺少而自身又不能合成，必须通过食物供给，称为必需脂肪酸，包括亚油酸和亚麻酸两种。磷脂是甘油三酯中1个或2个脂肪酸被磷酸或含磷酸的其他基团所取代的一类脂类物质，在体内含量较多，尤以脑、神经组织和肝中含量高。脂类物质的主要消化场所在小肠，胆汁首先将脂类乳化，以利于胰脂肪酶和肠脂肪酶等脂肪酶将甘油三酯和磷脂水解吸收，总体上植物油脂比动物油脂更易消化吸收。

考点3：脂类的组成及生理功能。

2. 脂肪的生理功能

（1）提供和储存能量：1 g脂肪在体内氧化分解可产生约39.7 kJ（9.48 kcal）的能量，是能量密度最大、产热最高的营养素。当人体摄入能量不能及时被利用或过多时，就转变为脂肪储存起来。脂肪是人体储存能量的主要形式。

（2）机体重要的构成成分：脂肪是一切人体组织的重要组成物质，是人体细胞维持正常结构和功能必不可少的重要构成成分。

（3）维持体温、保护脏器：皮下脂肪组织可以起到隔热保温的作用，维持体温正常和恒定，有助于御寒。人体脏器周围的脂肪对器官有支撑和衬垫作用，可保护内部器官免受外力伤害。

（4）促进脂溶性维生素的吸收：有些食物中的脂肪含有脂溶性维生素（如鱼肝油富含维生素A、维生素D），脂肪可作为脂溶性维生素的溶媒，促进脂溶性维生素的吸收。长期脂肪摄入不足或消化吸收障碍可造成脂溶性维生素缺乏。

（5）使机体更有效地利用碳水化合物和节约蛋白质：脂肪在体内的代谢产物可以促使碳水化合物更有效地释放能量。充足的脂肪还可以避免消耗体内蛋白质或食物蛋白质用于产热，从而使其有效地发挥其他重要的生理功能。

3. 类脂的生理功能

类脂是构成机体组织的重要成分和重要的生理活性物质。磷脂是细胞膜的重要构成成分，促进婴幼儿大脑和神经的发育；帮助脂类或脂溶性物质顺利通过细胞膜，促进细胞内外的物质交换；防止胆固醇在血管内沉积，降低血液的黏度，促进血液循环，预防心血管疾病；改善脂肪的吸收和利用等。磷脂的缺乏会造成细胞膜结构受损引起皮疹，还会造成脂肪代谢障碍引起脂肪肝、动脉粥样硬化等。胆固醇是细胞膜的重要成分，也是胆汁、性激素、肾上腺素和维生素D_3等人体内许多重要活性物质的合成材料。存在于植物性食品中的植物固醇具有降低人和动物血清胆固醇的作用。

4. 必需脂肪酸的生理功能

必需脂肪酸参与磷脂的合成，并以磷脂的形式构成细胞膜和线粒体的主要结构；参与合成具有多种多样生理功能的前列腺素前体物质，参与动物精子的形成；能促进机体胆固醇代谢并有保护视力等作用。必需脂肪酸的缺乏可发生在以脱脂乳或低脂膳食喂养的婴幼儿、长期完全胃肠外营养的患者和有慢性肠道疾病的患者中，可以引起生殖障碍、生长迟缓、皮肤损伤及神经和视觉等方面的多种疾病。

5. 脂类的良好食物来源

除食用油脂含约100%的脂肪外，含脂肪丰富的有动物性食物和坚果类食物。动物性食物以畜肉类含脂肪最丰富，且多为饱和脂肪酸；一般动物内脏除大肠外含脂肪量都较低，但蛋白质的含量较高；鱼类脂肪含量基本在10%以下，多数在5%左右，且其脂肪含不饱和脂肪酸多；蛋类以蛋黄含脂肪最高，为30%左右，但全蛋仅为10%左右，其组成以单不饱和脂肪酸为多。除动物性食物外，植物性食物中以坚果类脂肪含量最高，最高可达50%以上，其脂肪组成多以亚油酸为主，所以是多不饱和脂肪酸的重要来源。

6. 不同年龄段婴幼儿脂类的需求

《中国居民膳食营养素参考摄入量第一部分：宏量营养素》（WS/T 578.1—2017）对0—3岁婴幼儿膳食脂肪、脂肪酸参考摄入量和可接受范围给出了参考（表1-2）。

表1-2 婴幼儿膳食脂肪、脂肪酸参考摄入量和可接受范围

单位：能量百分比（%E）

年龄/岁	脂肪	饱和脂肪酸	n-6多不饱和脂肪酸[a]		n-3多不饱和脂肪酸	
	AMDR	U-AMDR	AI	AMDR	AI[b]	AMDR
0~0.5	48[c]	—	7.3	—	0.87	—
0.5~1	40[c]	—	6.0	—	0.66	—
1~4	35[c]	—	4.0	—	0.60	—

注："—"表示未制定参考值；a 为亚油酸的数值；b 为 α-亚麻酸的数值；c 为 AI 值，AI=adequate intake，适宜摄入量；AMDR=acceptable macronutrient distribution ranges，宏量营养素可接受范围；%E 表示占能量的百分比。

在选择脂类食品时，需要考虑：第一，脂肪的消化率，熔点越低越容易被消化；第二，必需脂肪酸的含量，如植物油中富含亚油酸，其营养价值高于动物脂肪；第三，脂溶性维生素的含量，脂溶性维生素含量越高的食物（如海鱼肝、动物肝）营养价值也越高。在给婴幼儿提供脂类食物时，应注意食物种类、脂肪种类与脂肪含量，如果摄入过少，可能会导致婴幼儿营养不良、发育迟缓等问题，如果摄入过多，可能会导致脂肪堆积，引起肥胖。往往肥胖儿童在长大成人后，会增加患高血压、高脂血症、糖尿病的风险。

【阅读卡片1-2】脂肪对儿童发育的作用[①]

（1）智力发育的基础：脑的发育需要8种营养素——蛋白质、脂肪、糖类、维生素A、维生素B、维生素C、维生素E和钙，按其重要性排列，脂肪排在第一位，蛋白质只排在第五位。成人和较大儿童膳食中脂肪所提供的能量应占25%~30%，但母乳中脂肪所提供的能量却占到50%，因为婴儿的脑及智力发育需要更多脂肪。

（2）促进视觉发育、皮肤健康，增强免疫力：视觉的发育也离不开脂肪，缺乏必需脂肪酸会使视觉发育受影响；如果缺乏脂肪，皮肤会变得干燥，容易导致湿疹和伤口不易愈合等；缺乏脂肪还会使儿童生长发育迟缓，免疫力低下，容易发生感染性疾病。

（3）性发育更需要脂肪：研究发现，女婴从诞生之日起，体内就带有控制性别的基因，这种基因在青春发育期来临之前，体内脂肪储存量到达一定数量时，会把遗传密码传递给大脑，从而产生性激素，促使月经初潮和卵巢功能的形成。当体内脂肪含量少于17%时，月经初潮就不会形成；只有体内脂肪含量超过22%时，才能维持女性正常排卵、月经来潮、受孕及哺乳。

任务3　0—3岁婴幼儿对碳水化合物的需要

1. 碳水化合物的组成

碳水化合物也称糖类，是由碳、氢、氧3种元素组成的一大类有机化合物，按照聚合度分为糖、寡糖和多糖3类。

（1）糖：包括单糖、双糖和糖醇3种。单糖是结构最简单的碳水化合物，主要有葡萄糖、果糖和半乳糖，其中葡萄糖是构成食物中各种糖类的最基本单位，是机体代谢中最基本的糖；双糖由两分子单糖缩合而成，常见天然食品中的双糖有蔗糖、乳糖和麦芽糖等；糖醇多存在于水果、蔬菜之中，如山梨醇、甘露醇、木糖醇和麦

考点4：糖的分类。

---

① 韩梅，乔晋萍.医学营养学基础［M］.北京：中国医药科技出版社，2011.

芽糖等。

（2）寡糖：寡糖是指由3~9个单糖构成的一类小分子多糖，又称低聚糖，如低聚异麦芽糖等，多数寡糖不能被人体吸收，但可被肠道有益细菌利用，对健康有一定益处。

（3）多糖：多糖是由10个以上单糖组成的一类大分子碳水化合物的总称，主要有糖原、淀粉和纤维素3种。糖原也称动物淀粉，在肝和肌肉中合成并储存。淀粉是一种能被人体消化吸收的植物多糖，存在于谷类、根茎类等植物中，是人类碳水化合物的主要食物来源，也是人体最主要的供能营养素。纤维素是指存在于植物中不能被人体消化吸收的多糖，也称非淀粉多糖，包括纤维素、半纤维素和果胶等。

2. 碳水化合物的生理功能

考点5：碳水化合物的生理功能。

（1）提供能量：碳水化合物是人体最主要的能量来源，可快速给人体供能，1 g葡萄糖在体内可产生16.7 kJ（4 kcal）能量，且中枢神经系统只能利用葡萄糖供能，若婴幼儿时期缺少碳水化合物会影响脑细胞的生长发育。储存在肌肉和肝内的糖原可迅速分解提供能量，肌糖原提供运动所需能量，肝糖原分解为葡萄糖进入血液循环维持机体正常的血糖水平，满足机体尤其是红细胞、脑和神经组织对能量的需要。母体内合成的乳糖是乳汁中主要的碳水化合物。

（2）构成机体组织细胞及遗传物质：碳水化合物是构成机体组织细胞的重要物质，主要以糖脂、糖蛋白和蛋白多糖形式存在于细胞中。核糖参与构成遗传中起着重要作用的遗传分子脱氧核糖核酸（DNA）和核糖核酸（RNA）。

（3）有节约蛋白质和抗生酮作用：摄入足够的碳水化合物，可以防止体内和膳食中的蛋白质转变为葡萄糖，以免机体用体内蛋白质产生能量，即有节约蛋白质作用。若碳水化合物摄入不足，脂肪酸不能被彻底氧化而产生过多酮体，则会影响机体的酸碱平衡。摄入充足的碳水化合物可以起到抗生酮作用。

3. 碳水化合物的良好食物来源

中国营养学会认为，2岁以上我国居民碳水化合物的膳食推荐摄入量以占总能量的55%~65%为宜。按普通健康成人所需能量的60%由碳水化合物提供来计算，一个体重60 kg的轻体力劳动者大约每日需要碳水化合物300 g。《中国居民膳食指南（2022）》建议1岁以内婴儿碳水化合物需要量约为每千克体重12 g。蔗糖等精制糖易于转化为脂肪储存在体内，因此，4岁以上人群精制糖摄入量应占总能量的10%以下。

膳食中的淀粉主要来源于粮谷类、薯类、豆类食品。一般粮谷类含碳水化合物60%~80%，鲜薯类含碳水化合物15%~29%，大豆含碳水化合物25%~30%，其他豆类含碳水化合物40%~60%。

单糖和双糖主要来源于水果、蜂蜜,以及含糖饮料、糖果、甜食等。

纤维素主要来源于各种植物性食物,如谷类、豆类、薯类、蔬菜、水果等。

4. 不同年龄段婴幼儿碳水化合物的需求

《中国居民膳食营养素参考摄入量第一部分:宏量营养素》(WS/T 578.1—2017)对0—3岁婴幼儿膳食碳水化合物参考摄入量和可接受范围给出了参考(表1-3),也可以参考中国营养学会发布的《中国居民膳食营养素参考摄入量(2013版)》。为了婴幼儿的良好生长发育,应保证适量的碳水化合物供给。

表1-3 婴幼儿膳食碳水化合物参考摄入量和可接受范围

年龄/岁	碳水化合物		添加糖
	EAR/(g·d⁻¹)	AMDR/(%E)	AMDR/(%E)
0~0.5	—	60*	—
0.5~1	—	85*	—
1~4	120	50~65	—

注:"—"表示未制定参考值;*为AI值,AI=adequate intake,适宜摄入量,单位为克(g);EAR=estimated average requirement,平均需要量;AMDR=acceptable macronutrient distribution ranges,宏量营养素可接受范围;%E表示占能量的百分比。

碳水化合物能为婴幼儿提供能量,保证大脑和神经系统的正常功能。碳水化合物摄入过少或过多都会对婴幼儿的身体健康造成影响。碳水化合物摄入过少,会导致体内能量不足,并且开始消耗蛋白质,会阻碍婴幼儿的生长发育。碳水化合物摄入过多,如婴幼儿吃饱饭后,家长仍提供饼干、糖等食物,在代谢过程中这些食物很可能转化成脂肪,堆积在婴幼儿体内,导致肥胖、抵抗力弱等问题,诱发多种疾病。所以应给婴幼儿提供种类合理、摄入量适当的碳水化合物膳食。

【阅读卡片1-3】碳水化合物的发现历史①

碳水化合物有一个很通俗的名字——糖类。在人们知道碳水化合物的化学性质及其组成以前,碳水化合物已经得到很好的利用。18世纪德国学者马格拉夫从甜菜中分离出纯糖和从葡萄中分离出葡萄糖。1812年,俄罗斯化学家报告,植物中碳水化合物存在的形式主要是淀粉,在稀酸中加热可水解为葡萄糖。1884年,有人指出,碳水化合物含有一定比例的碳、氢、氧3种元素,其中氢和氧的比例恰好与水相同,为2:1,好像碳和水的化合物,故称此类化合物为碳水化合物,这一名称沿用至今。

① 黎海芪.实用儿童保健学[M].北京:人民卫生出版社,2018.

任务4 0—3岁婴幼儿对能量的需要

1. 能量的来源

人体维持生命、进行各类活动和保证正常生长发育需要能量。能量来自食物中的碳水化合物、脂肪和蛋白质3种产能营养素。

考点6：
能量的来源。

国际上通用的能量单位是焦耳（J）、千焦耳（kJ）和兆焦耳（MJ），营养学上使用最多的是卡路里，简称卡（cal）和千卡（kcal），两者之间的换算关系如下：1 kJ=0.238 8 kcal，1 kcal=4.186 kJ，1 MJ=238.8 kcal。

三大营养物质的产热比是指三大营养物质提供的能量分别占总能量需求的百分比。普通健康成人三大营养物质的产热比是：蛋白质10%~15%，脂肪20%~30%，碳水化合物50%~65%。不同年龄婴幼儿的产热比有所不同。年龄越小，脂肪供能占总能量的比重应适当增加。

食物中的每克产能营养素在体内氧化产生的实际可被机体利用的能量值称为生热系数。碳水化合物、脂肪和蛋白质的生热系数分别为16.7 kJ（4 kcal）/g、37.7 kJ（9 kcal）/g、16.7 kJ（4 kcal）/g。

人体的能量来源为食物中的碳水化合物、脂肪和蛋白质，其中以碳水化合物为主。这3种产能营养素普遍存在于食物中，粮谷类、薯类和杂豆类食物富含碳水化合物，是膳食能量最经济的来源，动物性食物一般比植物性食物含有较多的蛋白质和脂肪，但大豆等油料作物和坚果例外，蔬菜和水果能量较少。

2. 人体的能量消耗

人体的能量消耗主要用于维持基础代谢、体力活动、食物热效应和生长发育、排泄等方面的需要，以保持健康的体质和良好的工作效率。在理想的平衡状态下，机体的能量需要等于其能量消耗。

考点7：
人体的能量
消耗。

（1）基础代谢：又称基础能量消耗，是指机体在安静和温和条件下（22~26℃），禁食12 h后，静卧、放松而又清醒时的能量消耗。基础代谢的能量用于维持体温、肌肉张力、血液循环、呼吸、胃肠蠕动、神经和腺体活动基本生理功能。它受多种因素的影响，特别是体型、性别、年龄、生理状态的影响。由于学前儿童生长发育迅速，体表面积与体重的比值大于成人，能量的丧失相对较多，儿童年龄越小，基础代谢率越高。儿童的基础代谢率比成人高10%左右。婴儿期基础代谢所需能量占总能量的60%，每千克体重约需要230 kJ，能量消耗随着年龄的增长而逐渐减少。婴儿基础代谢率为230.2 kJ（55 kcal）/（kg·d），7岁时为184.2 kJ（44 kcal）/（kg·d），12岁时为125.6 kJ（30 kcal）/（kg·d），成人为104.6~125.6 kJ（25~30 kcal）/（kg·d）。

（2）食物特殊动力作用：机体由于摄取食物而引起体内能量消耗增加的现象，称为食物特殊动力作用，也叫食物热效应。各种营养素的特殊动力作用是不一样的，其中以蛋白质的特殊动力作用最大，相当于其本身所供热量的20%左右，脂肪为4%~5%，碳水化合物为5%~6%。摄入普通混合膳食时，食物特殊动力作用占人体每日基础代谢的10%左右。婴儿期食物特殊动力作用占每日基础代谢的7%~8%，而较大儿童为5%左右。

（3）体力活动：0—3岁婴幼儿用于体力活动的能量个体间差异很大。1岁以内婴儿活动较少，故用于肌肉活动的能量需要量相对较低，平均为62.8~83.7 kJ（15~20 kcal）/（kg·d）。活动量越大，活动时间越长，动作越不熟练，消耗的能量就越多；反之则相对较低。因此，好哭好动的婴幼儿比同龄安静的婴幼儿用于体力活动的热量要高3~4倍。

（4）生长发育：这是处于生长发育期的婴幼儿特有的能量消耗，其需要量与生长发育的速度成正比，每增加1 g新组织需要能量18.4~23.9 kJ（4.4~5.7 kcal），此项所需占总能量的25%左右，如能量供给不足，可导致生长发育迟缓甚至停顿。0—3岁婴幼儿正处在生长发育阶段，所需要的各种营养素和能量比成人相对要多，如果供应不足，则会造成发育迟缓、机体抵抗力下降；反之，如果供应过量和各种营养素比例不均衡，则可能导致体重超重或肥胖。

（5）排泄消耗：未经消化吸收的食物排泄至体外所损失的能量通常占总能量的10%以内。当腹泻或胃肠道功能紊乱时可成倍增加。

3. 营养素和能量的计算

成年人的能量消耗主要是用于维持基础代谢、体力活动和食物特殊动力作用3方面能量消耗需要的总和。若为孕妇，应包括子宫、乳房、胎盘、胎儿等生长发育的能量需要及母体体脂的储备，乳母则需要合成和分泌乳汁，婴幼儿、儿童、青少年则包括生长发育的能量需要，故能量处于平衡状态。

考点8：
营养素和能量的计算。

（1）计算每人每日各种食物的消耗量：首先，将在调查期间所用各种食物的全部重量分别相加，得出各种食物的总消耗量；然后，除以人日数，得出每人在调查期间的总消耗量；最后，再除以调查的总天数，得出的结果就是平均每人每日各种食物的消耗量。计算公式为：

每人每日某种食物的消耗量 = 该种食物总消耗量 ÷（总天数 × 人日数）

（2）计算每人每日摄入的各种营养素和能量的量：在通过称量法、查账法和询问法等调查方法计算出的每日各种食物的摄入量的基础上，按成分表计算各种营养素和能量的摄入量。

例如，调查得知每名婴幼儿每天消耗面粉150 g，食物成分表[①]中每100 g面粉中

---

① 本书所提及"食物成分表"，其数据均来自中国疾病预防控制中心营养与食品安全所编写的《中国食物成分表（第2版）》，由北京大学医学出版社2014年出版。

含糖类74.5 g，则

$$150\text{ g}面粉中糖类含量 = 150 \times （74.5 \div 100） = 111.75（g）$$

用同样的方法可计算出面粉的能量和其他营养素的含量，待各种食物的各种营养素和能量计算完毕后，将同类营养素和能量相加，即可求得每名婴幼儿每日各种营养素和能量的摄入量。也可以将每日摄入的蛋白质、脂肪和糖类的量分别乘以生热系数（每克蛋白质、脂肪和糖类在体内氧化供给的能量称为生热系数，分别为16.7 kJ/g、37.7 kJ/g和16.7 kJ/g），相加后即为每人每日能量的摄入量。

（3）计算蛋白质、脂肪和糖类的供能比例：

蛋白质（%）=［蛋白质摄入量（g）× 16.7 kJ/g］÷ 总能量摄入量（kJ）× 100%

脂肪（%）=［脂肪摄入量（g）× 37.7 kJ/g］÷ 总能量摄入量（kJ）× 100%

糖类（%）=［糖类摄入量（g）× 16.7 kJ/g］÷ 总能量摄入量（kJ）× 100%

（4）计算优质蛋白质占总蛋白质的比例：用动物蛋白质的摄入量（g）加上豆类蛋白质的摄入量（g），除以每日食物中获得的总蛋白质的摄入量（g），即可计算出优质蛋白质占总蛋白质的比例。

4. 不同年龄段婴幼儿能量的需求

根据《中国居民膳食营养素参考摄入量第一部分：能量》（WS/T 578.1—2017），0—6个月婴儿的膳食能量需要量为每天每千克体重376.7 kJ（90 kcal）；6—12个月婴儿的膳食能量需要量为每天每千克体重334.9 kJ（80 kcal）；1—2岁幼儿的膳食需要量为：男童每天3 767.3 kJ（900 kcal），女童每天3 348.7 kJ（800 kcal）；2—3岁幼儿的膳食需要量为：男童每天4 604.4 kJ（1 100 kcal），女童每天4 185.9 kJ（1 000 kcal）。

项目二　0—3岁婴幼儿对维生素的需要

学习目标

一、素质目标

树立营养均衡的意识，对探索维生素感兴趣。

二、知识目标

1. 了解维生素的分类及常见维生素对身体健康的作用。

2. 熟悉维生素A、维生素D、维生素B_1、维生素B_2及维生素C缺乏与过量对人体的危害。

3. 掌握婴幼儿维生素A、维生素D、维生素B_1、维生素B_2及维生素C的参考摄入量及其良好食物来源。

三、能力目标

1. 能够对婴幼儿维生素参考摄入量及良好食物来源做出判断与指导。

2. 能够依据维生素的缺乏症，为家人提供补充维生素的方法。

任务情境

于老师发现托班的果果最近脸色不太好，食欲与精神皆不佳。刚来托班的时候，果果和其他小朋友个子差不多高，可一个学期过去了，现在跟其他小朋友相比，相对有点矮小了。于老师跟果果妈妈沟通后，果果妈妈也很是担忧，说果果像变了一个人一样，经常说头晕、不想动，在家里就只想看电视，也不愿意去户外玩耍。于老师向果果妈妈询问果果在家的饮食情况，果果妈妈提到果果在家能吃一大碗白米饭，不愿意吃肉、鸡蛋和青菜，更不肯喝汤，比较喜欢吃面条和喝小米粥。

任务：假如你是于老师，你能猜到果果的身体是缺乏了什么维生素吗？针对果果的身体状况，请从维生素缺乏症角度给出合理的建议。

学习任务

任务1　0—3岁婴幼儿对维生素A的需要

考点9：
维生素分类。

维生素是维持机体生命活动所必需的一类微量低分子有机化合物。维生素的种类很多，虽然不能构成机体组织，也不能为机体提供能量，但它们在机体物质代谢和能量代谢过程中起着重要作用。虽然需要量很小，但由于大多数的维生素人体不能合成，也不能在机体中大量储存，所以必须由日常饮食来提供。根据维生素的溶解性可将其分为脂溶性维生素和水溶性维生素两大类。

脂溶性维生素是指不溶于水而溶于脂肪及有机溶剂的维生素，包括维生素A、维生素D、维生素E、维生素K。在食物中常与脂类物质共存，肠道中的脂类利于其吸收；易储存于体内（主要在肝），而不易排出体外（除维生素K外）；摄取过多，易在体内蓄积而导致毒性作用。因此，服用含有此类维生素补充剂时，应考虑其膳食等各种来源，以免超量引起毒副反应。

水溶性维生素是指可溶于水的维生素，包括B族维生素（维生素B_1、维生素B_2、烟酸、维生素B_6、叶酸、维生素B_{12}、泛酸、生物素等）和维生素C。水溶性维生素在体内仅能少量储存，饱和后摄入的维生素就从尿中排出。水溶性维生素一般无毒性，但过量摄入时也可能出现毒性。

维生素A类是指含有视黄醇结构，并具有其生物活性的一大类物质，包括存在于动物性食物中已形成的维生素A（视黄醇、视黄醛和视黄酸等）和植物性食物中能在机体中转变为维生素A的维生素A原（α-胡萝卜素、β-胡萝卜素和γ-胡萝卜素等）。

1. 生理功能

维生素A的生理功能有：生成感受弱光的视紫红质，维持正常的暗视觉功能；参与上皮细胞生长和分化，维护上皮细胞健康；促进细胞增殖与生长，维持骨骼正常生长，促进机体生长发育，维护正常生殖功能；调节细胞和体液免疫，增强机体抵抗力；抗氧化作用；抑制肿瘤生长等。

2. 缺乏与过量

缺乏维生素A会导致暗适应能力下降，对儿童尤为明显，严重时引起夜盲症；眼结膜干燥角化形成眼干燥症，严重时导致失明；皮肤干燥、增生、角化。缺乏维生素A的孕妇所生的新生儿体重减轻；缺乏维生素A的儿童生长停滞，发育迟缓，骨骼发育不良，抵抗力低下，易患呼吸道感染和腹泻。

维生素A摄入过量可引起急性或慢性中毒，多由摄入维生素浓缩制剂引起，摄入普通食物一般不会引起维生素过多。急性毒性产生于一次或多次连续摄入大量的维生素A（成人大于RNI的100倍，儿童大于RNI的120倍），症状为恶心、呕吐、头痛、眩晕、视物模糊和婴儿囟门突起等，严重时可出现嗜睡、厌食和反复呕吐。慢性中毒更为常见，发生于维生素A服用剂量为其RNI的10倍以上时，常见症状是头痛、食欲降低、脱发、肝大、肌肉疼痛和皮肤干燥瘙痒等。大量摄入类胡萝卜素一般不会引起毒性作用，但可导致高胡萝卜素血症，出现皮肤黄染，停止食用后症状会逐渐消失。

3. 良好食物来源

食物中维生素A主要存在于动物食品中，以动物肝、奶、鱼、蛋黄含量较高。在维生素A缺乏症治疗过程中和婴幼儿时期，鱼肝油（维生素AD合剂）是重要的补充剂。

植物性食物中的β-胡萝卜素可以在肝内转变成维生素A，故被称为维生素A原。在红、橙、黄、绿色的蔬菜和瓜果中（图1-1），如胡萝卜、红薯、菠菜、豌豆苗、青椒、南瓜、韭菜、杧果、杏、柿子等，β-胡萝卜素的含量尤为丰富。但胡萝卜素必须在脂肪中加热才能吸收，所以水果不是理想的来源。

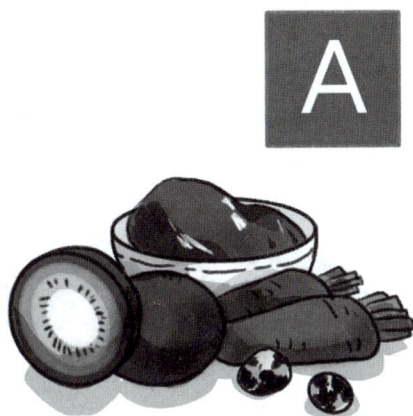

图1-1 维生素A含量丰富的蔬菜和瓜果

4. 不同年龄段婴幼儿维生素A的需求

膳食或食物中全部维生素A供给量常用视黄醇活性当量（RAE）来表示，包括已形成的维生素A和维生素A原的总量（μg），换算关系是：

膳食或食物中总视黄醇活性当量（RAE，μg）=膳食或补充剂来源的全反式视黄醇（μg）+补充剂纯品全反式β-胡萝卜素（μg）×0.5+β-胡萝卜素（μg）×0.083+其他维生素A原（μg）×0.042。

根据《中国居民膳食营养素参考摄入量第四部分：脂溶性维生素》（WS/T 578.4—2018），0—0.5岁、0.5—1岁婴儿维生素A的适宜摄入量（AI）分别为300 μgRAE/d、350 μgRAE/d，1—4岁幼儿维生素A的推荐摄入量（RNI）为310 μgRAE/d。

任务2 0—3岁婴幼儿对维生素D的需要

维生素D类是指含环戊氢烯菲环结构并具有钙化醇生物活性的一大类物质，常见的有维生素D_2（麦角钙化醇）及维生素D_3（胆钙化醇）。维生素D_3由储存于皮下的胆固醇衍生物——7-脱氢胆固醇经紫外线照射转变而成。

1. 生理功能

食物或皮肤来源的维生素D在体内经过酶的作用才具有生理活性，促进小肠对钙、磷的重吸收，维持血钙稳定，促进骨骼和牙齿的正常生长与钙化。

考点10：维生素D的生理功能、缺乏症、参考摄入量及重要食物来源。

2. 缺乏与过量

成年人，尤其是孕妇、乳母和老年人，缺乏维生素D可使骨骼脱钙而发生骨软化症和骨质疏松症。此外，还可引起肌肉痉挛和小腿抽筋等。婴幼儿生长迅速，对维生素D的需求量更大。维生素D缺乏，会影响骨骼钙化，导致婴幼儿发育缓慢，并时常手足抽搐，严重者可能导致佝偻病。过量摄入维生素D，也会导致婴幼儿中毒，出现厌食、恶心、呕吐、腹泻、多尿、头痛、精神不振和发热等症状，严重者会导致肾功能受损。

3. 良好食物来源

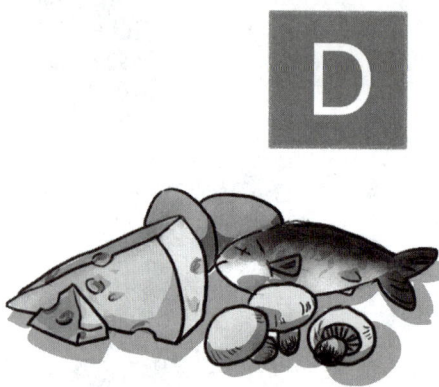

维生素D的食物来源和维生素A大致相同（图1-2），鱼肝油也是重要的补充剂。临床上还可单独使用维生素D_3制剂治疗维生素D缺乏症和供婴幼儿补充。

皮肤中的胆固醇经紫外线照射可以转变成维生素D，是健康人群维生素D的重要来源。

图1-2 维生素D含量丰富的食物

4. 不同年龄段婴幼儿维生素D的需求

根据《中国居民膳食营养素参考摄入量第四部分：脂溶性维生素》（WS/T 578.4—2018），婴幼儿维生素D的AI值或RNI值为10 μg/d。

考点11：
维生素B_1的生理功能、缺乏症、参考摄入量及重要食物来源。

任务3 0—3岁婴幼儿对维生素B_1的需要

维生素B_1也称硫胺素、抗脚气病因子或抗神经炎素，酸性环境下较稳定，在中性和碱性条件下遇热易破坏。

1. 生理功能

维生素B_1是构成脱羧辅酶的主要成分，参与体内能量和物质代谢；维持神经和心脏的正常功能；促进胃肠蠕动和消化腺分泌，维持正常消化功能。

2. 缺乏与过量

维生素B_1缺乏症又称脚气病，主要损害神经、血管系统。婴儿脚气病多发生于2—5个月，多因其乳母缺乏维生素B_1所致。发病急，初期有食欲不振、呕吐、心搏加快、呼吸急促等症状，晚期有发绀、水肿、心力衰竭和强直性痉挛等症状。婴儿先天性脚气病常因母亲孕期缺乏维生素B_1所致，主要症状有皮肤青紫、吮吸无力和嗜睡等。维生素B_1过量引起的毒副作用罕见。

3. 参考摄入量及良好食物来源

维生素B_1主要存在于粮谷米粒的外层。粮谷类是人类的主食，也是维生素B_1的主要来源；豆类、花生、动物内脏（肝、心、肾）、瘦肉的维生素B_1含量也较丰富；菜中芹菜叶和莴笋叶含维生素B_1较为丰富；水果、蛋类、奶等也含有维生素B_1，但含量较低（图1-3）。药物维生素B_1有单独制剂，也可通过B族维生素复合制剂补充。

4. 不同年龄段婴幼儿维生素B_1的需求

根据《中国居民膳食营养素参考摄入量第五部分：水溶性维生素》（WS/T 578.5—2018），0—0.5岁婴儿维生素B_1的AI值为0.1 mg/d，0.5—1岁婴儿维生素B_1的AI值为0.3 mg/d，1—4岁幼儿维生素B_1的RNI值为0.6 mg/d。

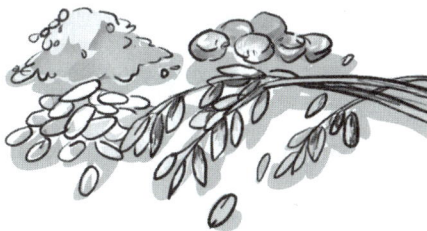

图1-3 维生素B_1含量丰富的食物

任务4 0—3岁婴幼儿对维生素B_2的需要

维生素B_2又称核黄素，在酸性溶液中较稳定，易被碱和光分解破坏。

1. 生理功能

维生素B_2构成体内许多黄素酶的辅酶，参与体内生物氧化和能量代谢；参与细胞生长、促进正常的生长发育，维护皮肤和黏膜的完整性，保持眼睛的健康。

2. 缺乏与过量

维生素B_2缺乏的主要临床表现为眼、口腔和皮肤的炎症反应，如口腔溃疡、口角炎、唇炎和脂溢性皮炎。维生素B_2缺乏影响体内铁的吸收、储存及动员，严重时可造成缺铁性贫血；妊娠期缺乏维生素B_2可导致胎儿骨骼畸形。维生素B_2一般不会引起过量中毒。婴幼儿挑食、摄入膳食种类单一，可导致维生素B_2缺乏，所以应提供多种膳食给婴幼儿食用。除此之外，由于维生素B_2容易被碱、紫外线破坏，如牛乳在阳光下放置时间较长，就会损失大量的维生素B_2，所以在储存、烹饪含维生素B_2的食物时，应注意储存方式与烹饪方式。

3. 良好食物来源

维生素B_2广泛存在于植物和动物性食物中，动物性食物中维生素B_2的含量较植物性食物高（图1-4）。动物肝、心、肾及乳类食物中含维生素B_2尤为丰富，豆类食物中也较丰富，绿叶蔬菜和野菜中也含有大量的维生

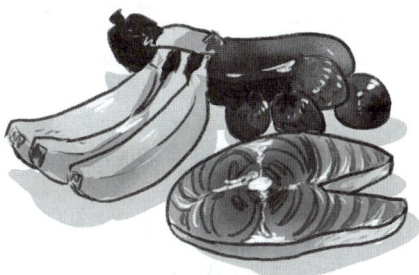

图1-4 维生素B_2含量丰富的食物

素 B_2。

4. 不同年龄段婴幼儿维生素 B_2 的需求

根据《中国居民膳食营养素参考摄入量第五部分：水溶性维生素》（WS/T 578.5—2018），0—0.5岁婴儿维生素 B_2 的AI值为0.4 mg/d，0.5—1岁婴儿维生素 B_2 的AI值为0.5 mg/d，1—4岁幼儿维生素 B_2 的RNI值为0.5 mg/d。

任务5 0—3岁婴幼儿对维生素C的需要

维生素C又称抗坏血酸，水溶液呈强酸性（pH<3），遇空气、热、光、碱性物质，以及在钢、铁等重金属离子存在时，易被氧化破坏。

1. 生理功能

考点13：
维生素C的
生理功能、
缺乏症、参
考摄入量及
重要食物来
源。

维生素C参与体内羟化反应，可促进胶原蛋白合成，维护血管壁完整；促进胆固醇代谢，降低血清胆固醇；促进神经递质的合成；促进毒物和药物在体内的解毒。此外，维生素C具有还原性，在体内发挥抗氧化作用，减少机体氧化损伤；促进膳食中铁的吸收和提高机体对叶酸的生物利用；促进抗体形成，提高机体免疫力。

2. 缺乏与过量

维生素C缺乏时主要引起维生素C缺乏症（坏血病），典型症状为全身点状出血、牙龈肿胀出血，严重者可有皮下组织、肌肉、关节和腱鞘等处出血，甚至形成血肿或瘀斑、贫血、骨质疏松和心力衰竭等症状。婴幼儿缺乏维生素C会引起全身乏力、食欲减退，生长迟缓、烦躁和消化不良，进而影响骨骼和牙齿的生长。维生素C毒性很低。

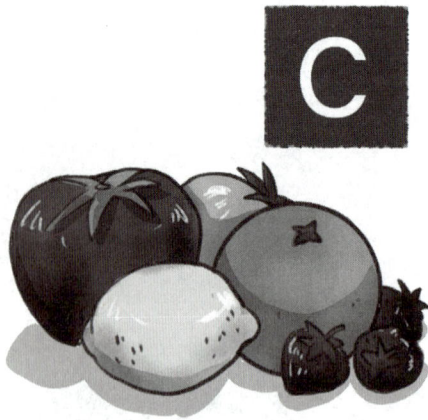

图1-5 维生素C含量丰富的食物

3. 良好食物来源

维生素C广泛存在于新鲜蔬菜和水果中，尤其是绿叶蔬菜和酸性水果（图1-5）。蔬菜中，辣椒、茼蒿、菠菜、苦瓜、土豆、番茄等含量丰富；水果中，酸枣、鲜枣、草莓、橘子、柠檬等含量较丰富；野生的苋菜、苜蓿、刺梨、沙棘、猕猴桃、酸枣等含量尤为丰富。虽然在动物的内脏中也含有少量的维生素C，但加热后会被破坏。

4. 不同年龄段婴幼儿维生素C的需求

根据《中国居民膳食营养素参考摄入量第五部分：水溶性维生素》（WS/T 578.5—2018），1—4岁婴幼儿维生素C的RNI值为40 mg/d，可耐受最高摄入量（UL）为400 mg/d。

【阅读卡片1-4】几种维生素的理化性质[①]

1. 维生素A的理化性质

20世纪30年代，科学家发现并分离出维生素A，逐渐明确了它在人体所担负的重要使命。维生素A，纯品为黄色结晶体，是一种比较复杂的不饱和一元醇，易溶于脂肪，不溶于水，不易受热、酸、碱的破坏，但在空气中容易被氧化。维生素A只存在于动物组织中，在植物体内以胡萝卜素的形式存在。胡萝卜素在人体内能转变成维生素A，因此胡萝卜素又称维生素A原。

2. 维生素D的理化性质

维生素D主要是维生素D_2（麦角钙化醇）和维生素D_3（胆钙化醇）。维生素D_2是由低等植物和酵母中麦角固醇经紫外线照射后转变而成的。维生素D_3是人体和许多动物皮肤内的脱氢胆固醇经紫外线照射后的产物，统称钙化醇。维生素D能溶于脂肪，其化学性质比较稳定，在中性及碱性溶液中能耐高温和不易被氧化，但在酸性溶液中逐渐分解，通常的烹调过程不会引起维生素D的损失。

3. 维生素B_1的理化性质

1911年，波兰科学家分离出维生素B_1，从此拉开了维生素的帷幕，维生素家族的成员相继被发现。维生素B_1分子中含有氨基和硫元素，又称硫胺素。它是一种白色结晶体，属水溶性维生素，可溶于水、乙醇和多种酸。在空气和酸性溶液中很稳定，但在碱性条件下加热极易被破坏。米糠中的维生素B_1极多。

4. 维生素C的理化性质

20世纪30年代，科学家从蔬菜中分离出抗坏血病的物质，并命名为抗坏血酸，又称维生素C。它是一种含有6个碳原子的酸性羟化物，有D型和L型两种光学异构体，自然界存在的多是具有生理活性的L型。维生素C易溶于水，不溶于脂溶剂，口感有酸味。它具有很强的还原性，很容易被氧化分解，极易遭到破坏而损失。

---

① 葛可佑.中国营养师培训教材［M］.北京：人民卫生出版社，2005.

项目三　**0—3岁婴幼儿对矿物质的需要**

学习目标

一、素质目标

树立营养均衡的意识，对探索矿物质感兴趣。

二、知识目标

1. 了解矿物质的分类及常见矿物质对身体健康的作用。
2. 熟悉钙、铁、锌、硒、碘缺乏与过量对人体的危害。
3. 掌握钙、铁、锌、硒、碘的参考摄入量及其良好食物来源。

三、能力目标

1. 能够对婴幼儿矿物质参考摄入量及良好食物来源做出判断与指导。
2. 能够依据矿物质的缺乏症，为家人提供补充矿物质的方法。

任务情境

　　于老师发现托班的多多暑假开学后，突然变得特别不喜欢吃猪肉、鱼肉、鸡肉、鸭肉，总是把肉丝从碗里挑出来。另外还喜欢咬手指，刚把小手从多多的嘴里拿出来，没一会儿的工夫，多多又把小手塞进嘴里了，有时不让他"啃"时，他会闹别扭。多多为什么爱"吃手"呢？于老师与家长沟通后，了解到多多近段时间不爱吃饭，消瘦了，还突然犯上了爱吃手指、衣服和爱咬人的毛病。进一步了解到多多奶奶觉得多多太瘦了，想方设法让多多能多吃点肉，家里经常做烤香肠、炸鸡腿、炸鸡块等。尽管多多妈妈反对孩子吃这些油炸食品，可是奶奶总说："多多可喜欢吃了，每天都能吃好多肉，你看多多脸都圆了，很快就能长得又胖又高了。"

　　任务：假如你是于老师，针对多多奶奶的做法，请从家园共育角度举办矿物质科普知识讲座。

学习任务

任务1 0—3岁婴幼儿对钙的需要

构成人体的元素除了碳、氢、氧、氮之外，其余元素均称为矿物质，亦称为无机盐或灰分。体内含量大于体重0.01%的矿物质称为常量元素，有钙、磷、钠、钾、氯、镁和硫7种；体内含量小于体重0.01%的矿物质称为微量元素，目前认为铁、铜、锌、锰、硒、铬、碘、钴和钼为维持正常人体生命活动不可缺少的必需微量元素。钙、硒、碘、锌和锰等缺乏可影响胎儿的生长发育，铁、锌、铜和钴缺乏可引起贫血，锌、硒、铜和锰等缺乏可影响精子发育和精子活力。

钙是人体含量最多的矿物质，其中约99%集中在骨骼和牙齿中，其余1%的钙分布于软组织、细胞外液和血液中，称为混溶钙池。混溶钙池中的钙与骨骼钙保持着动态平衡，以维持体内细胞正常生理功能。

考点14：钙的吸收、生理功能、缺乏症、参考摄入量及重要食物来源。

1. 生理功能

钙是构成骨骼和牙齿的重要成分，维持神经和肌肉的活动，维护细胞膜的稳定性，促进体内酶的活性，参与激素的分泌，维持体液酸碱平衡，调节细胞的正常生理功能。

2. 缺乏与过量

我国人群中钙的缺乏比较普遍，对健康的危害同维生素D缺乏。

过量钙的摄入可能增加肾结石的危险性，此外，因钙与铁、镁、磷等矿物质存在机体吸收拮抗作用，故高钙膳食可明显抑制人体对上述矿物质的吸收，并降低锌的生物利用率。

3. 良好食物来源

各种食物中，奶和奶制品中钙的含量尤为丰富，且吸收率高，是理想的钙源（图1-6）。水产品中小虾皮含钙特别多，海带、发菜、大豆及其制品、芝麻酱也是钙的良好来源。绿叶菜如油菜、芹菜叶、雪里蕻中钙的含量也较多，但吸收率不高。

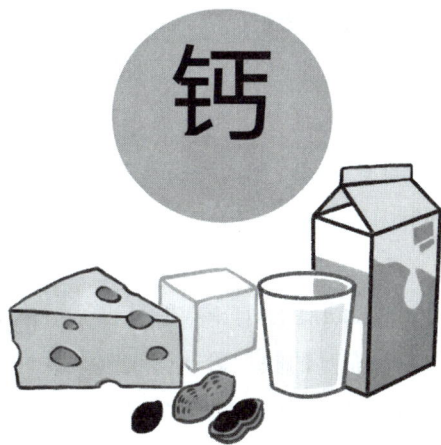

图1-6 钙含量丰富的食物

4. 不同年龄段婴幼儿对钙的需要

根据《中国居民膳食营养素参考摄入量第二部分：常量元素》（WS/T 578.2—2018），0—0.5岁婴儿钙的AI值为200 mg/d，0.5—1岁婴儿钙的AI值为250 mg/d，1—4岁幼儿钙的RNI值为600 mg/d。

【阅读卡片1-5】钙和磷的吸收与排泄[①]

1. 吸收

钙和磷都在小肠吸收。影响吸收的因素有如下几方面。

（1）维生素D_3能够促进钙、磷吸收。

（2）维生素C、氨基酸、乳糖等可以促进钙的吸收。

（3）钙和磷比例为2:1时，吸收率最高，磷过高会影响钙的吸收。所以含磷酸的饮料喝多了会导致缺钙。

（4）钙的状态对钙的吸收影响很大。动物肉、动物血、奶中的钙大多属于游离钙，容易吸收。而骨骼、贝壳、蛋壳、虾皮中的钙属于结合钙，吸收率低。

（5）植物中的植酸、草酸、鞣酸都能和钙形成不溶性的盐而干扰其吸收。采用适当的烹调方法可部分去除妨碍钙吸收的因素。如对含草酸高的蔬菜可先焯后炒，使部分草酸先溶于水。大米淘洗时先加适量水浸泡，使植酸酶活性增加，分解植酸，面粉经过发酵可减少植酸含量。

（6）脂肪和碱性食物不利于钙的吸收。

（7）体内某些激素，如甲状旁腺激素、降钙素、雌激素等，对钙、磷的吸收有明显的影响。

2. 排泄

钙以随粪便排泄为主，磷以随尿液排泄为主。腹泻、尿多都会增加钙和磷的排泄。

任务2 0—3岁婴幼儿对铁的需要

1. 生理功能

考点15：铁的吸收、生理功能、缺乏症、参考摄入量及重要食物来源。

铁是构成血红蛋白、肌红蛋白、细胞色素，以及某些呼吸酶的组成成分，参与体内氧的运送和组织呼吸过程，维持正常的造血功能；维持正常的免疫功能；促进β—胡萝卜素转化为维生素A、嘌呤与胶原的合成、脂类在血液中的转运，以及药物在肝内的分解代谢等。

2. 铁的缺乏与过量

婴幼儿出生前，在胎儿期于肝内储存了铁，但是出生几个月后如果不能从膳食中获得充足的铁，可能会引起缺铁性贫血、身体发育迟缓、免疫力下降等问题。但也不可摄入过量的铁，以防铁中毒。

---

① 孙长颢.营养与食品卫生学［M］.8版.北京：人民卫生出版社，2017.

3. 良好食物来源

食物中含铁丰富的有黑木耳、动物肝、肾；其次是瘦肉、蛋黄、鸡、鱼、虾和豆类。绿叶蔬菜中含铁较多的有苜蓿、菠菜、芹菜、油菜、苋菜、荠菜、黄花菜、番茄等。水果中以杏、桃、李、葡萄干、红枣、樱桃等含铁较多，干果中核桃含铁较多，其他如海带、红糖、芝麻酱也含有铁（图1-7）。

4. 不同年龄段婴幼儿对铁的需要

根据《中国居民膳食营养素参考摄入量第三部分：微量元素》（WS/T 578.3—2017），0—0.5岁婴儿铁的AI值为0.3 mg/d，0.5—1岁婴儿铁的RNI值为10 mg/d，1—4岁幼儿铁的RNI值为9 mg/d。

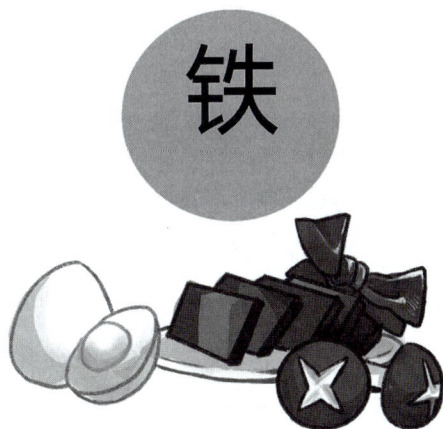

图1-7　铁含量丰富的食物

【阅读卡片1-6】铁的吸收和利用[①]

影响铁吸收和利用的因素很多，主要有如下几点。

（1）铁的吸收与铁的形式密切相关。食物中的铁有两种形式：血红素铁和非血红素铁，二者在小肠内的吸收率很不相同。植物中的铁是非血红素铁，吸收率很低，只有1%~5%。血红素铁主要存在于动物的血液、肌肉和内脏中，是血红素的构成成分。这类铁吸收率可达20%以上，并且不受膳食中其他成分的影响。

（2）维生素C和某些氨基酸、维生素B_2可促进铁的吸收、转运与储存。

（3）前述干扰钙吸收的因素也会干扰铁的吸收。

（4）体内铁储备充足时，铁吸收率降低；体内铁缺乏，铁需要量增加时，铁吸收率升高。

食物中铁的吸收率在1%~22%，动物性食物中的铁较植物性食物中的铁易于吸收和利用。动物血中铁的吸收率最高，在10%~76%；肝、瘦肉中铁的吸收率为7%；由于蛋黄中存在磷蛋白和卵黄高磷蛋白，与铁结合生成可溶性差的物质，所以蛋黄铁的吸收率还不足3%；菠菜和扁豆虽富含铁质，但是由于它们含有植酸（小麦粉和麦麸中也有），会阻碍铁的吸收，铁的吸收率很低。

现已证明维生素C、肉类、果糖、氨基酸、脂肪可促进铁的吸收，而茶、咖啡、牛

---

① 蔡东联.实用营养学［M］.北京：人民卫生出版社，2005.

乳、植物酸、麦麸等可抑制铁的吸收，所以膳食应注意食物的合理搭配，以促进铁的吸收，可摄入富含维生素C的水果及蔬菜，如苹果、番茄、花椰菜、马铃薯（俗称土豆）、包心菜等。

任务3 0—3岁婴幼儿对锌的需要

1. 生理功能

考点16：
锌的吸收、生理功能、缺乏症、参考摄入量及重要食物来源。

锌是人体多种酶或酶的激活剂的构成成分，在组织呼吸、能量代谢及抗氧化过程中发挥重要作用；参与细胞生长、分裂、分化及蛋白质合成等过程，能促进生长发育；提高机体免疫力；维持正常味觉，促进食欲；保护皮肤和视力。

2. 缺乏与过量

儿童缺乏锌可引起食欲不振、味觉减退、异食癖、皮肤粗糙和上皮角化、免疫力降低、生长发育迟缓、性器官发育不良，长期缺乏锌可导致矮小症；孕妇缺锌易出现胎儿畸形。如果摄入过量的锌，可干扰铜、铁和其他微量元素的吸收和利用，并造成免疫功能受损，还会发生锌中毒，引起急性腹痛、腹泻、恶心、呕吐等症状。

3. 良好食物来源

锌的来源广泛，动物性食物是锌的主要来源，以牡蛎、鲱鱼等海产品尤为丰富，其次为畜禽肉、肝、蛋等食品，植物性食物中含量一般较少，且吸收率较低。干扰钙和铁吸收的因素也可干扰锌的吸收。植物中以种子胚芽含锌较为丰富，粮食经过精加工，如小麦磨成精白粉，锌含量会大大降低。

4. 不同年龄段婴幼儿对锌的需要

根据《中国居民膳食营养素参考摄入量第三部分：微量元素》（WS/T 578.3—2017），0—0.5岁婴儿锌的AI值为2 mg/d，0.5—1岁婴儿锌的RNI值为3.5 mg/d，1—4岁幼儿锌的RNI值为4.0 mg/d。

任务4 0—3岁婴幼儿对硒的需要

1. 生理功能

考点17：
硒的生理功能、缺乏症、参考摄入量及重要食物来源。

硒是人体谷胱甘肽过氧化物酶的重要组成成分，能保护细胞膜及组织免受过氧化物的损伤；保护心血管和维护心肌健康；增强免疫功能；还有重金属解毒及抗肿瘤等作用。

2. 缺乏与过量

硒缺乏是发生克山病的重要原因，易感人群为2—6岁儿童和育龄妇女，表现为心肌凝固性坏死，伴有明显心脏扩大、心律失常和心功能不全，严重时发生心源性休克或心力衰竭，死亡率高。机体缺乏硒也是发生大骨节病的重要原因，还可降低机体细胞免疫、体液免疫功能和机体抗氧化能力。

摄入过量的硒可引起中毒，出现头发和指甲脱落、皮肤损伤及神经系统异常、肢端麻木、抽搐等症状，严重者可致死亡。

3. 良好食物来源

牡蛎和蛤蜊等海产品，动物内脏和豆类是硒的良好食物来源（图1-8）。植物性食物的硒含量与种植土壤中硒的含量水平有关。

4. 不同年龄段婴幼儿对硒的需要

根据《中国居民膳食营养素参考摄入量第三部分：微量元素》（WS/T 578.3—2017），0—0.5岁婴儿硒的AI值为15 μg/d，0.5—1岁婴儿硒的AI值为20 μg/d，1—4岁幼儿硒的RNI值为25 μg/d。

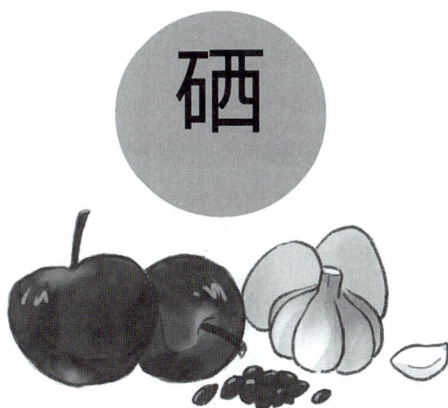

图1-8 硒含量丰富的食物

任务5 0—3岁婴幼儿对碘的需要

1. 生理功能

碘在体内主要参与甲状腺素的合成，甲状腺素维持正常的物质和能量代谢；碘能促进生长发育，尤其是神经系统和智力发育；还能促进维生素的吸收和利用等。

2. 缺乏与过量

碘缺乏可引起甲状腺肿大，孕妇严重缺碘可影响胎儿神经和肌肉的发育，甚至导致胚胎期和孕产期死亡率上升，婴幼儿缺碘可引起生长发育迟缓、智力低下，严重时发生克汀病（又称呆小病）。

碘摄入量长期过高可导致高碘性甲状腺肿。

3. 良好食物来源

海带、紫菜、蛤干和淡菜等海产品含碘较丰富，是碘的良好食物来源，其次为蛋、奶等动物性食物。食品碘强化措施是防治碘缺乏的重要途径，如全国范围内食盐加碘的措施取得了良好的防治效果。

4. 不同年龄段婴幼儿对碘的需要

根据《中国居民膳食营养素参考摄入量第三部分：微量元素》（WS/T 578.3—2017），0—0.5岁婴儿碘的AI值为85 μg/d，0.5—1岁婴儿碘的AI值为115 μg/d，1—4岁幼儿碘的RNI值为90 μg/d。

考点18：碘的生理功能、缺乏症、参考摄入量及重要食物来源。

项目四 **0—3岁婴幼儿对膳食纤维和水的需要**

学习目标

一、素质目标

树立营养均衡的意识，对探索膳食纤维和水感兴趣。

二、知识目标

1. 了解膳食纤维的分类及膳食纤维和水对身体健康的作用。
2. 熟悉膳食纤维的来源及分类。
3. 掌握膳食纤维和水的参考摄入量及其良好食物来源。

三、能力目标

1. 能够对婴幼儿膳食纤维和水参考摄入量及良好食物来源做出判断与指导。
2. 能够运用膳食纤维和水的知识，为家人提供补充膳食纤维和水的方法。

任务情境

于老师发现半日托的月月最近经常便秘，频繁要去厕所拉粑粑，到了厕所待很久，又说拉不出来。月月妈妈也发现了这个问题，认为孩子很能吃，每餐都能喝一杯牛乳，还能吃一碗肉，就是有点饮食不均衡，青菜和水果吃太少。还提到家里对食物材料特别讲究，只买精米精面，每餐都有各式各样的荤菜和海鲜，并询问于老师："难不成是我家月月缺少了某种维生素？请老师帮忙想想办法，让孩子不再便秘。"

任务：假如你是于老师，针对月月的便秘，请从膳食纤维的角度给出合理的解决办法。

学习任务

任务1　0—3岁婴幼儿对膳食纤维的需要

1. 膳食纤维的来源及分类

膳食纤维实际上是一种多糖，是与蛋白质、脂类、碳水化合物、维生素、矿物质、水并列的第七种营养素。膳食纤维主要包括纤维素、半纤维素、木质素、果胶和琼脂等,它也是一种碳水化合物,大多来自膳食中的植物性食物,主要存在于蔬菜、水果、粗制粮食(如全麦粉、糙米、燕麦、玉米)及干豆类中。膳食纤维可分为可溶性膳食纤维与不溶性膳食纤维两类(图1-9)。尽管它们不能被机体吸收利用,但也具有一定的功能,可改善排便。不同类型的膳食纤维,作用是不同的。

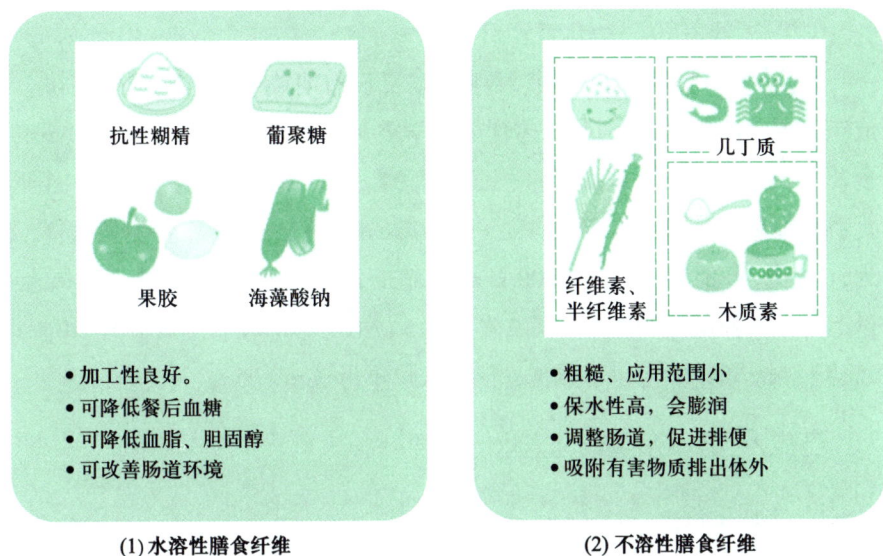

(1) 水溶性膳食纤维

抗性糊精　葡聚糖
果胶　　海藻酸钠

- 加工性良好。
- 可降低餐后血糖
- 可降低血脂、胆固醇
- 可改善肠道环境

(2) 不溶性膳食纤维

几丁质
纤维素、半纤维素　木质素

- 粗糙、应用范围小
- 保水性高,会膨润
- 调整肠道,促进排便
- 吸附有害物质排出体外

图1-9 膳食纤维含量丰富的食物

2. 生理功能

(1)促进肠道蠕动,促进通畅排便,预防和治疗便秘:膳食纤维本身具有吸水性,进入肠道后,可增加体积,并且在肠消化吸收的过程中,膳食纤维可以刺激肠壁,刺激肠道蠕动,可以为肠内细胞提供营养,促进肠内有益菌的产生,加速排便时间,防止肠道内有害物质的停留与吸收,有效地预防和治疗便秘。

(2)能够调节血糖:膳食纤维在肠内可以影响肠对糖的吸收与代谢,或者直接与葡萄糖等结合,降低葡萄糖浓度,使血糖趋于平稳。

(3)幼儿在摄入膳食纤维时,用力咀嚼可以帮助其牙齿生长发育及使下颌受到锻炼,提高咀嚼能力,同时因为婴幼儿反复咀嚼,膳食纤维在此时还可以起到清洁口腔、保护牙齿的作用。

(4)促进胆固醇的排出:膳食纤维可以和胆酸结合,降低血清及胆中胆固醇的浓度,使胆汁中的胆酸浓度保持平衡,降低患胆石症的可能性。

(5)促进组织修复,提高抵抗力:膳食纤维是维持细胞完整性的重要物质;当膳食纤维进入肠道内后,可以有效阻止一些细菌穿过肠壁,从而提高人体抵抗力。

3. 缺乏与过量

从营养学角度看,婴幼儿的膳食要有一定量的膳食纤维,但不宜太多。如果膳食纤维摄入过量，可刺激肠道的蠕动，加速粪便排出，直接影响热量和某些营养成分的吸收利用，也会妨碍钙、磷、锌、铁与一些维生素的吸收和利用。总之，婴幼儿摄入膳食纤维要适量，不是越多越好。不需要单独给婴幼儿补充膳食纤维（如琼脂），膳食纤维要从天然食品中获得。每天的膳食不应吃得太精、太单调，保证每天供应较多的蔬菜与水果，以及少量的新鲜玉米、红薯或全麦类食物。

4. 不同年龄段婴幼儿膳食纤维的需要

目前我国对于婴幼儿膳食纤维需求量没有明确规定。美国防癌协会推荐标准：成年人30~40 g/d；欧洲共同体食品科学委员会推荐标准：成年人30 g/d；联合国粮食及组织建议正常人群摄入量：成年人27 g/d；中国营养学会提出中国居民摄入的食物纤维量及范围：低能量饮食（1 800 kcal）为25 g/d；中等能量饮食（2 400 kcal）为30 g/d；高能量饮食（2 800 kcal）为35 g/d；美国儿童膳食纤维摄入量为自2岁以上，按其年龄适当增加，即2岁儿童5 g/d，3岁以上儿童8 g/d，20岁以上成年人25~35 g/d。可以参考以上数据，但摄入量不可过多。

任务2 0—3岁婴幼儿对水的需要

I. 生理功能

考点20：水的生理功能、参考摄入量及来源。

水是维持生命的重要物质基础，是人体含量最多的成分，断水比断食对生命的威胁更为严重。当人体内的水流失10%后，很多生理功能将不能运行；损失到20%以上时，很可能危及生命，我们可以称水是"生命的源泉"（图1-10）。

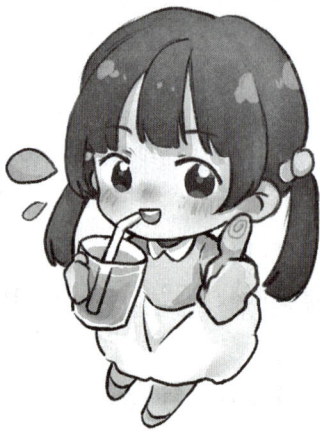

（1）构成机体的重要成分：婴幼儿体重的70%是水，随着年龄的增长，水分含量逐渐降低。水广泛分布在细胞内外，构成人体的内环境，维持机体的组织形态与功能。

（2）参与人体内新陈代谢：水是一种良好的溶剂，利于人体所需营养物质的消化吸收、运输和利用，以及代谢废物的排泄。水可以直接参加水解、脱水等多种体内生化反应，使体内的新陈代谢和生理反

图1-10 健康饮水

应得以顺利进行。水是构成唾液、胃液、胰液、肠液等消化液的主要成分，而食物的消化主要靠消化液来完成。水作为载体在体内输送养料和氧气，将氧气和营养物质带入细胞，并向体外输送代谢废物和毒素。

（3）调节温度：当环境温度低于体温时，为了维持身体温度，保证正常生理活动，体内水分会因缩小的毛孔减少蒸发而保留在体内；当环境温度高于体温时，水分会通过扩张的毛细血管呼吸孔排出体外，降低体温。身体通过水的流散保证生存

功能。

（4）溶解作用：水是体内的主要溶剂。人体具有生理活性的物质和废物必须溶解在水中才能发挥作用并被排出体外。水可以溶解矿物质、可溶性维生素和某些营养素。

（5）润滑作用：人体关节之间需要有润滑液来避免骨头之间的损坏性摩擦，而水则是关节润滑液的主要来源。水存在于关节腔、胸腔、腹腔和肠胃等部位，对关节和肌肉等组织器官起到了缓冲、润滑和保护的作用。

2. 良好食物来源

水的来源十分广泛，包括食物、饮用水或饮料，以及蛋白质、脂肪、碳水化合物在体内代谢产生的水（约300 ml）。婴幼儿除了从每日的膳食中获取一定量的水外，还可通过饮用白开水、汤水、液态奶制品（应与乳饮料区别开）和不添加糖的果蔬汁等获取更多的水。应注意喝水时间，避免吃饭前后大量饮水，导致胃液浓度降低，致使消化吸收作用降低；要养成定时定量饮用温开水的好习惯。

3. 不同年龄段婴幼儿水的需要

婴幼儿体内水分含量和代谢率较高，活动量大、排汗多，且肾对水的浓缩功能差，故水的需要量相对成年人较多，就体重上来看，婴幼儿的饮水量应是成年人的2.5倍。婴儿需水量为110~155 ml/（kg·d），以后每3岁减去25 ml/（kg·d）。0—1岁婴儿每天应保持120~160 ml的饮水量，1—3岁的幼儿每天应保持100~150 ml的饮水量，但也不可过多饮水，否则会增加婴幼儿肾的负担。

岗 位 应 用

实训1-1　婴幼儿食品科普知识四格漫画征集与展评实训作业单

实操目的	试从营养学的角度为家长绘制婴幼儿食品科普知识四格漫画
实操准备	围绕"食物的故事"进行选题，以一种具体的婴幼儿食物为对象，进行四格漫画创编，展现对这种食物的起源、营养、安全等方面的科学认知 材料准备：A4纸、彩铅、普通铅笔、水性笔等 要求：主题鲜明、图文并茂、色彩鲜艳、书写规范、格式不限、作品干净整洁
实操步骤	1. 研究有关食品科普资料，形成初步的设计和想法 2. 确定"食物的故事"的主题 3. 针对食品科普特点确定重点宣传内容 4. 制定营养信息清单 5. 绘制科普知识宣传四格漫画

续表

实操结果	

实训1-2 0—3岁婴幼儿营养需求科普实训作业单

实操目的	请尝试为家长举办0—3岁婴幼儿营养需求科普教育讲座
实操准备	准备教学设备及教具，统计0—3岁婴幼儿对七大营养素的需求，并对1—3岁幼儿膳食宝塔进行归类整理 第一层：母乳和乳制品，继续母乳喂养，可持续至2岁；或供应不少于相当于600 ml母乳的婴幼儿配方乳粉或稀释的鲜牛乳，即350 ml鲜牛乳或婴幼儿配方乳粉80~100 g或相当量的乳制品 第二层：谷类（包括米和面粉等粮谷类食物）100~150 g 第三层：新鲜绿、红、黄色蔬菜及菌藻类150~200 g；新鲜水果150~200 g 第四层：蛋类、鱼虾肉、瘦畜禽肉等100 g 另外，在此基础上，最好每月选用猪肝75 g，或者鸡肝50 g，或者羊肝25 g，做成肝泥分次喂食，以增加维生素A的供应
实操步骤	1. 教师讲解科普教育的注意事项 2. 各组按设计排练 3. 分组演讲 4. 师生评价，提出问题和建议 （1）能否讲出0—3岁婴幼儿对七大营养素的需要与参考摄入量、营养素缺乏症状与良好食物来源 （2）能否掌握1—3岁幼儿膳食宝塔 5. 讨论与反思 6. 教师评价总结
实操结果	

真 题 模 拟

扫码获取
答案

一、单项选择题

1. 下列属于产能营养素的是（　　　）。

   A. 维生素、脂肪、蛋白质　　　　　B. 蛋白质、维生素、碳水化合物

   C. 蛋白质、脂肪、碳水化合物　　　D. 矿物质、维生素、碳水化合物

2. 下列不属于合理膳食要求的是（　　　）。

   A. 能确保所用食材安全

   B. 能提供种类齐全、数量充足、比例合适的营养素

   C. 具有合理的膳食制度和膳食色彩

   D. 具有良好的膳食习惯

   E. 采用科学的加工烹饪方式

3. 下列属于条件必需氨基酸的是（　　　）。

   A. 色氨酸　　　　　　　B. 半胱氨酸　　　　　　C. 蛋氨酸

   D. 异亮氨酸　　　　　　E. 精氨酸

4. 下列属于单糖的是（　　　）。

   A. 蔗糖　　　　　　　　B. 果糖　　　　　　　　C. 乳糖

   D. 麦芽糖　　　　　　　E. 海藻糖

5. 维生素A含量最丰富的食物是（　　　）。

   A. 动物肝　　　　　　　B. 胡萝卜　　　　　　　C. 肉类

   D. 菠菜　　　　　　　　E. 鸡蛋

6. 婴幼儿经阳光照射能在体内生成的是（　　　）。

   A. 维生素A　　　　B. 维生素B　　　　C. 维生素C　　　　D. 维生素D

7. 能促进钙吸收的措施是（　　　）。

   A. 多吃绿叶蔬菜　　　　　　　B. 多吃谷类食物

   C. 多摄食脂肪　　　　　　　　D. 经常接受充分的户外日光照射

8. 缺锌会导致婴幼儿（　　　）。

   A. 食欲减退　　　B. 夜盲症　　　C. 佝偻病　　　D. 肌无力

9. 某儿童食欲减退、有异食癖、生长发育较其他同龄儿童迟缓，可能缺乏的是（　　　）。

   A. 钙　　　　　　　　　B. 锌　　　　　　　　　C. 碘

   D. 维生素D　　　　　　E. 镁

10. 人体内碘缺乏，可引起的病症是（　　　）。

    A. 软骨病　　　　　　　B. 呆小病　　　　　　　C. 多发性神经炎

D. 坏血病　　　　　　　　E. 夜盲症

11. 下列不属于膳食纤维的是（　　　）。

A. 木糖醇　　　　　　　B. 纤维素　　　　　　　C. 木质素

D. 果胶　　　　　　　　E. 抗性淀粉

12. 膳食蛋白质中非必需氨基酸（　　　）具有节约蛋氨酸的作用。

A. 半胱氨酸　　　　B. 酪氨酸　　　　C. 精氨酸　　　　D. 丝氨酸

13. 婴幼儿和青少年的蛋白质代谢状况应维持（　　　）。

A. 氮平衡　　　　　　　　　　　B. 负氮平衡

C. 排出足够的尿素氮　　　　　　D. 正氮平衡

14. 维持人体基本生命活动的能量消耗是（　　　）。

A. 体力活动耗能　　　　　　　　B. 基础代谢

C. 非体力活动耗能　　　　　　　D. 食物热效应耗能

15. 能促进钙吸收的措施是（　　　）。

A. 经常在户外晒太阳　　　　　　B. 经常做理疗（热敷）

C. 多吃谷类食物　　　　　　　　D. 多饮茶

16. 具有激素性质的维生素是（　　　）。

A. 维生素B_1　　　　　　　　B. 维生素B_2

C. 维生素D　　　　　　　　　　D. 烟酸（维生素PP）

17. 维生素B_2缺乏体征之一是（　　　）。

A. 脂溢性皮炎　　　　　　　　　B. 周围神经炎

C. 腹泻　　　　　　　　　　　　D. 牙龈疼痛出血

18. 能被人体消化吸收的碳水化合物是（　　　）。

A. 棉籽糖　　　　B. 果胶　　　　C. 纤维素　　　　D. 淀粉

19. 膳食蛋白质中非必需氨基酸（　　　）具有节约苯丙氨酸的作用。

A. 半胱氨酸　　　　B. 酪氨酸　　　　C. 丙氨酸　　　　D. 丝氨酸

20. 中国营养学会推荐我国居民碳水化合物的膳食供给量应占总能量的（　　　）。

A. 45%~50%　　　B. 70%以上　　　C. 55%~65%　　　D. 30%以下

21. 中国营养学会推荐成年人脂肪摄入量应控制在总能量的（　　　）。

A. 45%　　　　　B. 25%~30%　　　C. 20%以下　　　D. 20%~30%

22. （　　　）是评价蛋白质营养价值的指标。

A. 食品中蛋白质含量　　　　　　B. 蛋白质消化率

C. 脂溶性维生素的含量　　　　　D. AAS

23. 某种食物的含氮量为4 g，那么该种食物中的蛋白质含量为（　　　）。

A. 4 g　　　　　B. 25 g　　　　C. 75 g　　　　D. 64 g

24. 负氮平衡的人群为（　　　）。

    A. 正常成年人　　　　　　　　　B. 青少年

    C. 烧伤患者　　　　　　　　　　D. 孕妇

25. 体重超重的人，若想减去 1 000 g 脂肪，大约需要多消耗（　　　）能量。

    A. 4 000 kcal　　　B. 5 000 kcal　　　C. 6 000 kcal　　　D. 7 000 kcal

26. 脂肪最主要的食物来源为（　　　）。

    A. 动物类食物　　　　　　　　　B. 坚果类食物

    C. 植物的种子　　　　　　　　　D. 水果蔬菜

27. 下列食物中的蛋白质属于优质蛋白质的是（　　　）。

    A. 谷类　　　B. 玉米　　　C. 绿豆　　　D. 黄豆

28. 婴幼儿脂肪供应不足，可以导致婴幼儿（　　　）缺乏症。

    A. 蛋白质　　　　　　　　　　　B. 脂溶性维生素

    C. 碳水化合物　　　　　　　　　D. 水溶性维生素

二、简答题

1. 蛋白质、脂肪、碳水化合物、矿物质、维生素、膳食纤维、水等营养物质的生理功能各是什么？

2. 0—3 岁婴幼儿能量消耗主要有哪几个方面？简述能量的主要来源是什么？简述能量的单位及其换算。

3. 简述婴幼儿膳食中三大宏量营养素在总供热量中的比例。

4. 婴幼儿补充蛋白质的食物来源有哪些？0—3 岁婴幼儿的蛋白质需求量分别是多少？

三、论述题

1. 有人说，既然能量和营养素对婴幼儿生长发育这么重要，那么为了防止营养素缺乏，让婴幼儿多吃有营养的饭菜就可以了。这样的观点对吗？

2. 试用表格的形式总结宏量营养素的特点。

3. 试用表格的形式总结各类维生素的生理功能、缺乏症状及食物来源。

4. 试用表格的形式总结各类矿物质的生理功能、缺乏症状及食物来源。

5. 简述一名 2 岁的幼儿每天对七大营养素的需求量（不限性别）。

四、材料分析题

2004 年，新闻报道了安徽阜阳"大头娃娃"事件，公安和执法部门查获了不法分子采用糊精和营养素混合制备的婴儿配方乳粉，或者用牛皮水解蛋白配制的婴儿奶粉等伪劣产品。

（1）引起"大头娃娃"的主要原因是什么？

（2）"大头娃娃"的发病机制是什么？

五、活动设计题

为了向照料者普及营养知识，保障婴幼儿的健康成长，请以小组为单位制作婴幼儿营养知识宣传活动方案、包括活动主题、活动目的、活动准备、活动过程。

资 源 拓 展

中国传统饮
食礼仪

中国现代餐
桌礼仪

模块二

2

0—3岁婴幼儿食物的选择

学习目标

素质目标

☐ 重视婴幼儿的食物选择，树立科学的喂养意识，具有乐于探索婴幼儿食材的
兴趣。

知识目标

☐ 了解谷类食物、动物类食物、蔬菜水果、乳类及乳制品、豆类食物、调味品及
其他加工制品的营养成分。
☐ 熟悉婴幼儿常见食物的选择方法。
☐ 掌握婴幼儿常见食物选择的常见问题。

能力目标

☐ 能够正确评价各类食物的营养价值。
☐ 能够为婴幼儿合理选择各类食物。

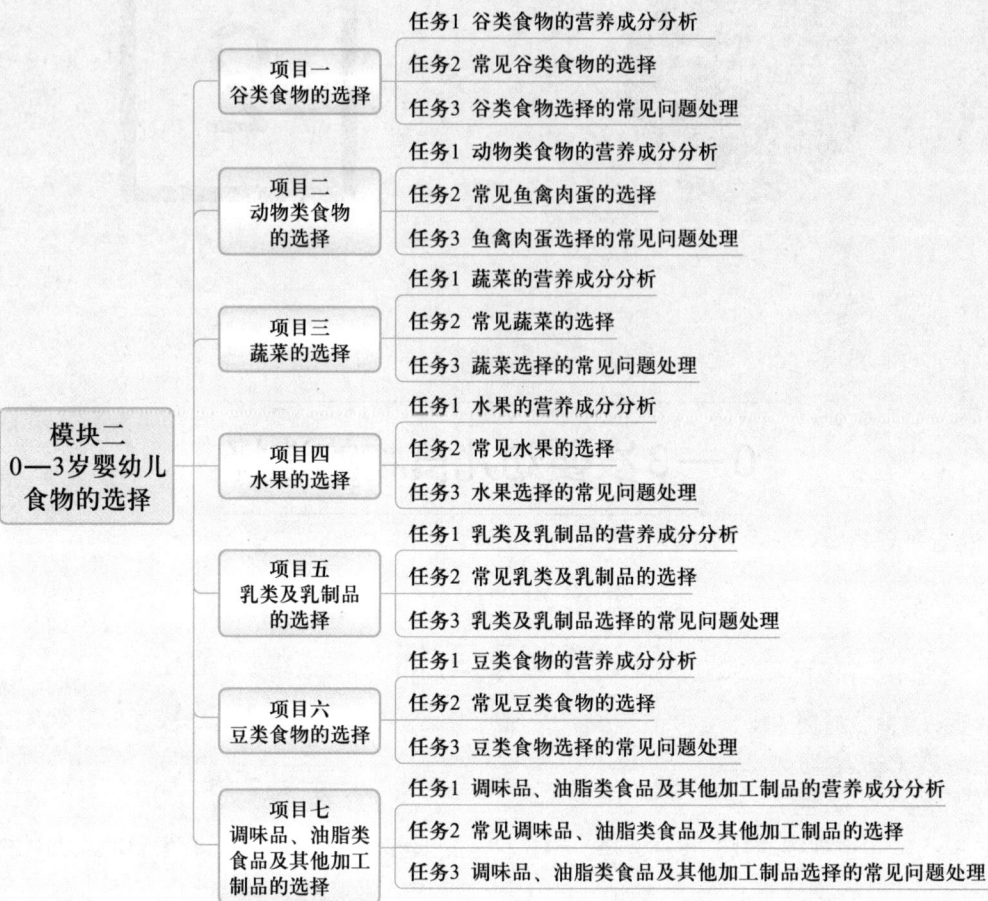

模块二
0—3岁婴幼儿
食物的选择

项目一
谷类食物的选择
- 任务1 谷类食物的营养成分分析
- 任务2 常见谷类食物的选择
- 任务3 谷类食物选择的常见问题处理

项目二
动物类食物
的选择
- 任务1 动物类食物的营养成分分析
- 任务2 常见鱼禽肉蛋的选择
- 任务3 鱼禽肉蛋选择的常见问题处理

项目三
蔬菜的选择
- 任务1 蔬菜的营养成分分析
- 任务2 常见蔬菜的选择
- 任务3 蔬菜选择的常见问题处理

项目四
水果的选择
- 任务1 水果的营养成分分析
- 任务2 常见水果的选择
- 任务3 水果选择的常见问题处理

项目五
乳类及乳制品
的选择
- 任务1 乳类及乳制品的营养成分分析
- 任务2 常见乳类及乳制品的选择
- 任务3 乳类及乳制品选择的常见问题处理

项目六
豆类食物的选择
- 任务1 豆类食物的营养成分分析
- 任务2 常见豆类食物的选择
- 任务3 豆类食物选择的常见问题处理

项目七
调味品、油脂类
食品及其他加工
制品的选择
- 任务1 调味品、油脂类食品及其他加工制品的营养成分分析
- 任务2 常见调味品、油脂类食品及其他加工制品的选择
- 任务3 调味品、油脂类食品及其他加工制品选择的常见问题处理

项目一 谷类食物的选择

学习目标

一、素质目标

树立营养均衡的意识，对探索谷类食物营养成分感兴趣。

二、知识目标

1. 了解谷类食物的营养成分。
2. 熟悉谷类食物的选择方法。
3. 掌握谷类食物选择的常见问题。

三、能力目标

1. 能够正确评价谷类食物的营养价值。
2. 能够为婴幼儿合理选择谷类食物。

任务情境

元元出生后身体一直不是很好，总是生病，为此爸爸妈妈在照顾元元时特别用心。元元半岁时可以添加辅食了，爸爸妈妈每次在给元元选择主食时，总是选择一些精细的米面，而且辅食的制作也非常精细。但到1岁半以后，元元的体重和身高逐渐落后于其他幼儿，甚至更容易生病，爸爸妈妈觉得这样下去会严重影响元元的生长发育，开始在米饭里掺杂小米、燕麦、玉米这样的粗粮类食物，但元元已经习惯了吃精细米面，只要米饭中有粗粮，坚决拒绝吃米饭。

任务：你认为爸爸妈妈在元元主食选择上的做法正确吗？存在哪些问题？

学习任务

任务1 谷类食物的营养成分分析

谷类食物多种多样，是人体热能的主要来源。谷类食物主要包括稻米、小麦、小米、玉米、高粱等。在我国居民膳食中，谷类食物能提供人体所需的大部分热能和蛋白质，并且谷类食物也含有相当多的无机盐和维生素。

1. 碳水化合物

谷类食物中碳水化合物含量一般为65%~75%，它的主要形式是淀粉。淀粉是谷类食物中含量最多、最重要的碳水化合物，也是人体非常理想和经济的热量来源。淀粉无甜味，加热可膨胀为糊状物，易被淀粉酶消化，分解为糊精、麦芽糖和葡萄糖。粮食中的淀粉最后以葡萄糖形式被机体吸收利用。食量正常者不必额外补充葡萄糖。各类碳水化合物是人体最理想和最经济的热量来源，每100 g细粮可提供1 465 kJ（350 kcal）的热量。

2. 蛋白质

谷类食物中蛋白质含量一般为7%~10%，是植物性蛋白质的重要来源。蛋白质的营养质量与其氨基酸的含量和构成有直接的关系，因此，一般谷类食物中蛋白质的营养价值低于动物性食品。这种蛋白质中赖氨酸、蛋氨酸含量相对较少，因此，与含赖氨酸、蛋氨酸较多的肉类和豆类共同搭配食用，或谷类食物混合进食，在一定程度上可以相互补充必需氨基酸比值上的不足，提高其营养价值。因此，在落实食物多样化原则时，要粗细粮搭配吃，提倡吃得杂一些、粗一些，一般粮、豆比例为10∶1。

3. 脂肪

谷类食物中脂肪的含量较低，一般为2%~5%，且多为不饱和脂肪酸。储存时间较长的米粒、米粉常有不良气味，这是脂肪酸被氧化的结果。谷类食物应储存在避光、通风、干燥和阴凉的环境中，以保持原有的营养价值。其中，大米、小麦中的脂肪含量为1%~2%，玉米、小米中的脂肪含量约为4%，但所含的主要是不饱和脂肪酸和少量的植物固醇、卵磷脂，因此具有降低血胆固醇等作用。除此以外，从玉米和小麦胚芽中提取的胚芽油，所含的营养价值较高，其中所含的亚油酸是一种必需脂肪酸，有着特殊的营养价值，缺乏亚油酸可能会引起婴幼儿皮肤损伤、生长迟缓，甚至导致肝、肾和神经组织损伤等疾病。

4. 矿物质

谷类食物中矿物质含量为1.5%~3%，主要是磷、钙，并且还含有少量镁、钾、钠等。这些矿物质对婴幼儿身体发育必不可少，但多以植酸盐形式存在，消化吸收率比较低。

5. 维生素

谷类食物是B族维生素的重要来源，同时，也含有一定量的维生素E。玉米和小米中含有少量的胡萝卜素，玉米和小麦胚芽中含有较多维生素E。但谷类食物几乎不含维生素A、维生素C和维生素D。为了获得较多的维生素、矿物质及膳食纤维，最好选择未经精细加工的粮食，如全麦面包、多谷面包、杂粮面包、燕麦片等，以及与粗杂粮搭配吃，如小米可增加铜的摄入，红薯可增加膳食纤维量。但要注意有节制，过多地提供粗杂粮，膳食纤维和植酸含量增加，会影响婴幼儿对钙、铁、锌的吸收与利用。

6. 无机盐

谷类食物中无机盐的含量也较低，一般为1.5%~3%，并且无机盐多以无机化合物的形式存在。相比于谷类食物的其他部位，麸皮中的无机盐含量最高。

任务2 常见谷类食物的选择

1. 小米

小米，又称为粟，营养价值高且丰富，主要营养成分有碳水化合物、蛋白质、氨基酸、脂肪、维生素、矿物质等。小米中所含的蛋白质、脂肪高于大米，且其蛋白质所含的苏氨酸、蛋氨酸和色氨酸比一般谷物高。小米中还含有少量胡萝卜素。

2. 玉米

玉米是我国主要杂粮之一，其蛋白质的含量为8.5%左右，但其蛋白质中缺乏赖氨酸及色氨酸，因此其蛋白质生物学价值低。玉米的脂肪主要在胚芽中，含量为3%~5%，并且从玉米胚芽中提取的胚芽油，具有改善脑细胞功能、增强记忆力的作用，可作为婴幼儿烹饪用油。玉米中的维生素含量比大米、小麦高。在所有主食中，玉米的营养价值和保健作用极高。

3. 小麦

小麦是三大谷物之一，富含淀粉、蛋白质、脂肪、矿物质、钙、铁、维生素A等营养素。但因种植环境不同，营养成分有所区别。就蛋白质而言，生长在大陆性干旱气候区的小麦蛋白质含量较高。另外，小麦胚芽里还富含食物纤维和维生素E，有重要的营养价值。

4. 燕麦

燕麦，通常加工成燕麦片或燕麦粉，营养价值很高，所含的蛋白质、脂肪均高于一般的谷类食物，其蛋白质中含有人体必需的全部氨基酸，特别是富含赖氨酸；其脂肪中又含有大量亚油酸，易被消化吸收。将燕麦片放在牛乳中一起食用，可使营养及口味均更理想。

5. 薏米

薏米，又称米仁，其蛋白质和脂肪含量均高于大米，还含有钙、磷、铁等矿物质和纤维素。中医认为米仁味甘淡性凉，具有清热利湿、健脾胃之功效，故儿童食用较适宜。

此外，红薯含有较多的维生素A，少量食用也有利于改善婴幼儿的肠道功能，减轻便秘。粗杂粮虽然营养丰富，但也不是多多益善，应根据不同年龄、不同生理

考点2：婴幼儿食用杂粮的益处和搭配。

状况及不同消化功能，适量、适度食用。摄入过多，可引起肠胀气、大便增多等不适现象。杂粮中的膳食纤维还可影响钙、铁、锌等营养素的吸收，且膳食纤维还会增加肠道蠕动，加快食物通过肠道的时间，从而影响热量和营养素的吸收。因此，在实际生活中，婴幼儿最好以细粮为主，辅以少量杂粮。一般来讲，每周可提供1~2次杂粮，以全麦面包、煮新鲜玉米、蒸红薯为好，量不宜多。

任务3 谷类食物选择的常见问题处理

1. 安全与卫生问题

考点3:
选择谷类食物时需注意的安全问题。

谷物类食物在储藏、加工等过程中，容易发生霉菌、细菌等污染，且在一定条件下，谷类食物中会产生霉素，使谷类食物发霉或发生变质。此外，一些谷类食物中有农药残留等。因此，在选择谷类食物时要注意卫生与安全问题。首先，要注意谷类食物的颜色、干燥程度及是否霉变等，避免其存在的不安全因素；其次，要认清谷类食物的安全标志，是否有食品安全认定的标准，如"有机农产品""绿色食品""无公害农产品"等标志；最后，要注意保质期，尽量选择新米和新面。

2. 营养与搭配问题

在为婴幼儿添加辅食时，要保证谷类食物的摄入量，以满足人体所需的热能。谷类食物有粗粮、细粮，其营养价值有所不同，因此，在选择谷类食物时，要注意多样化及营养的全面均衡，避免单一选择。同时，要针对婴幼儿的生长需求合理搭配，如米与面搭配、粥与面点搭配，从多种组合保证婴幼儿碳水化合物的摄入量；粗细粮合理搭配，如红薯、南瓜、玉米和大米搭配，以提高食物的营养价值。婴幼儿的消化系统还不成熟，在选择谷类食物时，尽量不要选择糯米等不易消化的食物，以防婴幼儿出现身体不适等情况。总之，为婴幼儿选择谷类食物时，应该把握多样化、均衡化及适度化的原则。

3. 选购技巧

（1）米的选购：米根据品种不同可分为籼米、粳米和糯米；按加工精度又分为特等米和标准米等。籼米一般为长椭圆形或细长形，色较白，透明度较差，吸水性强，膨胀性大，出饭率高。这种米熟后，黏性低，米粒间松散易碎，口感粗硬，但易被消化吸收。粳米的米粒为椭圆形，透明度高，表面光亮，看上去似有"油性"，但吸水性差，膨胀性小。这种米熟后，口感柔和、香气浓，但不如籼米易消化吸收。糯米也叫江米，米质呈蜡白色不透明或半透明状，吸水性和膨胀性小，熟后黏性大，口感油腻，人们常用其制作甜食或各种年糕。

米的挑选应从颜色、干燥程度及是否霉变等感官性状着手。优质米的颜色白而有光泽，米粒整齐，颗粒大小均匀，碎米及其他颜色的米极少。当把手插入米中时，有干爽之感，然后再捧起一把米，检查米中是否含有未成熟米（即无光泽、不饱满的米）、损伤米（虫蛀米、病斑米和碎米）、生霉米（米表面生霉，但未完全霉变，还有可食用的米粒）。同时还应注意米中的杂质，优质米的糠粉少，带壳稗粒、稻谷粒、砂石、煤渣、砖瓦粒等杂质少。一般来说，大型正规超市出售的袋装米质量好，可以放心选购。

（2）面粉的选购：面粉是小麦经加工制成的。市场上常见的有特制粉（也叫精制粉或富强粉）、标准粉及普通粉3种。3种面粉虽然质量不同，但感官挑选方法基本相同。

考点4：面粉的挑选与鉴别。

挑选时可从水分、颜色、新鲜度3个方面鉴别。①水分：含水分正常的面粉用手指捻搓时，有细腻滑爽之感，面粉干燥松散，不成团块状，轻拍面粉袋有面粉飞扬；受潮含水分多的面粉，捏而有形，不易散，手插阻力大，且内部有发热感，容易发霉结块。②颜色：面粉颜色越白，加工精度越高，维生素含量越低；如果保存时间过长，或面粉受潮，则其颜色加深。③新鲜度：新鲜的面粉有正常的气味，若有腐败味、霉味、颜色发黑、结块等现象，说明面粉储存时间过长或已变质。

精制粉加工精细，灰分含量低，面筋含量高，细白，口感好，味美，人体容易吸收。但因面粉在加工过程中，损失了大量维生素等营养成分，如果长期食用，易导致维生素缺乏等病症。标准粉比精制粉略粗，色泽较差，麸质较多，但含有较多维生素、矿物质等，营养成分较为全面，有益于人体健康。

项目二　动物类食物的选择

学习目标

一、素质目标

树立营养均衡的意识，对探索动物类食物营养成分感兴趣。

二、知识目标

1. 了解动物类食物的营养价值。
2. 熟悉动物类食物的选择方法。
3. 掌握动物类食物选择的常见问题。

三、能力目标

1. 能够正确评价动物类食物的营养价值。
2. 能够为婴幼儿合理选择动物类食物。

任务情境

　　晶晶快3岁了，马上就要上幼儿园了。晶晶的奶奶认为她太瘦了，为了让她增加体重，每次做饭的时候，晶晶的奶奶总会给她做猪肉，特别是选择一些肥猪肉，很少选择其他的肉类。晶晶的妈妈认为各种肉类都应吃，但晶晶的奶奶总是说："猪肉中肥肉多，肥肉软软的，吃起来像果冻一样，晶晶每次都能吃很多，吃多点就能长得又胖又高了。"

　　任务：你认为奶奶在为晶晶选择肉类上的做法是否正确？哪里不正确？

学习任务

任务1　动物类食物的营养成分分析

1. 鱼类食物的营养

考点5:
鱼类食物的
营养价值。

　　鱼类食物是一种比畜肉、禽肉都要优越的动物类食物，它的种类多样、营养丰富，主要营养成分有蛋白质、脂肪、无机盐和维生素等。

　　（1）蛋白质：鱼类食物是蛋白质的良好来源。鱼类食物中蛋白质氨基酸的组成与人体蛋白质氨基酸的组成相似，因此鱼类食物的蛋白质营养价值较高，属于优质蛋白。鱼类食物肌肉蛋白含量一般为15%~25%，肌纤维较细短，组织中水分含量高，结构较疏松，口感细嫩，较禽类、畜类食物蛋白质更容易被胃肠道消化吸收，其蛋白质的消化吸收率达到85%以上，比较适合婴幼儿食用。

（2）脂肪：鱼类食物中脂肪含量较低，且多由不饱和脂肪酸组成，更容易被人体消化吸收，一般来说消化吸收率可达95%以上。鱼类食物平均含脂肪1%~3%，具体含量与种类有关，如鳗鱼、金枪鱼等脂肪含量较高，鳕鱼脂肪含量较低，且鱼类食物的脂肪中含有大量不饱和脂肪酸，是人体必需脂肪酸的重要来源，具有一定的降低血脂、预防动脉粥样硬化的作用。食用鱼类食物能够促进脑细胞的生长发育，活化大脑的神经细胞，改善大脑机能，促进婴幼儿的大脑及神经系统生长发育。

（3）无机盐：鱼类食物中无机盐含量不高，为1%~2%，高于畜肉类含量，尤其是海鱼中碘含量比较高。另外，鱼类食物中也含有一定量的钙、磷、铁等物质。

（4）维生素：鱼肉里除含有烟酸和少量的维生素B_1、维生素B_2外，还含有维生素B_{12}。鱼油里有脂溶性维生素A和维生素D，特别是鱼肝的脂肪中，含维生素A和维生素D极为丰富，是其他肉类不可相比的，是维生素的良好来源。鱼类食物中还含有一定量的烟酸和维生素D，可促进机体对钙的吸收，有促进骨骼健康、保护视力等功效。海产鱼（如鲨鱼、鳕鱼）的肝含有丰富的维生素A，可作为膳食及药用鱼肝油中维生素A的来源，但是如果短时间内大量食用鱼肝，会造成维生素A急性中毒。生鱼肉内含有硫胺素酶，能分解维生素B_1，所以鱼死后要尽快加工烹调，及时破坏硫胺素酶，以防止维生素B_1的损失。

（5）碳水化合物：鱼类食物中的碳水化合物含量比较低，主要以糖原的形式存在，甚至有些鱼不含碳水化合物，如草鱼、青鱼等。

（6）矿物质：鱼类食物中矿物质含量为1%~2%，其中含有铁、钙、钾、钠、锌等多种矿物质，营养丰富。海水鱼富含碘，为500~1 000 mg/kg，一般淡水鱼含碘为50~400 mg/kg。鱼肉一般含钙比畜肉高，虾皮中的钙含量可达2%，海水鱼的钙含量比淡水鱼高。

【阅读卡片2-1】宝宝吃什么鱼好[①]

从食用安全性的角度来说，一些无肌间刺（俗称刺少）的鱼类比较适合宝宝食用，如大黄鱼、三文鱼、鲳鱼、带鱼等。因此，家长在给宝宝选择鱼类时，不必专挑名贵的鱼，可以就地取材，选择价格相对实惠的鱼，如鲅鱼、马鲛鱼、沙丁鱼等鱼类，DHA含

---

① 根据网络资料整理。

量较高、蛋白质含量也较高，而且肉多味美。另外，鱼的种类丰富，产地也很多，给宝宝吃鱼时没必要拘泥于某一种或几种鱼类，要注意多给宝宝尝试不同品种的鱼，这样可以让宝宝品尝不同的口味，综合摄取不同营养特点的鱼肉，并养成不挑食的好习惯。怕鱼刺卡着宝宝的家长可以给宝宝选择银鱼、鳕鱼、青鱼、鲶鱼、黄花鱼、比目鱼、马面鱼等。这些鱼肉中几乎没有小刺。吃带鱼时先去掉两侧的刺，就只剩中间与脊椎骨连着的大刺了，也很好剔。吃鲈鱼、鲫鱼、鲢鱼、胖头鱼、武昌鱼时，可让宝宝吃没有小刺的鱼腹肉。还有，鱼肉买回家后最好采用清蒸的方式，避免油炸，以保留更多的营养。

2. 禽类食物的营养

禽类通常指鸡、鸭、鹅等。禽类食物营养丰富，富含人体所需要的多种营养物质，能满足机体正常生长发育的需要，各种主要营养物质包含蛋白质、脂肪、矿物质和维生素等。

（1）蛋白质：禽类食物含的蛋白质很丰富，含量在16%~20%，其中鸡肉的含量最高，鹅肉次之，鸭肉相对较低。由于鸡肉蛋白质中所含的氨基酸比较全面，所以消化利用率比较高。

（2）脂肪：禽类食物的脂肪含量比畜肉类食物低，且禽类食物的脂肪在肌肉组织间的分布比较均匀，口感比较鲜嫩，比较容易消化吸收。脂肪含量在9%~14%，脂肪酸构成以单不饱和脂肪酸油酸为主，其次为亚油酸、棕榈酸。内脏饱和脂肪酸和胆固醇含量较高，每100 g禽肝中胆固醇含量一般达350 mg左右，约是肉中含量的3倍。因此，婴幼儿的膳食指导中相比于畜肉类食物，应较多食用禽类食物。但在禽皮中，脂肪含量较高，因此建议肥胖的婴幼儿要少吃。

（3）矿物质：禽类食物的矿物质含量为1%左右，其中内脏中含量较高，尤其鸭肝中铁的含量丰富，且以血红素的形式存在，生物利用率高，能够被人体较好地消化吸收，是膳食铁的重要来源。矿物质在内脏中含量较高，肝和血中铁的含量十分丰富，每100 g中的铁含量高达10~30 mg，并且容易被消化吸收和利用。

（4）维生素：禽类的内脏中往往含有较多的维生素，特别是肝中维生素A、B族维生素都超过肉中所含的维生素，尤其在鸡肝中最为突出，因此可以在婴幼儿的辅食中适当增加一些禽类的内脏。

3. 畜肉类食物的营养

畜类通常是指猪、牛、羊等。畜肉类食物营养十分丰富，所含的营养成分与禽肉的营养成分相近，是人类食物中蛋白质营养物质的重要来源。

（1）蛋白质：畜肉类食物的蛋白质含量较高，一般为10%~20%，其中内脏含量最高。不同种类的畜肉，其蛋白质氨基酸的组成相似，都含有人体所需要的各种必需氨基酸，且构成比例适合合成人体蛋白质，所以生物利用率较高。猪肉含有丰富的蛋白质，瘦肉的蛋白质可达17%，而且蛋白质质量好，所含氨基酸与人体所需几乎一样，为完全蛋白质。

（2）脂肪：品种不同，饲养时间不同，畜肉类食物的脂肪含量也不相同，一般而言，猪肉的脂肪含量最高，其次是牛肉、羊肉。猪肉的脂肪因肉的部位不同而不同，平均在10%~30%，以饱和脂肪酸为主；胆固醇含量以瘦肉最低，肥肉的胆固醇含量比瘦肉高2~3倍，内脏的胆固醇含量比瘦肉高4~5倍。畜肉类的脂肪以饱和脂肪酸的形式存在，其脂肪的熔点也较高，不易被人体消化吸收。因此，婴幼儿不可进食大多，以免引起肥胖。

（3）矿物质：一般而言，畜肉类食物的矿物质含量比禽肉中的含量多，尤其是内脏。畜肉中的钙、磷含量较多，且在动物肝及肾中含铁量比较丰富，利用率也较高。其中，猪肝的含铁量最多。铁在肉类食物中以血红素铁的形式存在，其生物利用率远远超过非血红素铁。

（4）维生素：畜肉类食物的维生素一般在动物内脏，尤其在肝中含量较多，主要含有丰富的B族维生素和维生素A。其中，猪肝中的B族维生素含量最高，羊肝中的维生素A含量最高。除此之外，动物肝内还含有维生素D、叶酸、维生素C等。因此，建议为婴幼儿准备的膳食中每周添加1~2次动物肝。

肉类的碳水化合物含量很低。肉类中还含有一种称为"肉因子"的物质，可促进植物性食物中非血红素铁的吸收，因此肉类是防止缺铁性贫血的理想食物。要注意选择新鲜的畜肉，不要给婴幼儿选用腌肉制品、熏肉制品、肉肠制品或烧烤制品。牛肉中的蛋白质含量比猪肉略高，脂肪含量低于猪肉。羊肉蛋白质含量与猪肉相似，但婴幼儿不易消化吸收。婴幼儿饮食一般以猪肉为主要畜肉来源。体重超标的婴幼儿可以减少猪肉的摄入，增加水产和禽类食物的摄入，以控制热量的摄入，保持合理体重。

4. 蛋类食物的营养

禽蛋包括鸡蛋、鸭蛋、鹌鹑蛋、鹅蛋等，其中鸡蛋数量最多，其次为鸭蛋、鹌鹑蛋、鹅蛋。禽蛋的构成比较相似，都由蛋壳、蛋清和蛋黄3部分组成。蛋的营养成分非常丰富，含有人体所必需的优良蛋白质、脂肪、矿物质及维生素等营养物质，而且消化吸收率非常高，堪称优质营养食品。

（1）蛋白质：蛋类食物蛋白质含量一般在10%以上。全鸡蛋蛋白质的含量为12%左右，蛋清中略低，蛋黄中较高，加工成咸蛋或松花蛋后，变化不大。鸭蛋的蛋白质含量与鸡蛋类似，蛋清中所含的蛋白质超过40种，其中主要蛋白质包括卵清蛋白、卵伴白蛋白、卵黏蛋白、卵类黏蛋白等糖蛋白，其含量共占蛋清总蛋白的80%左右。卵白蛋白也是一种含磷蛋白。此外，蛋清中还含有卵球蛋白、溶菌酶及9%左右的其他蛋白质。蛋黄中的主要蛋白质是与脂类相结合的脂蛋白和磷蛋白，其

考点8：
蛋类食物的
营养价值。

中低密度脂蛋白占65%，卵黄球蛋白占10%，卵黄高磷蛋白占4%，而高密度脂蛋白占16%。低密度脂蛋白含脂类达89%，比重较低。高密度脂蛋白也称为卵黄磷脂蛋白，与卵黄高磷蛋白形成复合体而存在。卵黄高磷蛋白存在于蛋黄颗粒中，含磷约10%，包含了蛋黄中60%~70%的磷。此外，还含有蛋黄核黄素结合蛋白，占0.4%左右，可与核黄素特异性地结合。

（2）脂肪：蛋清中含脂肪极少，98%的脂肪存在于蛋黄当中。蛋黄中的脂肪以与蛋白质结合的良好乳化形式存在，因而消化吸收率高。鸡蛋黄中脂肪含量为28%~33%，其中中性脂肪占62%~65%，磷脂占30%~33%，固醇占4%~5%，还有微量脑苷脂类。蛋黄中性脂肪的脂肪酸中，以单不饱和脂肪酸油酸最为丰富，约占50%，亚油酸约占10%，其余主要是硬脂酸、棕榈酸和棕榈油酸，含微量花生四烯酸。蛋黄是磷脂的极好来源，所含卵磷脂具有降低血胆固醇的效果，并能促进脂溶性维生素的吸收。鸡蛋黄中的磷脂主要为卵磷脂和脑磷脂，此外尚有神经鞘磷脂。各种禽蛋的蛋黄中总磷脂含量相似。它们使蛋黄具有良好的乳化性状，但因含有较多不饱和脂肪酸，容易受到脂肪氧化的影响。

（3）碳水化合物：鸡蛋中的碳水化合物含量极低，大约为1%，分为两种状态存在，一部分与蛋白质相结合而存在，含量为0.5%左右；另一部分游离存在，含量约为0.4%。后者中98%为葡萄糖，其余为微量的果糖、甘露糖、阿拉伯糖、木糖和核糖。这些微量的葡萄糖是蛋粉制作中发生美拉德反应的原因之一，因此生产上在干燥工艺之前常采用葡萄糖氧化酶除去蛋中的葡萄糖，使其在加工储藏过程中不发生褐变。

（4）矿物质：蛋中的矿物质主要存在于蛋黄部分，蛋清部分含量较低。蛋黄中矿物质含量为1.0%~1.5%，其中磷最为丰富，为240 mg/100 g，钙为112 mg/100 g。蛋黄是多种微量元素的良好来源，包括铁、硫、镁、钾、钠等。蛋中铁元素含量较高，但以非血红素铁形式存在。由于卵黄高磷蛋白对铁的吸收具有干扰作用，故而蛋黄中铁的生物利用率较低，仅为3%左右。不同禽类所产蛋中矿物质含量有所差别。其蛋黄中铁、钙、镁、硒的含量排序为：鹅蛋、鸭蛋、鸽蛋、洋鸡蛋、草鸡蛋；蛋清中含量排序为鸭蛋、鸽蛋、鹅蛋、洋鸡蛋、草鸡蛋。鹌鹑蛋含锌量高于鸡蛋，鸵鸟蛋各种矿物质元素含量与鸡蛋相近。

（5）维生素：蛋中维生素含量十分丰富，且品种较为完全，包括所有的B族维生素、维生素A、维生素D、维生素E、维生素K和微量的维生素C。其中，绝大部分的维生素A、维生素D、维生素E和大部分维生素B_1存在于蛋黄当中。鸭蛋和鹅蛋的维生素含量总体而言高于鸡蛋。此外，蛋中的维生素含量受品种、季节和饲料中维生素含量的影响。蛋黄是胆碱和甜菜碱的良好来源，甜菜碱具有降低血脂和预防动脉硬化的功效。

　　鸡蛋的吃法是多种多样的，煮、蒸、炒、煎都可以，但是不同的做法，鸡蛋的营养损失不一样，最终营养价值也有所不同，煮蛋为100%，炒蛋为97%，嫩煎鸡蛋为98%，老煎鸡蛋为81.1%，开水、牛乳冲蛋为92.5%，生吃为30%~50%。由此看来，鸡蛋煮着吃最营养。但是煮蛋需要细嚼慢咽，以便人体更好地消化和吸收，因此，对于消化系统功能不好的孕妇、产妇和婴幼儿来说，流质的蛋花汤和蒸鸡蛋较合适。

任务2　常见鱼禽肉蛋的选择

1. 鱼的选择

　　（1）淡水鱼：淡水鱼的营养价值丰富，是优质蛋白质的重要来源，并且含有人体所必需的7种氨基酸、不饱和脂肪酸、维生素A、维生素D及多种矿物质等。常见的淡水鱼有鲤鱼、鲫鱼、黄鳝、草鱼、泥鳅、鲶鱼等。淡水鱼中蛋白质含量较高，脂肪含量较低，是高蛋白低脂肪的食品，且淡水鱼含有丰富的饱和脂肪酸和不饱和脂肪酸，必需氨基酸的比例也比较理想。淡水鱼种类不同，营养价值也不同。如黄鳝中就含有丰富的B族维生素。

　　（2）海水鱼：不同种类的海水鱼，其营养价值有一定区别，尤其是在脂肪的含量和水分的含量上。如鳕鱼的脂肪含量只有0.1%~0.4%，属于无脂海水鱼；而鳗鱼、金枪鱼等脂肪含量高达20%左右，属于富脂海水鱼，多数海水鱼的脂肪含量介于二者之间。海水鱼中的脂肪所含有的不饱和脂肪酸对于降低血脂有重要作用。与淡水鱼相比，海水鱼中的碘、硒、锰等微量元素较高。要根据婴幼儿实际营养需求量进行选择。

2. 禽肉的选择

　　（1）鸡肉：鸡肉中含有丰富的蛋白质、维生素等。其中，蛋白质含量为20%左右，脂肪含量为4%~8%，是一种脂肪含量较低而蛋白质含量较高的肉类，且比牛、羊肉更容易消化。但鸡肉的皮下脂肪含量较高，能达20%以上。鸡肉中的维生素B_2含量比牛、羊肉低，维生素B_1含量不及猪肉，但其中富含烟酸。和其他肉类一样，鸡肉是铁、锌微量元素的良好来源。

　　（2）鸭肉：鸭肉的营养价值与鸡肉相似，营养价值很高。鸭肉中含有丰富的B族维生素和维生素E，其脂肪酸主要是不饱和脂肪酸，易被人体消化吸收。此外，鸭肉中的脂肪比较健康，不同于其他的动物油，其各种脂肪酸的比例比较理想，比较适合婴幼儿食用。

3. 蛋的选择

　　（1）鸡蛋：鸡蛋的营养价值大部分集中在蛋清中，被称为白蛋白，生理价值很高。在一个鸡蛋中，钙的含量约为30 mg，蛋黄中维生素A和B族维生素的含量较多。全蛋中除蛋白质和维生素外，其他的营养素大多集中在蛋黄内，如鸡蛋的脂肪几乎集中在蛋黄内。但蛋黄中胆固醇含量比较高，满6个月婴幼儿可以开始吃蛋黄，满12个月后可以慢慢吃全蛋。

（2）鸭蛋：鸭蛋的营养成分与鸡蛋相似，主要含有蛋白质、脂肪、碳水化合物、维生素等营养素，也含有一定量的钙、钾、铁、磷等矿物质。鸭蛋的口感要比鸡蛋好。因此，选择蛋类食物时，鸡蛋和鸭蛋都需要涉及。

（3）鹌鹑蛋：相比于鸡蛋、鸭蛋，鹌鹑蛋体积比较小，但其营养价值不可忽视，其含有丰富的蛋白质、脑磷脂、维生素A、维生素B_2、铁、钙等营养物质，消化利用率也比较高，被人们称为"动物中的人参"，可以被婴幼儿很好地利用。

任务3 鱼禽肉蛋选择的常见问题处理

1. 安全与卫生问题

考点9：
选择鱼禽肉
蛋时需注意
的问题。
鱼禽肉蛋是动物性食物，含有丰富的优质蛋白，是婴幼儿蛋白质的主要来源之一。在选择动物性食物时，我们更要注重其卫生安全与质量。在饲养阶段，鱼禽肉蛋等会受到环境污染的影响，如土壤、水的污染，加上一些饲料中的微量元素或者有毒污染等会对动物造成损害。在加工生产环节，有些企业不按规定操作，如使用过量的硝酸盐、色素等，并且动物性食物如果在生产、运输、包装过程中受到污染，会导致大量微生物、寄生虫滋生，人食用后极易被感染，甚至生病。因此，我们必须要掌握一些选购技巧，确保食物的卫生与安全。首先，要在正规的、有许可证的店或超市进行选购；其次，要细看其质量检测是否达标，尽量购买最近生产日期的食品；最后，要知道鱼禽肉蛋选择的基本要求，如新鲜的蛋壳表面光洁，颜色鲜亮，壳上附有一层霜状粉末，拿在手中有发沉压手的感觉。总之，在为婴幼儿选择鱼禽肉蛋等动物性食物时，应该注意避免出现卫生与安全问题。

2. 营养与搭配问题

虽然鱼禽肉蛋营养价值十分丰富（图2-1），但是每类食物所含的营养成分各有

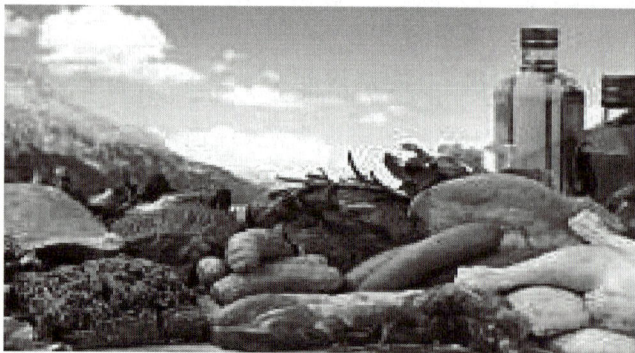

图2-1 肉类食物

不同，因此需要合理选择，充分利用，不可单一选择某一种食物。鱼类、禽类食物的脂肪含量一般较低，且含有较多的不饱和脂肪酸，蛋类食物富含优质蛋白质，各种营养成分比较齐全，是比较经济的优质蛋白质来源；而畜肉类食物一般含有的脂肪较多，能量也较高；另外，肥肉和荤油也是能量高和脂肪高的食物，摄入过多可能会引起肥胖，婴幼儿应当少吃。因此，要根据婴幼儿营养素的需求量，尽量选择鱼类、禽类及蛋类食物，但要注意控制食用的量，不可过多。除此之外，动物性食物的维生素含量低，要搭配一定量的蔬菜水果，以满足婴幼儿身体所需营养。

【阅读卡片2-2】肉类食物的健康吃法[1]

1. 远离腌腊熏烤肉

腌腊熏烤类熟食在制作过程中，煤炭、汽油、柴油、木柴等燃料及肉中脂肪在不完全燃烧的过程中，容易产生对健康不利的物质，甚至会致癌，所以要尽量少吃或不吃。

2. 肉类搭配豆类

豆制品中含有大量的卵磷脂，可以乳化血浆，使胆固醇与脂肪的颗粒变小，悬浮在血浆中，不易向血管壁沉积，防止硬化斑块的形成。

3. 吃肉喝汤两者兼顾

有些人认为，炖肉的汤是最有营养的，喝汤可以充分摄取肉中的养分。实际上，炖肉汤时仍然有很大一部分营养物质不能从组织细胞中渗出，因而喝汤和吃肉应该一起进行以更好地吸收营养。

4. 两套刀案处理肉类最卫生

切瓜果蔬菜、凉拌菜、肉类和无须加热的熟食品时用同一套刀案，很容易传播肠道传染病。正确的做法是家中备有两套刀案，做到生熟分开。

3. 选购技巧

（1）肉类：生肉的表面应有微干的薄膜，呈淡红色或玫瑰色，切面微红，轻度湿润，不粘手，有光泽，有弹性。熟肉应颜色正常，无臭味或酸味，表面不发黏，不含人工色素，且出售商店的卫生条件较好。

（2）鱼类：活鱼游动灵活、反应好，游动迟钝、平躺水中或沉在水底的鱼都不理想。新鲜的死鱼眼睛凸起、澄清明亮，鱼的腮盖紧闭，腮呈鲜红色，鳞片整齐、光滑、没有脱落现象，并有一种特有的新腥味；鱼肉坚实有弹性，肉与骨刺不分离。

---

① 根据网络资料整理。

凡鱼体软松、肚腹膨大、有异味、鱼鳞剥落的都不理想。

（3）禽类：活禽应精神饱满、反应好，毛色有光泽，羽片紧密、紧贴禽体、无蓬松散乱，眼睛明亮澄清、无混浊。禽体皮色因品种不同而不同，可呈淡黄色、微红色或白色，体表无囊肿，颈项处无肿大的硬结。鸭子，尾部皮脂腺不肿胀，无感染，轻轻挤压时有油状、澄清透明的分泌物流出，无脓液或混浊者，品质较好。经宰杀后的家禽，眼球饱满或平坦，禽皮清洁、无瘀斑，禽体肌肉组织有弹性，指压后凹陷立即恢复，但经冷冻的家禽肉指压后恢复较慢。各类家禽肉应具有各自特有的正常气味，而不应有酸味或其他异味。

（4）虾类：活虾游动灵活，离水后弹跳有力。新鲜生虾虾体光整，有自然弯曲度，外壳及虾须较粗硬、透明光亮，虾眼突出，虾体呈青白色或青绿色，硬实有弹性。海虾多呈粉红色，新鲜虾的头节与体节紧连，节间稍有松弛，壳不脱落，无异味。不新鲜的虾或变质虾，壳暗淡无光，海虾体变红、淡水虾则变软，外壳附有黏腻物，头节常与体节脱落，壳与虾体分离，肉质松软、黏腐，有腥臭味或氨臭味。

项目三　蔬菜的选择

学习目标

一、素质目标

树立营养均衡的意识，对探索蔬菜营养成分感兴趣。

二、知识目标

1. 了解蔬菜的营养成分。

2. 熟悉蔬菜的选择方法。

3. 掌握蔬菜选择的常见问题。

三、能力目标

1. 能够正确评价蔬菜的营养价值。

2. 能够为婴幼儿合理选择蔬菜。

任务情境

　　小小今年3岁，刚上幼儿园，但入园不久，幼儿园的老师就向小小妈妈反映，小小吃饭时存在挑食的问题。每次吃饭时，小小一看到碗里有蔬菜，就会有哭闹等强烈的抗拒行为，甚至拒绝吃饭，老师想了各种办法想让小小尝试吃蔬菜，但都没有效果。每次吃饭时，只有当老师把碗里的蔬菜挑出来时，小小才会停止哭闹，开始吃饭。老师觉得小小这种挑食的情况会对她的身体发育有影响，所以想和小小的妈妈一起改变小小挑食的不良习惯。

　　任务：小小不喜欢吃蔬菜对身体有什么影响呢？

学习任务

任务1　蔬菜的营养成分分析

　　蔬菜在膳食中有着非常重要的作用。蔬菜中的水分含量很高，蛋白质和脂肪含量比较低，且含有一定量的碳水化合物和丰富的维生素及矿物质，是人体中维生素和矿物质的主要来源。

考点10：蔬菜的营养价值。

1. 水

蔬菜中的水分含量非常丰富，大多数蔬菜水分含量可以达到60%以上。因此，蔬菜也被看作人体水的重要来源之一。

2. 碳水化合物

蔬菜中所含的碳水化合物包括淀粉、糖、纤维素和果胶。根茎菜中含有比较多的淀粉，如土豆、山药、藕、红薯等，碳水化合物的含量可达到10%~25%，而一般蔬菜中淀粉的含量只有2%~3%；一些有甜味的蔬菜含有少量的糖，如胡萝卜、番茄等。蔬菜是人体膳食纤维（纤维素、半纤维素、果胶）的重要来源。叶类菜和根茎菜中含有比较多的纤维素与半纤维素，南瓜、胡萝卜、番茄等含有一定量的果胶。

3. 维生素

蔬菜中含有丰富的维生素，其中最重要的是维生素C、胡萝卜素等。维生素A和维生素D在蔬菜中的含量不高。维生素C主要分布在代谢旺盛的叶、花、茎等组织器官中，与叶绿素的分布相平行，故一般情况下，绿色越深，其维生素C的含量越丰富。青椒、菜花、雪里蕻、油菜等蔬菜中维生素C的含量较高。绿色、红色、橙色、紫色蔬菜中含有胡萝卜素，深色的叶菜类中胡萝卜素的含量尤其高，如韭菜、油菜、芹菜叶、萝卜缨、菠菜、苋菜、莴笋叶等，每100 g蔬菜中含量可高达2 mg以上，其他含量较高的蔬菜有胡萝卜、南瓜、黄花菜（又称金针菜）等。

4. 矿物质

蔬菜中含有一定量的无机盐，特别是钠、钾、钙、镁、磷等，不但可以补充人体的需要，而且对机体的酸碱平衡起着重要作用。其中，含钙比较多的蔬菜主要有豇豆、菠菜、油菜、小白菜、雪里蕻、苋菜、香菜（又称芫荽）、马铃薯、荠菜、芹菜、韭菜、嫩豌豆等；含钠比较多的蔬菜主要有芹菜、马兰头、榨菜、茼蒿等；含钾比较多的蔬菜主要有鲜豆类蔬菜、辣椒、榨菜、蘑菇等。

5. 蛋白质及脂肪

考点11：
常见蔬菜富含的营养素。

蔬菜中蛋白质的含量很低，为1%~3%，蛋白质中赖氨酸、蛋氨酸含量低，其组成不符合人体的需要。大多数蔬菜不含或仅含有微量的脂肪。

任务2　常见蔬菜的选择

蔬菜种类繁多，根据不同的结构和食用部位可以将其分为叶类菜、根茎菜、瓜茄菜、鲜豆菜和菌藻类等。不同种类的蔬菜中所含营养素也不相同。因此，要根据婴幼儿身体所需营养素，有针对性地为其选择蔬菜。

1. 叶类菜

叶类菜主要包括白菜、菠菜、油菜等。叶类菜含有丰富的维生素C、胡萝卜素、核黄素和叶酸。但一般深绿色的蔬菜中维生素C的含量比浅色的蔬菜高。此外，蔬菜中含有一定量的钙、磷、铁、钾、钠、镁等矿物质，其中钾、钙、镁含量较丰富，是我国居民膳食中矿物质的重要来源。叶类菜中蛋白质、脂肪和膳食纤维的含量较低，脂肪的含量一般约为1%，碳水化合物的含量约为4%。

2. 根茎菜

根茎菜主要包括萝卜、藕、马铃薯等。根茎菜的蛋白质含量一般为1%~2%，脂肪含量极少，但值得注意的是，根茎菜中碳水化合物的含量相差比较大，为3%~20%，且膳食纤维为1%左右。另外，胡萝卜中含胡萝卜素最高；蒜、芋头、马铃薯中硒的含量比较丰富。

3. 瓜茄菜

瓜茄菜包括冬瓜、南瓜、丝瓜、黄瓜、茄子、番茄等。瓜茄菜中水分的含量很高，营养素含量较低。其中，蛋白质含量一般为0.4%~1.3%，脂肪含量也很低，膳食纤维约为1%。南瓜、番茄中胡萝卜素含量最高；辣椒、苦瓜中维生素C含量较高。

4. 鲜豆菜

鲜豆菜包括毛豆、豇豆、四季豆、豌豆等。鲜豆菜的蛋白质含量一般为2%~14%，除了毛豆以外，脂肪含量不到0.5%，碳水化合物含量一般约为4%，膳食纤维含量为1%~3%，但胡萝卜素含量比较高，也含有一定量的钙、铁、钾、锌、硒等矿物质。

5. 菌藻类

菌藻类食物包括食用菌和藻类食物，常见的有蘑菇、银耳、木耳等品种。能够供人类食用的藻类有海带、紫菜等。菌藻类食物含有丰富的蛋白质、膳食纤维、碳水化合物、维生素和微量元素。如蘑菇中蛋白质含量达到20%以上；在海产食物中，海带、紫菜中含有丰富的碘。

任务3　蔬菜选择的常见问题处理

1. 安全与卫生问题

在为婴幼儿选择蔬菜时，要注意一些潜在的安全问题。虽然蔬菜中维生素和纤维素比较多，有利于婴幼儿的成长发育，但蔬菜中也有一些损害人体的物质，如卷心菜、大白菜、生菜等叶类菜，含有较多的硝酸盐，婴幼儿摄入这些蔬菜时要注意摄取量，尽量选择硝酸盐含量较低的蔬菜，如胡萝卜、西蓝花、豆等。蔬菜的放置、储存对亚硝酸盐含量有明显的影响，且长期储存时易发生变质、腐烂等问题。在选购蔬菜时要注意观察蔬菜的颜色、查看生产日期等，尽量购买新鲜蔬菜。蔬菜放置时间越长，维生素C流失就越多。另外，选择蔬菜时，也需要注意农药的残留污染问题。

考点12：
选择蔬菜需
要注意的问
题。

2. 营养与搭配问题

蔬菜的营养价值和蔬菜的颜色有很大的关联，一般而言，蔬菜颜色越深，营养价值越高，所富含的维生素、矿物质也更高，且黄色、橙黄色、红色蔬菜中，胡萝卜素含量都比较高。选择蔬菜时，应注意合理搭配，使其营养价值互补。此外，婴幼儿各器官发育还不完善，尤其是消化系统还比较稚嫩，选择蔬菜时要注意适宜性，要选择适合婴幼儿吃的蔬菜，如胡萝卜、番茄等。相比于反季节蔬菜，应季蔬菜的口感更好，营养价值也更高，且有些反季节蔬菜里含有一些激素，食用后会影响婴幼儿的身体健康，故应尽量选择新鲜的时令蔬菜。

【阅读卡片2-3】蔬菜的营养密码[①]

绿色蔬菜：绿色蔬菜中含有丰富的叶酸，而叶酸已被证实可预防胎儿神经管畸形。同时，大量的叶酸可有效地清除血液中过多的同型半胱氨酸而起到保护心脏的作用。绿色蔬菜还含有丰富的维生素C、维生素B_1、维生素B_2、胡萝卜素及多种微量元素。对高血压及失眠者有一定的镇静作用，并有益肝脏。绿色蔬菜还含有酒石黄酸，能阻止糖类变成脂肪。

黄色蔬菜：如胡萝卜、黄豆、花生、杏等富含维生素A和维生素D。维生素A能保护胃肠黏膜，可预防胃炎、胃溃疡等疾病发生；维生素D有促进钙、磷两种矿物质元素吸收的作用，对儿童佝偻病、青少年近视、中老年骨质疏松症等常见病有一定预防功效。

韭黄、南瓜、胡萝卜等，富含维生素E，能减少皮肤色斑，延缓衰老，对脾、胰等脏器有益，并能调节胃肠消化功能。黄色蔬菜及绿色蔬菜所含的黄碱素有较强的抑癌作用。

红色蔬菜：有番茄、红辣椒、胡萝卜等，能提高人们的食欲和刺激神经系统的兴奋性。红色食品中含有的胡萝卜素和其他红色素一起，能提高人体抵抗组织中细胞的活力。另外，胡萝卜所含的胡萝卜素可在体内转化为维生素A，发挥护卫人体上皮组织如呼吸道黏膜的作用，常食之同样可以增强人体抗御感冒的能力。

紫色蔬菜：紫色蔬菜中含有花青素，具有强力的抗血管硬化作用，可阻止心脏病发作和血凝块形成引起的脑卒中；有调节神经和增加肾上腺分泌的功效。研究还发现，紫茄子比其他蔬菜含更多维生素P，能增强身体细胞之间的黏附力，增强微血管的弹性，降低脑血管栓塞的概率。这类食物有黑草莓、樱桃、李子、紫葡萄、黑胡椒粉、紫茄子、扁豆等。

---

① 根据网络资料整理。

黑色蔬菜：黑色蔬菜如黑木耳等，能刺激人的内分泌和造血系统，促进唾液的分泌。黑木耳含有一种能抗肿瘤的活性物质，可防治食道癌、肠癌、骨癌，对防治尿路结石也有一定作用。

紫菜、黑米、乌骨鸡等黑色食物可明显降低动脉硬化症、冠心病、脑卒中等严重疾病发生的概率。此外，乌骨鸡还能帮助调理女性月经等。

白色蔬菜：白色蔬菜有冬瓜、甜瓜、茭白、藕、竹笋、白萝卜等，对调节视觉和安定情绪有一定的作用，对高血压和心肌病患者有益处。

3. 选购技巧

（1）看颜色：蔬菜品种繁多，营养价值各有千秋。总体上可以按照颜色分为两大类：①深绿色叶菜，如菠菜、苋菜等，这些蔬菜富含胡萝卜素、维生素C、维生素B_2和多种矿物质；②浅色蔬菜，如大白菜等，这些蔬菜有的富含维生素C，胡萝卜素和矿物质的含量较低。若蔬菜颜色不正常，要格外注意，如菜叶非平常的绿色而呈墨绿色，毛豆碧绿异常等，有可能是在采收前喷洒或浸泡过甲胺磷农药，不宜选购。

考点13：选购蔬菜的技巧。

（2）看形状：形状正常的蔬菜，一般是常规栽培、未用激素等化学品处理过的，可以放心地食用。"异常"蔬菜则可能用激素处理过，如韭菜，当它的叶子特别宽大肥厚，比一般宽叶韭菜还要宽一倍时，就可能在栽培过程中用过激素。未用过激素的韭菜叶较窄，吃时香味浓郁。

（3）看鲜度：氮肥（如尿素、硫酸铵等）的施用量过大，会造成蔬菜的硝酸盐污染比较严重。市场上蔬菜抽检后发现，硝酸盐含量由强到弱的排列是：根菜类、薯芋类、绿叶菜类、白菜类、葱蒜类、豆类、瓜类、茄果类、食用菌类。其规律是蔬菜的根、茎、叶的污染程度远高于花、果、种子。这个规律可以指导我们正确消费蔬菜，尽可能多吃些瓜、果、豆和食用菌，如黄瓜、番茄、毛豆、香菇等。有消费者认为，蔬菜叶子虫洞较多，表明没打过药，吃这种菜安全。其实，这是靠不住的，蔬菜是否容易遭受虫害是由蔬菜的不同成分和气味的特异性决定的。有的蔬菜特别为害虫所青睐，"出名"的有青菜、大白菜、卷心菜、花菜等，因此不得不经常喷药防治，势必成为污染重的"多药蔬菜"。各种蔬菜施用化肥的量也不一样。

【阅读卡片2-4】常见蔬菜的清洗妙招[①]

去皮：蔬菜表面有蜡质，很容易吸附农药。因此，对能去皮的蔬菜，应先去皮后再食用。

[①] 赵霖.蔬菜营养健康［M］.北京：人民卫生出版社，2016.

水洗：一般蔬菜先用清水冲洗3~6遍，然后泡入淡盐水中再冲洗1遍。对包心类蔬菜，可先切开，放在清水中浸泡1~2 h，再用清水冲洗，以清除残附的农药。

碱洗：先在水中放入一小勺碱粉（无水碳酸钠）或冰碱（结晶碳酸钠）搅匀后再放入蔬菜。浸泡5~6 min，把碱水倒掉，接着用清水漂洗干净。如没有碱粉或冰碱，可用小苏打代替，但适当延长浸泡时间，一般需15 min左右。

用开水烫：对有些可能残留农药的蔬菜，如菜花、豆角、芹菜等，在下锅炒或烧前可先用开水烫一下以清除残留农药。

阳光晒：利用阳光中多光谱效应，可使蔬菜中部分残留农药被分解、破坏。这样经日光照射晒干后的蔬菜，农药残留较少。据测定，鲜菜、水果在阳光下照射5 min，有机氯、有机汞农药的残留量损失达60%。对于方便储藏的蔬菜，最好先放置一段时间，因为空气中的氧与蔬菜中的色酶对残留农药有一定的分解作用。购买蔬菜后，在室温下放24 h左右，残留化学农药平均消失率为5%。

用盐清洗：种植蔬菜的过程中常常使用化学农药和肥料，为了消除蔬菜表皮的残留农药，使用1%~3%的淡盐水洗涤蔬菜可以取得良好的效果，另外，秋季收割的蔬菜，往往在菜根部位或者菜叶背面的纹里躲藏着各种小虫，用淡盐水洗菜，可以轻松地将其除去。

瓜菜不宜先切后洗：有的人清洗瓜菜时喜欢先切后洗，这是不对的。因为瓜菜含有多种维生素和无机盐，先切后洗，这些维生素会通过瓜菜上的切口溶于水中而损失。所以，瓜菜应当先洗后切。

项目四　水果的选择

学习目标

一、素质目标

树立营养均衡的意识，对探索水果营养成分感兴趣。

二、知识目标

1. 了解水果的营养成分。
2. 熟悉水果的选择方法。
3. 掌握水果选择的常见问题。

三、能力目标

1. 能够正确评价水果的营养价值。
2. 能够为婴幼儿合理选择水果。

任务情境

　　笑笑是一个2岁的孩子，但她特别不喜欢吃水果。笑笑妈妈为了让笑笑多吃点水果，想了一个办法，即让笑笑吃甜度高的水果，所以每次去买水果的时候都选择甜度高的水果。通过这样的方式，笑笑慢慢开始喜欢吃一点水果了，但是依然很抗拒甜度相对低一点的水果。

　　任务：你认为笑笑妈妈的做法是否正确？哪里不正确？

学习任务

任务1　水果的营养成分分析

　　水果品种多样，营养成分与蔬菜相似，含有大量水分，且主要提供维生素和矿物质，蛋白质和脂肪的含量很少。

1. 水

　　水果中水分含量非常高，一般来说，水果的含水量达到了70%~90%，甚至更高，如西瓜、草莓的含水量就达到了90%以上，因此，水果是人体水分的主要来源之一。

考点14：
水果的营养
价值。

2. 碳水化合物

水果中碳水化合物主要有糖、纤维素、果胶等。水果中的糖类包括单糖、双糖、淀粉、纤维素和果胶等。其中，苹果、梨含有较多的果糖，葡萄、草莓含有较多葡萄糖和果糖。另外，水果中也含有纤维素，是人类膳食纤维的良好来源。

3. 维生素

水果中含有丰富的维生素，且不同种类的水果，所含有的维生素种类及含量不同。新鲜水果是人体维生素C的重要来源，其中鲜枣中维生素C的含量非常高，其次是山楂、橘子；但仁果类、核果类中维生素C的含量不高，常见的苹果、梨、桃等水果每100 g中的维生素C含量一般不超过6 mg。此外，水果中还含有维生素P，如柑橘类水果中就含有维生素P，对人体血管有保护作用。因此，水果也是人体所需维生素的重要来源。

4. 矿物质

水果中含有各种矿物质，如钙、磷、铁、硫、镁等，大多以硫酸盐、碳酸盐、有机酸盐和与有机物相结合的状态存在于植物体内，对维持体内酸碱的平衡有着重要的作用。就矿物质的含量来说，橄榄、山楂中钙的含量较高，香蕉、草莓中磷的含量较高，樱桃、山楂中铁的含量较高。因此，水果也是人体获得矿物质的重要来源。

任务2 常见水果的选择

水果是婴幼儿摄取营养素的来源之一，富含人体所需的各类维生素，是日常生活中必不可少的食物之一。不同的水果含有的营养成分不同，合理为婴幼儿选择水果是非常必要的。按照果实形态结构和利用特征，结合生长习性，水果可以分为浆果类、柑橘类、核果类等。

1. 浆果类

浆果类水果主要有葡萄、草莓、猕猴桃、石榴等。其中，葡萄的主要营养成分为水和葡萄糖，并含有多种矿物质，维生素含量很少。葡萄中铁含量较多，每100 g葡萄中含铁2 mg。水果在没有成熟的时候，碳水化合物主要以淀粉的形式存在，但在成熟以后淀粉会转变为蔗糖，其中草莓中碳水化合物以葡萄糖及果糖的形式存在。

2. 柑橘类

柑橘类水果主要有橘子、橙子、柠檬、柚子等。柑橘类水果营养价值很高，含有多种维生素，尤其是维生素B。另外，也含有一定量的维生素P，尤其在橘子中含量较高，不仅能防止维生素C被氧化而受到破坏，还有利于维生素C的吸收，增强维生素C的效果。维生素P在体内无法自身合成，只能从食物中摄取。柑橘类水果中还含有丰富的果酸和维生素，能帮助改善肌肤的油脂分泌，促进肌肤对水分的吸收。柑橘类水果也含有胡萝卜素，其含量仅次于杏，高于其他水果。

3. 核果类

核果类水果主要有桃、李、杏、鲜枣、樱桃等，其中，杏的胡萝卜素含量高，所含的胡萝卜素比桃、李、梅均高出10倍以上。桃、李、杏含有较多的铁，它们所含的铁对人体有特殊的生理功能，能促进体内血红蛋白的再生。

任务3　水果选择的常见问题处理

1. 安全与卫生问题

新鲜的水果容易受到微生物和寄生虫虫卵污染，且部分在运输储藏过程中容易变质、腐烂。此外，水果使用农药较多，农药残留也可能使水果出现潜在的食品安全问题。因此，要为婴幼儿选择新鲜的、检验合格的水果，最好是有机绿色食品。在为婴幼儿选择水果时，还要看其对所选水果是否有过敏反应。为保护婴幼儿的消化器官，尽量减少坚果类、生冷类水果的选择，适当选择软质的水果，如香蕉，以减少其消化负担，并且要注意水果的热量及含糖量，选择含糖量低的水果，可在一定程度上防止糖分摄入过度而导致肥胖问题。同时，由于婴幼儿肠胃耐受的特殊性，选择水果时，一般选用成熟的、常温的水果，避免婴幼儿出现肠胃不适问题。

考点15：选择水果需注意的问题。

2. 营养与搭配问题

水果与蔬菜所提供的营养成分比较相似，但二者不能相互代替，要根据婴幼儿平衡膳食宝塔，选择适量的水果。家长要给婴幼儿提供多样化的选择，注意水果品种应能满足不同的营养需求，尽量采用不同的食用形式以适应婴幼儿消化吸收的特殊性，如可以把苹果制作成苹果泥，以促进婴幼儿消化吸收。

3. 选购技巧

选择应季、新鲜、无溃烂、无虫斑的水果。可优先选择生长时套袋的水果，如水晶梨、红富士苹果、脐橙等。这样的水果可避免农药污染，而且果面自然光洁、颜色鲜艳均匀。一般来说，被农药或植物生长激素污染的水果具有以下特点。

（1）形状：形状畸形或长得硕大粗壮。一般来说，水果个头大，说明其发育正常，味道也好。但是大量施用化肥、喷膨大剂的水果，果实虽大，却皮厚、肉粗、味道淡，因此，购买水果时，并非个头越大越好，宜选择中等稍大的。

（2）颜色：颜色过于鲜艳，超出了其应有的程度，表面留有点点白斑，同一水果的颜色落差大，红一块紫一块，或有的斑块颜色苍白。水果成熟与否，颜色是一个重要标志。如白梨（俗称鸭梨）呈金黄色、莱阳梨黄中透绿时，味道最好。苹果应选择颜色鲜艳、表皮有光泽无脱水的。

（3）气味：成熟的水果有较浓郁的芳香气，吃起来味道好，故可通过闻香气来鉴别品质的优劣。如果是人工催熟的水果，即使颜色浓，但香气很淡，甚至无香气，味道当然也平淡。

项目五 乳类及乳制品的选择

学习目标

一、素质目标

树立营养均衡的意识，对探索乳类及乳制品营养成分感兴趣。

二、知识目标

1. 了解乳类及乳制品的营养成分。
2. 熟悉乳类及乳制品的选择方法。
3. 掌握乳类及乳制品选择的常见问题。

三、能力目标

1. 能够正确评价乳类及乳制品的营养价值。
2. 能够为婴幼儿合理选择乳类及乳制品。

任务情境

欣欣刚满8个月，正处于爬行的阶段。欣欣的妈妈发现她比其他同年龄段的孩子更瘦小，认为这样的体重和身高会影响欣欣爬行，甚至对走路早晚也有影响。于是欣欣的妈妈决定给她补充营养，在经过一些思考后，最后选择了某品牌的纯牛乳给欣欣喝。欣欣的妈妈认为：欣欣喜欢喝纯牛奶（乳），并且纯牛奶（乳）的营养价值高，对欣欣身体的发育更有帮助。

任务：你认为欣欣妈妈的做法是否正确？哪里不正确？

学习任务

任务1 乳类及乳制品的营养成分分析

考点16：
乳类及乳制品的营养价值。

乳类是指动物的乳汁，其中包括牛乳、羊乳等。乳类的营养丰富，含有婴幼儿所必需的营养成分，是婴幼儿的主要食物。乳制品是原料乳根据不同的需要而加工成各种乳类食品，主要包括乳粉、炼乳、酸奶、乳酪、复原乳等乳类及其制品，除维生素C含量比较低以外，其他营养素含量都比较高，主要提供优质蛋白质、脂肪、维生素和矿物质等。

1. 蛋白质

牛乳中蛋白质含量为2.8%~3.3%，主要由酪蛋白（79.6%）、乳清蛋白（11.5%）和乳球蛋白（3.3%）组成。乳清蛋白中含有人体营养必需的各种氨基酸，是一种全价蛋白。乳的蛋白质营养价值仅次于蛋类。母乳较牛奶蛋白质含量低，且以乳清蛋白为主，酪蛋白比例低于牛乳。乳类蛋白质消化吸收率为87%~89%，属优质蛋白，利用乳清蛋白改变牛乳中酪蛋白与乳清蛋白的构成比，使之近似母乳的蛋白质构成，可生产出适合婴幼儿生长发育需要的配方乳粉。

2. 脂肪

乳类中脂肪的含量与蛋白质含量相似，可达到3%~3.5%。但乳类中胆固醇含量较低，对于消化功能不好的婴幼儿来说，乳类食物的食用对身体的负面影响较小，是婴幼儿理想的食物。

3. 碳水化合物

乳类中的碳水化合物主要以乳糖的形式存在，含量为4%~7%。乳类中的乳糖可以促进钙等矿物质的吸收，满足婴幼儿肠道内双歧杆菌的生长，因此，对于婴幼儿的发育非常重要。

4. 维生素

乳类中维生素的种类比较多，几乎包含了人体所需的各种维生素，包括维生素A、B族维生素、维生素E等，其中B族维生素较为丰富。牛乳中含有3种脂溶性维生素，即维生素A、维生素D和维生素E，同时还含有维生素B_1、维生素B_2、维生素C和烟酸等。但牛奶中维生素D含量不高，若作为婴幼儿的主、副食物时，可通过其他方式进行强化，以满足人体对维生素D的需要。

5. 矿物质

乳类中含有多种矿物质，主要包括钙、磷、铁、锌、碘等，其中钙的含量较为丰富。乳类中钙的消化吸收利用率比较高，是人体钙的重要来源。但牛奶中铁含量少，婴儿要及时添加含铁丰富的辅食，如蛋黄、肝、动物血及含铁的营养米粉等。乳及乳制品中钙含量高，且容易吸收利用，是天然钙的极好来源。要提倡每天喝奶，婴儿断母乳后还应该继续吃配方乳粉。

任务2 常见乳类及乳制品的选择

1. 液态乳

液态乳是由健康乳用牛（又称奶牛）所产的鲜乳汁，经过有效加热杀菌处理之后分装出售的饮用牛乳。液态乳主要有全脂牛乳、强化牛乳、低脂牛乳、脱脂牛乳等种类。因加工方式不同，不同牛乳在营养成分上有所差别。如全脂牛乳的脂肪含量比其他种类高，而低脂牛乳则添加了一些维生素和矿物质。液态乳含有丰富的蛋白质，也含有一定量的碳水化合物、钙等营养成分。液态乳容易消化吸收，且物美价廉，是婴幼儿理想的食品。

2. 乳粉

乳粉是消毒后的乳类经脱水、浓缩、干燥制成的粉状食品。乳粉的主要种类有全脂乳粉、脱脂乳粉、调制乳粉。全脂乳粉是鲜乳消毒后除去大量的水分，经喷雾干燥制成的乳粉。一般而言，全脂乳粉的营养素含量约为鲜乳的8倍。脱脂乳粉是将鲜乳脱去脂肪，再经消毒后除去大量的水分，经喷雾干燥制成的乳粉。脱脂乳粉脂肪含量仅为1.3%，并且损失了较多的脂溶性维生素，其他营养成分变化不大。调制乳粉是以牛乳为基础，参照母乳的组成和适用人群特点，对牛乳的营养组成成分加以适当调整和改善，使各种营养素的含量符合营养需要。调制乳粉改变了牛乳中酪蛋白的含量和酪蛋白与乳清蛋白的比例，补充了乳糖的不足，以适当比例强化了各类维生素及矿物质。

3. 炼乳

炼乳是一种浓缩乳（图2-2），可以分为甜炼乳、淡炼乳、全脂炼乳、脱脂炼乳。甜炼乳是在牛乳中加入约16%的蔗糖，并经减压浓缩到原体积40%的一种乳制品。成品中蔗糖含量比较高，约为40%以上。由于甜炼乳糖分过高，营养素含量相对较低，所以即使经过稀释也不适宜婴幼儿食用。而淡炼乳则是鲜牛乳经巴氏消毒后，在低温真空条件下浓缩，除去约2/3的水分，装罐密封再经加热灭菌制成。淡炼乳在加工过程中除维生素有一定的破坏外，其营养价值基本与鲜牛乳相同，比较适合婴幼儿食用。但需注意的是，选择淡炼乳喂养时，可适当补充维生素。

4. 酸奶

酸奶是一种酸甜口味的牛乳饮品（图2-3），是以牛乳为原料，经过巴氏杀菌后给牛乳中添加有益菌（发酵剂），经发酵后，再冷却灌装的一种牛乳制品。市场上酸

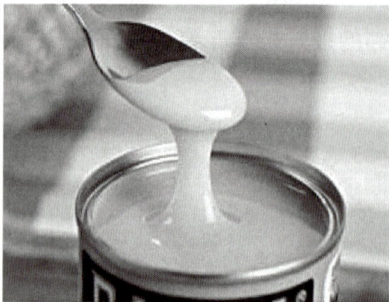

图2-2 炼乳

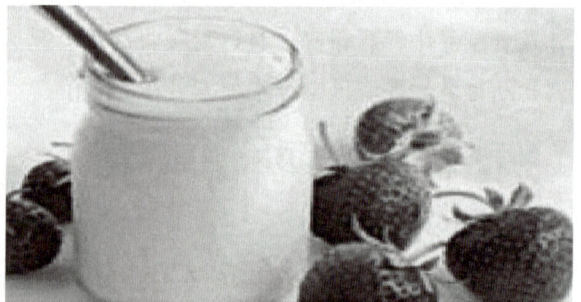

图2-3 酸奶

奶制品以凝固型、搅拌型和添加各种果汁果酱等辅料的果味型为多。根据国家标准，酸奶可分为4类：酸乳、发酵乳、风味酸乳、风味发酵乳。牛乳经过乳酸菌发酵后，乳糖变成乳酸，蛋白质凝固，游离氨基酸和肽增加，脂肪不同程度地水解，形成独特的风味，营养价值更高。酸奶容易被人体消化吸收，乳酸菌中的乳酸杆菌和双歧杆菌为肠道益生菌，可抑制肠道腐败菌的生长繁殖，对维护人体的健康有重要作用。因此，酸奶适合消化功能不良的婴幼儿，并能减轻乳糖不耐受症状。

任务3　乳类及乳制品选择的常见问题处理

1. 安全与卫生问题

婴幼儿的消化系统发育不完善，代谢系统也不成熟，乳类及其制品作为婴幼儿主要的营养来源，其质量直接关系到婴幼儿的生长发育。乳类及乳制品在生产过程中存在安全隐患，如原料乳不合格、存在二次微生物污染，或在加工生产过程中，一些添加剂、防腐剂的使用及生产环境的不合格等，都会影响乳类及乳制品的质量。因此，在选择乳类食物时，应当注意乳类食物包装上的标识是否齐全，如厂家名称、生产日期、保质期及配料等，要看所含营养成分是否齐全，含量是否合理。总之，要注意选择营养均衡、原材料优质，并且适合自家婴幼儿食用的乳类食物。

2. 营养与搭配问题

乳类及乳制品种类多样，要根据不同年龄段婴幼儿对乳类食物的需求合理选择。0—6个月的婴儿可以选择母乳喂养，1岁以后的幼儿消化能力和肠道发育更为完善，可以适当选择其他的乳制品，如鲜牛乳。由于乳类中维生素D含量少，应注意及时补充维生素D，如可以在配方乳粉中加入维生素D制剂，以预防维生素D缺乏性佝偻病。另外，乳制品是"贫铁"食物，而婴幼儿在生长发育的过程中，需要充足的铁来运输氧气及合成免疫物质，故应及时给婴幼儿添加富含铁的食物，如含铁丰富的米粉、肝泥、肉泥等。除此之外，在给婴幼儿选择配方乳粉时，应根据月龄选择合适的段数，且乳粉中的营养元素和配方越接近母乳越好。1岁以内的婴儿膳食尽量以母乳为主，1岁以上的幼儿每天需要补充500~600 ml的牛乳。

3. 选购技巧

一看标签标识。食品标签中的产品类型会标注"某某乳""某某奶""某某饮料"等字样，注意区分。别被含乳饮料中的"乳"字带偏，含乳饮料是饮料的一类。

二看配料表和营养成分表中的蛋白质和生牛（羊）乳含量。国家标准中对其蛋白和生牛（羊）乳含量有明确的划分。

（1）含乳饮料：配制型或发酵型含乳饮料蛋白质含量≥1.0 g/100 g，乳酸菌饮料蛋白质含量≥0.7 g/100 g。

考点17：乳类制品的正确选择。

（2）调制乳：蛋白质含量≥2.3 g/100 g；生牛（羊）乳或复原乳含量在80%以上。

（3）巴氏杀菌乳：牛奶蛋白质含量≥2.9 g/100 g，羊奶蛋白质含量≥2.8 g/100 g；生牛（羊）乳蛋白质含量为100%。

（4）灭菌乳：牛奶蛋白质含量≥2.9 g/100 g，羊奶蛋白质含量≥2.8 g/100 g。

（5）发酵乳：蛋白质含量≥2.9 g/100 g。

（6）风味发酵乳：蛋白质含量≥2.3 g/100 g。

【阅读卡片2-5】乳粉选择的误区 [①]

一、什么东西都是越新鲜的越好，所以给婴儿喝鲜牛乳比喝配方乳粉好

专家解误：婴儿断掉母乳后，有些父母直接开始给婴儿喝鲜牛乳，这样对婴儿的健康非常不利。

婴儿的胃肠道、肾等发育尚不成熟，给婴儿喝鲜牛乳会产生很多危害。鲜牛乳中的钙、磷比例不合适，含量较高的磷会影响钙的吸收，而高含量的酪蛋白，遇到胃酸后容易凝结成块，也不容易被胃肠道吸收。

鲜牛乳中的乳糖主要是α型乳糖，会抑制双歧杆菌，并促进大肠杆菌的生成，容易诱发婴儿发生胃肠道疾病。同时，鲜牛乳中的矿物质会加重肾的负担，使婴儿出现慢性脱水、大便干燥、上火等症状。

鲜牛乳中的脂肪主要是动物性饱和脂肪，会刺激婴儿柔弱的肠道，使肠道发生慢性隐性失血，引起贫血；鲜牛乳中还缺乏脑发育所需的多不饱和脂肪酸，不利于婴儿大脑的发育。如果条件许可，婴幼儿可以一直喝配方乳粉，只要注意选择适合年龄的配方乳粉即可。

二、给婴儿买配方乳粉一定要买贵的，越贵的乳粉越好

专家解误：仔细研究各种乳粉的配方成分表，很容易发现，从配方角度来讲，乳粉的营养成分相近。

但有些乳粉制造企业会利用父母的消费心态，故意炒作价格，所以父母选择的时候要擦亮眼睛。一般来说，进口乳粉相对要贵一些，但并不说明它们的质量优于同类的国内乳粉。进口乳粉之所以贵，是因为要额外分担销售、运输、异地开启市场等费用和关税，而国产乳粉是据国情、人民生活水平与各类食品的比价等定价，所以价格相对较低。

---

① 赵红霞.幼儿营养与健康［M］.武汉：武汉大学出版社，2016.

三、挑选乳粉时，要特别注意说明书上营养成分的配比

专家解误：不必过于关注配方乳粉中包含多少营养成分。市场上的配方乳粉，不管是国产的还是进口的，只要是喂养1岁内婴儿的，其所含有的营养成分都大致与母乳接近。

虽然，有些品牌的乳粉中强化了某些营养成分，但6个月以上的婴儿，除了喝乳粉以外，还要吃辅食，许多营养成分在辅食中一样可以得到补充。由此可见，父母在选购乳粉时，更重要的是选择质量可靠的企业生产的配方乳粉。另外，很多进口乳粉是根据西方人的体质特点而设计的，未必适合中国婴儿的体质。

项目六 **豆类食物的选择**

学习目标

一、素质目标
树立营养均衡的意识，对探索豆类食物营养成分感兴趣。

二、知识目标
1. 了解豆类食物的营养成分。
2. 熟悉豆类食物的选择方法。
3. 掌握豆类食物选择的常见问题。

三、能力目标
1. 能够正确评价豆类食物的营养价值。
2. 能够为婴幼儿合理选择豆类食物。

任务情境

依依刚刚10个月，依依的妈妈听说豆类食物营养非常丰富，有丰富的蛋白质，且豆浆可能会比一些乳类的营养价值还要高。于是依依妈妈每次给她做辅食时，都会有一些豆类的食物，而且每天都会给她喝一定量的豆浆。

任务：你认为妈妈的做法是否正确？哪里不正确？

学习任务

任务1 豆类食物的营养成分分析

考点18：
豆类食物的
营养价值。

豆类食物不仅是植物性蛋白质的主要来源，而且是优质脂肪、矿物质、维生素的良好来源。其含量与大豆的品种、产地、收获时间等有密切关系。

l. 蛋白质
豆类食物中蛋白质含量高且种类齐全，豆类中的蛋白质是优质蛋白质，其营养价值接近于动物性蛋白质，是极好的植物蛋白，并且氨基酸的组成也接近于人体的需要，是人体蛋白质的主要来源。另外，豆类中所含有的蛋白质可以促进婴幼儿神经系统的发育，增强记忆力。其中，蛋白质含量最高的是大豆（又称黄豆），一般为35%~40%。1 000 g大豆中所含的蛋白质相当于约2 000 g瘦猪肉或3 000 g鸡蛋或12 000 g牛乳中所含的蛋白质。所以，大豆被称为"植物肉""绿色的奶牛"等。其他豆类的蛋白质含量也高出谷类20%~30%。

2. 脂肪

豆类食物中脂肪含量较高，多为不饱和脂肪酸，并且含有丰富的磷脂。豆类食物中，大豆的脂肪含量最高，约17%，因此可以成为制作食用油的原料，而且油脂中含不饱和脂肪酸高达85%。所以大豆是防治冠心病、高血压、动脉硬化等疾病的理想食品。

3. 碳水化合物

豆类食物中所含的碳水化合物组成成分比较复杂，大多数以纤维素的形式存在，比较难被人体消化吸收，甚至食用过多时，可能造成肠胃不舒服或胀气。因此，婴幼儿食用大豆类食物时，要控制数量。碳水化合物的含量则相对较少，占20%~30%。

4. 维生素

豆类食物中含有丰富的维生素，如维生素A、B族维生素、维生素C等，并且也含有少量的胡萝卜素。其中，B族维生素含量最多，比谷物类食物的含量还要高。

5. 矿物质

豆类食物中矿物质的含量也很丰富，尤其是钙的含量，因此豆类食物可作为良好的补钙食物。但是豆类食物中的植酸和膳食纤维很容易影响钙和铁的吸收，所以应该注意婴幼儿豆类食物的食用量。

【阅读卡片2-6】豆类食物中抗营养因素去除的方法[①]

豆类食物营养丰富，但是本身含有的一些抗营养因素降低了大豆及其他豆类的生物利用率。如果烹调加工合理，可有效地去除这些抗营养因素。

（1）蛋白酶抑制剂：存在于大豆等食物中，能抑制胰蛋白酶、糜蛋白酶、胃蛋白酶的活性，以抑制胰蛋白酶的活性最为普遍，从而抑制蛋白质的消化吸收，造成不良的胃肠道反应，如喝未煮熟的豆浆会引起腹泻。破坏胰蛋白酶抑制剂的有效方法是常压蒸汽加热30 min，或1 kg压力蒸汽加热15~20 min。大豆用水浸泡至含水量为60%时，水蒸5 min即可。大豆中尿酶的抗热能力较胰蛋白酶抑制剂强，且用尿酶测定方法

---

① 阚丽娇.不同豆类营养成分及抗氧化组分研究［D］.南昌：南昌大学，2017.

简单,所以常用尿酶来判定大豆中胰蛋白酶抑制剂是否被破坏。

(2)凝集素:大豆、蚕豆、绿豆、扁豆、刀豆等豆类还含有一种能使红细胞凝集的蛋白质,称为植物红细胞凝集素。含有凝集素的豆类,在未经加热使之破坏前就食用,会引起进食者发生恶心、呕吐等症状,严重者甚至会引起死亡。凝集素是一种糖蛋白,在常压下蒸汽处理1 h或高压蒸汽处理15 min可使之失活。

(3)植酸:像其他植物性食物一样,大豆中含有植酸。植酸能与铜、锌、铁、镁等元素螯合,使这些营养成分无法被有效利用。但是,如果在19~25℃下用水把大豆浸湿,经过3天,促使其发芽,这时豆芽中植酸酶活性大大升高,植酸被分解,游离氨基酸、维生素C则有所增加,这些变化使原来被植酸螯合的元素释放出来,变成可被人体利用的状态。

(4)脂肪氧化酶:大豆及其制品具有固有的豆腥味,主要是因为含有脂肪氧化酶。采用95℃以上加热10~15 min,乙醇处理后减压蒸发,钝化大豆中的脂肪氧化酶,用酶或微生物进行脱臭等方法,可除去部分豆腥味。

任务2 常见豆类食物的选择

1. 大豆

大豆又称黄豆,是婴幼儿膳食的重要组成部分。大豆含有丰富的营养素,尤其是蛋白质的含量高,且属于优质蛋白质。另外,大豆中还含有卵磷脂、大豆皂醇等物质。

2. 豌豆

豌豆中蛋白质含量为20%~25%,色氨酸的含量较高,蛋氨酸相对比较缺乏。豌豆中脂肪含量较低,只有1%左右,但碳水化合物的含量比较高,为57%~60%。另外,豌豆中B族维生素和钙、铁的含量也比较高。未成熟的豌豆中含有一定量的蔗糖和一定量的抗坏血酸。

3. 豆腐

豆腐是以大豆为原料制成的,根据硬度不同分为嫩豆腐和老豆腐。由于去除了纤维组织,豆腐的营养价值高于大豆,且相对于大豆,豆腐的消化率更高。在婴幼儿吃辅食阶段,家长可以适当选择一些豆类食物。

4. 豆浆

豆浆的营养成分在供给蛋白质上并不低于鲜牛乳,甚至铁的含量远超过鲜牛乳,但其不足之处是脂肪和碳水化合物含量不高,能够供给的热量比鲜牛乳低。此外,钙、核黄素含量也比鲜牛乳低。由于婴幼儿肠胃功能还不成熟,食用豆浆可能会加重肠胃的压力,所以对于1岁以内的婴幼儿,不建议选择豆浆喂养。

任务3　豆类食物选择的常见问题处理

1. 安全与卫生问题

豆类和谷类食物有着相似的安全与卫生问题。一方面，豆类食物在种植过程中可能使用农药，可能有农药的残留；另一方面，在运输、储存的过程中容易受到外界污染，发生霉变及受到黄曲霉毒素污染。因此，在购买豆类食物时，应注意看其颜色、形状等，从外观上排除存在的安全与卫生问题，并且选购时要看生产日期。豆类食物的蛋白质在代谢过程中产生的代谢产物要通过肾进行排泄，所以，要为婴幼儿选购易消化吸收的豆类食物。

考点19：选择豆类食物需注意的问题。

2. 营养与搭配问题

豆类食物虽然营养很丰富，但是单独食用豆类食物时，蛋白质不能被很好地吸收，因此，食用豆类食物时，应将其与其他食物一起搭配，以达到营养全面均衡。如豆类食物搭配谷类食物，可使蛋白质的吸收率提高，跟肉类蛋白质的吸收率接近。另外，豆类食物可以搭配坚果食用，豆类食物中富含植物蛋白、脂肪、磷、钙等营养素，而坚果中含有丰富的B族维生素、维生素E、钙、铁、锌、不饱和脂肪酸等。豆类食物与坚果的组合，可以丰富营养成分，提高其营养价值。由于牛乳的钙含量高，铁含量低，豆类食物的铁含量高但钙含量比牛乳低，将豆类与牛乳搭配同食，营养上可取长补短。另外，豆类食物中的植物胆固醇能减少牛乳中所含有动物性脂肪中"坏"脂肪的损害。因此，选择豆类食物时，可以搭配谷类食物、牛乳等，使其营养素能更好地被人体消化吸收。

调味品、油脂类食品及其他加工制品的选择

学习目标

一、素质目标

树立营养均衡的意识，对探索调味品及其他加工制品营养成分感兴趣。

二、知识目标

1. 了解调味品及其他加工制品的营养成分。
2. 熟悉调味品及其他加工制品的选择方法。
3. 掌握调味品及其他加工制品选择的常见问题。

三、能力目标

1. 能够正确评价调味品及其他加工制品的营养价值。
2. 能够为婴幼儿合理选择调味品及其他加工制品。

任务情境

军军刚满1岁，正处于吃辅食的阶段。每次做菜时，为了让菜更有味道，让军军吃更多的菜，奶奶总是在菜中放很多盐。军军的妈妈对军军的奶奶说："他现在太小了，不能吃太重口味的东西，尤其是盐和糖要少放。"但奶奶总说："清淡的食物没味道，军军不喜欢吃，而且每个人都要吃盐，不吃盐身体会出问题的，况且军军喜欢吃有味的食物。"

任务：奶奶和妈妈对军军饮食问题的看法是否正确？哪里不正确？喂养者应该如何做？

学习任务

任务1 调味品、油脂类食品及其他加工制品的营养成分分析

调味品是生活中不可或缺的食物，常见的有食用油、食盐、食糖等，不仅可以增加食物的色、香、味等，还有一定的营养价值，对维持人体的健康起着重要的作用。食用油包括动物脂肪和植物油，能产生较高的热量，使食物在胃中停留时间长，产生饱腹感。食用油还能提供人体必需的不饱和脂肪酸和维生素E，它是胡萝卜素

和脂溶性维生素吸收的必要条件。食盐是维持人体生理机能不可缺少的物质成分，同时也可以补充一部分钠。另外，食盐是构成胃液的基本物质，胃液能分解食物中的蛋白质并使其变性，有利于人体吸收，并能起到抑杀食品中有害细菌的作用。食糖可以给人体提供多种维生素及锰、锌、铬等微量元素，也可以提供一部分热能。但多食调味品对身体有害，必须控制其食用量。

任务2 常见调味品、油脂类食品及其他加工制品的选择

调味品种类多样，基本调味品有咸味调味品、酸味调味品、辣味调味品、鲜味调味品等。复合调味品有咖喱、十三香等。常见的调味品有食盐、酱油、味精、食醋和食糖等。调味品除了有调味价值外，还有一定的营养价值，但调味品的使用要适度，过多则会造成不良影响。

1. 调味品的选择

（1）食盐：食盐的主要成分是氯化钠。人体离不开食盐，但是多吃盐也不好。世界卫生组织规定，成年人每日钠盐的摄入量不应超过6 g，过量摄入食盐对婴幼儿的伤害更大，已有研究表明，过早食用食盐或早期钠盐摄入量超量，会引起成年期高血压发病率的增高。因此，婴幼儿应多吃清淡饮食，少吃盐腌食品，减少咸味调味品的摄入。

（2）酱油：酱油是以蒸或煮熟的大豆和生面粉为原料，利用曲霉菌制曲，经发酵、压榨和过滤制成。在制作过程中，原料中的蛋白质分解成大量氨基酸等物质。因此，酱油具有芳香鲜美的味道。

（3）味精：味精是一种常用的增加鲜味的调味品，具有一定营养价值。由于味精中的谷氨酸会造成婴幼儿体内锌元素的缺乏，进而影响婴幼儿的发育，所以婴幼儿不宜过多地食用味精。一般而言，1岁以下的婴儿不宜食用味精。

（4）食醋：食醋包括酿造食醋和配制食醋，是烹饪中不可少的调味佳品。食用食醋可以帮助消化，增进食欲，并且食醋也有防治某些疾病及保健的作用。

（5）食糖：食糖是以甘蔗为原料压榨取汁制成，主要的营养素为糖。婴幼儿吃糖过多，会产生饱腹感造成食欲不佳，影响食物的摄入量，进而导致多种营养素的缺乏。长期高糖饮食，会直接影响儿童骨骼的生长发育，导致佝偻病等。吃糖后如果不注意口腔卫生，就会造成口腔细菌生长繁殖，容易引起龋齿和口腔溃疡。世界卫生组织呼吁不要让儿童吃太多的甜食。

2. 油脂类食品的选择

家庭烹饪一般用植物油。植物油是指用植物压榨的食用油，如花生油、大豆油、核桃油、橄榄油。植物油含有丰富的不饱和脂肪酸、维生素 E、抗氧化成分，能促进婴幼儿大脑发育，提高免疫力，满足生长发育的营养需求。10个月以上的婴幼儿

可以适量添加，但首选是核桃油，因为其中的不饱和脂肪酸、磷脂含量高，适合婴幼儿发育所需。

3. 其他加工制品的选择

（1）碳酸饮料类：是含二氧化碳的饮料，有果汁型、果味型、可乐型、低能量型和其他型5种。原果汁含量在2.5%以上的为果汁型，低于2.5%的为果味型；可乐型分有色和无色，有色可乐的颜色来自焦糖色素，可乐型碳酸饮料含有磷酸、咖啡因，对婴幼儿身体伤害较大，不宜饮用；低能量型饮料的能量为每100 ml不高于75 J。

（2）果蔬饮料：由于果蔬饮料含糖量过多，且含有色素等物质，虽有一定营养价值，但不能过多饮用。另外，果蔬饮料中含有多种添加剂，婴幼儿长期饮用对身体有害，注意不能用果蔬饮料代替白开水。

（3）茶：茶中含有多种抗氧化物质与抗氧化营养素，且茶叶中含有多种维生素和氨基酸，具有一定营养价值。但茶叶中大量的鞣酸，会干扰人体对食物中蛋白质和矿物质如钙、锌、铁的吸收，导致婴幼儿蛋白质和矿物质缺乏。并且茶叶中的咖啡因是一种很强的兴奋剂，可能诱发婴幼儿的多动症。因此，婴幼儿不宜喝茶。

任务3　调味品、油脂类食品及其他加工制品选择的常见问题处理

考点20：
选择调味品
及其他加工
制品需注意
的问题。

在选择调味品、油脂类食品及其他加工制品时，最常见的问题是安全与卫生问题，以及营养与用量问题。以下以调味品的选择为例予以说明。

1. 安全与卫生问题

婴幼儿正处于快速发育的阶段，肠胃功能不完善，食用调味品会造成婴幼儿肾的负担，不利于其成长发育。由于大部分调味品含盐量比较高，所以要在充分了解不同年龄阶段婴幼儿的食用标准之后进行选择，避免过量食用而造成身体损害。在为婴幼儿选择调味品时，要注意其生产日期、保质期、营养成分等，尽量选择盐、糖含量较低的调味品；要注意营养素的成分，避免选择含有对婴幼儿有害成分的调味品。

2. 营养与用量问题

调味品具有一定的营养价值，如酱油、味精、白糖等含有相应的氨基酸、糖类。还有一些调味品有增强人体生理功能及防病的功效，如碘盐等调味品。虽然调味品具有多种营养价值，但必须严格控制婴幼儿的食用量，以防用量过多对其生长发育造成不良影响。中国居民膳食指南中明确建议，1岁以内的婴儿，应该无盐少糖且不加调味品。

3. 选购技巧

开门7件事：柴、米、油、盐、酱、醋、茶，其中调味品占了3件，可见调味品在中国居民日常生活中占的地位。

（1）食盐挑选技巧：食盐是我们每天都要接触的调味品，现在我国普遍食用的

是加碘食盐。精制碘盐用手抓捏时感觉较松散，而且颗粒均匀，咸味醇正。假碘盐闻着有氨味，口尝有苦涩味，手捏成团易散，而且容易受潮。将盐撒在切开的马铃薯上，变成紫色的是碘盐，而且颜色越深含碘量越高；如果不变色，说明不含碘。

（2）食糖挑选技巧：白糖主要分为白砂糖、绵白糖、冰糖、方糖等。质量差的白糖，白中略带浅黄色，晶粒大小不均匀，有破碎或粉末，质地潮湿松散、黏手。假冒伪劣的白糖发黄、没有光泽，吸潮结块或溶化，有杂质，有酸味、酒味或其他外来气味。优质白砂糖颗粒大如砂粒，晶粒均匀整齐，晶面明显，无碎末，糖质坚硬；绵白糖颗粒细小而均匀，质地绵软、潮润；冰糖块形完整，颗粒均匀，结晶组织严密，透明或半透明，无破碎；方糖呈正六面体状，表面平整无裂纹，没有缺边和断角，更没有突出砂粒或霉斑。另外，优质的白糖用鼻闻有一种特殊清甜味，保留了甘蔗糖汁的原汁原味，没有怪异味道。

（3）酱油挑选技巧：不少消费者在选购酱油时误认为，酱油颜色越深越好，越鲜越好，价格越高代表酱油等级越高，其实，酱油颜色深到一定程度时，其中的营养成分也就所剩无几了。现在市场上的酱油有特级、一级、二级、三级之分。国家有明确规定，在酱油的外包装上必须标明质量等级和氨基酸含量，有的居民在选购酱油时往往忽略这一点，转而去追求包装精美、价格偏高的酱油。酱油按生产方法分为酿造酱油和配制酱油。酿造酱油是指以纯酿造工艺生产的酱油，不添加化学调味液。配制酱油是以酿造酱油为主体，添加酸水解植物蛋白调味液等添加剂配制而成的酱油。配制酱油一般来说鲜味较好，但酱香、酯香不及酿造酱油。选购酱油时，第一要看色泽，红褐色或棕色，鲜艳有光泽不发乌的是好酱油。第二要看状态，优质酱油澄清、浓度适当，无沉淀物，无霉花浮膜。第三要闻气味，好酱油有酱香和酯香气，无其他不良气味。第四是酱油的口味，优质酱油鲜美醇厚，咸甜适口，柔和，味长，没有苦、酸、涩等异味。此外，好酱油摇起来会起很多的泡沫，不易散去。选购时还要查看酱油的质量指标和成分表，成分越简单，表明化学成分越少；氨基酸态氮含量越高，酱油的质量就越好，鲜味也越浓。

（4）食醋挑选技巧：食醋也是人们生活中不可缺少的调味品。市场上的食醋品种多样，除了老陈醋、米醋等，还有保健醋、水果醋、饺子醋等新品种。与酱油相似，按制醋的工艺流程来分，食醋可分为酿造食醋和配制食醋（又称人工合成醋）。质量好的粮食酿造食醋，由于其含有丰富的氨基酸、有机酸及糖类、维生素、无机盐、脂类等营养物质，色泽棕红发黑，有食醋特有的香味，味道醇厚，在口中回味时间长；而人工合成醋因为不含有上述营养成分，入口后酸味较重。总的来说，质量好的食醋，应呈琥珀色或棕红色，具有食醋特有的香气，没有其他不良的刺激性气味；体态澄清、浓度适当，无悬浮物、沉淀物，无霉花、浮膜等；吃到嘴里酸味柔和，稍有甜口。质量差的食醋一般杂有异味，或滋味清淡，体态混浊，有悬浮物。

（5）味精挑选技巧：味精的挑选同样有许多讲究。首先看外形。味精有结晶状和粉状两种，结晶状味精的颗粒呈半透明细长状，洁白如霜。掺入石膏的味精则呈不透明的赤白色、没有光泽，颗粒大小也不均匀。如果味精中掺有食盐则呈灰白色，虽然有光泽，但颗粒呈方形而且较小。粉状味精呈乳白色，光泽好，细尖状。其次可以尝尝味道。取少量味精放在舌尖上，若舌感冰凉、味道鲜美有鱼腥味，是质量好的味精。如果尝后有苦咸味而无鱼腥味，说明味精中可能掺入了食盐。如果口感冷滑、黏糊、味道淡，并难于溶化，说明味精中可能掺进了石膏或木薯淀粉。

岗 位 应 用

实训2-1 膳食中各类食物摄入量的计算实训作业单

实操目的	了解食物的分类，能计算膳食能量及各类营养素的含量
实操准备	1. 手机、计算器、纸笔等 2. 营养素含量的计算方法： 食物中某种营养素的含量＝Σ（食物量×EP×食物中某种营养素的含量/100 g） 3. 食物成分表
实操步骤	进行一份婴幼儿菜肴营养素摄入量的计算 1. 记录菜肴的原料：包括用料和用量 2. 在食物成分表中查询相关数据 3. 计算原料的营养素含量 4. 计算各营养素的总量 5. 将计算结果列表，并分析菜肴中各营养素的含量
实操结果	

实训 2-2　婴幼儿常见食物重量的估计实训作业单

实操目的	了解常见食物器皿的容量，能较准确地目测常用餐具的容量和常规份食物的重量
实操准备	食物秤、称重器皿、记录笔和纸、表等
实操步骤	1. 收集各类食物：主食类、副食类、瓜果类、调味品类、饮料类 2. 准备记录表：包括容器尺寸、食品种类、估计重量 3. 测量尺寸和记录尺寸，并记录结果 4. 将结果列表并归类整理，填写结果时以 g 为单位，可估计到整数或小数点后一位
实操结果	

实训2-3 婴幼儿食品营养标签解读实训作业单

实操目的	掌握食品营养标签的内容及格式，能根据查看结果对产品的营养标签做出评价，指出该标签所表达的营养信息，并补充缺少的营养信息
实操准备	婴幼儿食品包装若干、手机、计算器、纸、笔等
实操步骤	1. 按类型调查市场上现有食品营养标签的标注情况，每个类型产品调查5个以上的营养标签 2. 学生分组，按食品类型将食品包装分发到各组，对照食品安全国家标准《预包装食品营养标签通则》（GB 28050—2011）进行评价 3. 查看营养标签标示的"能量"与四大核心营养素是否齐全，标示顺序是否准确 4. 查看营养成分的含量及计算单位是否符合标示准则 5. 查看是否标示营养素参考值（NRV），格式是否符合标示准则 6. 查看营养标签是否包含营养声称和营养成分功能声称
实操结果	

实训2-4 食物的感官判断和营养评价实训作业单

实操目的	试对酸奶的营养价值进行感官判断与评价
实操准备	1. 几种乳制品主要营养成分含量见表2-1 2. 主要原料及加工方法见表2-2
实操步骤	1. 比较各乳制品的营养价值，以牛乳营养素含量为基础，计算其他乳制品的营养素含量与牛乳的比值（计算结果保留两位小数），填入表2-3 2. 与牛乳相比较，评价酸奶的营养价值 3. 表2-4为酸奶的感官品质评价指标，请填入其评价标准
实操结果	

表2-1 几种乳制品主要营养成分含量

营养成分	牛奶	酸奶	奶粉	奶酪
蛋白质/（g/100 g）	3.2	3.0	22.2	24.9
脂肪/（g/100 g）	3.7	3.2	26.0	34.5
维生素A/（ugRE/100 g）	16	19	180	330
核黄素/（g/100 g）	0.13	0.14	0.17	0.41
叶酸/（g/100 g）	4.7	11.3	5.9	31.0
钙/（g/100 g）	110	160	750	731
磷/（g/100 g）	103	168	550	500

表2-2 几种乳制品主要原料及加工方法

乳制品	牛乳	酸奶	乳粉	乳酪
主要原料	全脂牛乳	鲜牛乳	牛乳、白糖、复合维生素等	乳酪、牛乳、食盐
加工方法	消毒/灭菌	发酵	浓缩、喷雾干燥	发酵、凝乳、去乳清、成熟

表2-3 各营养素含量与牛乳的比值

营养素	牛乳	酸奶	乳粉	乳酪
蛋白质				
脂肪				
维生素A				
核黄素				
叶酸				
钙				
磷				

表2-4 酸奶的感官品质评价指标与标准

评价指标	标准
色泽	
组织状态	
气味和滋味	
杂质	

实训2-5　婴幼儿餐盘食物摆放设计实训作业单

实操目的	试为托育机构设计一份婴幼儿餐盘食物摆放方案
实操准备	1. 教师提前告知学生实操内容，各组设计菜盘、果盘、饭盘各1个 2. 各组按自己的设计方案，将实操所需的材料工具提前报告实操准备工作人员准备，需要自己准备的提前准备好 3. 实操准备工作人员根据学生的报告，提前准备好材料、工具，并妥善保管备用
实操步骤	1. 各组人员按计划操作 2. 分组展示：将设计的餐盘摆放在展示台上，每个餐盘旁放上标签，标签上标明餐盘名称（艺术化）、艺术特点、作用、制作者、制作方法、注意事项 3. 各组派代表说明餐盘名称、艺术特点、作用 4. 讨论与反思 5. 教师评价总结
实操结果	

真 题 模 拟

扫码获取
答案

一、单项选择题

1. 谷类食物碳水化合物一般含量为（　　　　）。

A. 35%~50%　　　　　B. 45%~55%　　　　　C. 65%~75%

D. 50%~60%　　　　　E. 60%~90%

2. 谷类食物中含量最多、最重要的碳水化合物是（　　　　）。

A. 单糖　　　　　B. 多糖　　　　　C. 双糖

D. 淀粉　　　　　E. 纤维素

3. 淀粉加热可膨胀为糊状物，易被淀粉酶消化，依次分解为（　　　　）。

A. 糊精、麦芽糖和葡萄糖　　　　　B. 单糖、多糖和葡萄糖

C. 糊精、纤维素和葡萄糖　　　　　D. 单糖、双糖和多糖

E. 糊精、单糖和葡萄糖

4. 粮食中淀粉最后以（　　　）形式被机体吸收利用。

A. 单糖　　　　　B. 葡萄糖　　　　　C. 双糖

D. 淀粉　　　　　E. 纤维素

5. 人体最理想和最经济的热量来源是（　　　　）。

A. 蛋白质　　　　　B. 葡萄糖　　　　　C. 纤维素

D. 脂肪　　　　　E. 碳水化合物

6. 谷类食物蛋白质含量一般在（　　　　）。

A. 3%~5%　　　　　B. 5%~20%　　　　　C. 20%~30%

D. 7%~10%　　　　　E. 6%~9%

7. 在落实食物多样化原则时，要粗细粮搭配吃，一般粮、豆比例为（　　　　）。

A. 1∶10　　　　　B. 10∶1　　　　　C. 3∶10

D. 10∶2　　　　　E. 2∶10

8. 大米、小麦中的脂肪含量为（　　　　）。

A. 3%~5%　　　　　B. 2%~6%　　　　　C. 1%~2%

D. 3%~7%　　　　　E. 6%~9%

9. 下列食物脂肪含量最高的是（　　　　）。

A. 牛肉　　　　　B. 鱼肉　　　　　C. 羊肉

D. 猪肉　　　　　E. 鸡肉

10. 鸡蛋的吃法多种多样的，最营养的吃法是（　　　　）。

A. 炒　　　　　B. 煮　　　　　C. 煎

D. 蒸　　　　　E. 炸

11. 满（   ）的婴幼儿可以开始吃蛋黄。

    A. 1岁   B. 3个月   C. 8个月

    D. 10个月   E. 6个月

12. 下列可以被婴幼儿良好地利用，被称为"动物中的人参"的是（   ）。

    A. 鸡蛋   B. 鸭蛋   C. 鹌鹑蛋

    D. 鹅蛋   E. 松花蛋

13. 鱼肉比较适合婴幼儿食用，其蛋白质的消化吸收率可达到（   ）以上。

    A. 80%   B. 85%   C. 65%

    D. 90%   E. 100%

14. 下列能促进婴幼儿的大脑及神经系统生长发育的动物类食品是（   ）。

    A. 牛肉   B. 鸡肉   C. 羊肉

    D. 猪肉   E. 鱼肉

15. 下列酶类中，能分解维生素 B_1 的是（   ）。

    A. 硫胺素酶   B. 脂肪酶   C. 淀粉酶

    D. 蛋白酶   E. 纤维素酶

16. 海水鱼特别富含碘，为（   ）mg/kg。

    A. 200~800   B. 500~1 000   C. 600~800

    D. 300~600   E. 100~500

17. 下列内脏中的铁含量较丰富的是（   ）。

    A. 胰腺   B. 肾   C. 脾

    D. 肝   E. 胃

18. 蔬菜中的水分含量非常丰富，大多数蔬菜水分含量可达到（   ）以上。

    A. 80%   B. 60%   C. 75%

    D. 90%   E. 50%

19. 葡萄中铁含量较多，每100 g葡萄中含铁（   ）。

    A. 5 mg   B. 2 g   C. 2 μg

    D. 2 mg   E. 5 μg

20. 乳类中的碳水化合物主要是以（   ）的形式存在。

    A. 单糖   B. 葡萄糖   C. 乳糖

    D. 多糖   E. 双糖

21. 全脂乳粉的营养素含量约为鲜牛乳的（   ）。

    A. 8倍   B. 3倍   C. 5倍

    D. 10倍   E. 2倍

22. 适合消化功能不良的婴幼儿，并能减轻乳糖不耐受症状的是（   ）。

A. 牛乳　　　　　　B. 乳粉　　　　　　C. 炼乳

D. 羊乳　　　　　　E. 酸奶

23. 0—6个月的婴幼儿最好选择（　　）喂养。

A. 牛乳　　　　　　B. 复原乳　　　　　C. 母乳

D. 羊乳　　　　　　E. 酸奶

24. 在豆类食物中，蛋白质含量最高的是（　　）。

A. 豌豆　　　　B. 大豆　　　　C. 绿豆　　　　D. 红豆

25. 对于（　　）的婴幼儿，不建议选择豆浆喂养。

A. 1岁以内　　　　B. 2岁　　　　　　C. 1岁半

D. 3岁　　　　　　E. 2岁半

26. 成年人每日钠盐的摄入量不应超过（　　）。

A. 5 g　　　　　　B. 2 g　　　　　　C. 4 g

D. 6 g　　　　　　E. 5 mg

27. （　　）的婴幼儿不宜食用味精。

A. 1岁以内　　　　B. 2岁　　　　　　C. 1岁半

D. 3岁　　　　　　E. 2岁半

二、简答题

1. 在选择谷类食物时有哪些常见的问题？
2. 市面上常见的面粉有哪几种？
3. 鱼、禽、肉、蛋的安全与卫生问题有哪些？
4. 蔬菜中维生素的营养特点有哪些？
5. 蔬菜的选购要注意哪几个方面？
6. 按照果实形态结构，水果可以分为哪几类？
7. 被农药或植物生长激素污染的水果有哪些特点？
8. 牛乳中碳水化合物的营养特点有哪些？
9. 根据国家标准，酸奶可以分为哪几类？

三、论述题

1. 假如你需要向家长提供一份营养食谱，你会如何设计以满足不同家长的需求？设计依据是什么？
2. 在婴幼儿各类食物选择的常见问题中，你认为最需要注意的是哪方面的问题？为什么？
3. 试用表格的形式总结乳类及乳制品的营养价值特点。
4. 试用表格的形式总结豆类食物的营养价值特点。
5. 请根据3岁幼儿的营养需求，制作一份豆类食物与其他食物搭配的营养食谱。

四、材料分析题

1. 家长求助：我女儿2岁半了，从小只喜欢吃猪肉，对于其他的肉类，如鱼肉、鸡鸭肉一点都不喜欢吃，鸡蛋也不喜欢吃。体检的时候，医生告诉我女儿有轻微的肥胖症状，但不让她吃肉，她就不吃饭。我怎么改掉她只吃猪肉的不良习惯呢？请老师指导让孩子能接受其他的肉类。

思考：假如你是老师，你会怎么做？请同学们分组讨论，并将讨论结果和同学分享。

2. "立即暂停食用雅培相关婴幼儿产品"的话题在微博上引发热议。据公开报道，美国食品和药品监督管理局（FDA）正在调查4名婴儿感染阪崎克罗诺杆菌和新港沙门氏菌事件的投诉，这4名婴儿均食用了美国雅培公司的相关产品，在住院治疗，其中一名婴儿已报告死亡。

思考：面对婴幼儿带"菌"乳粉事件，你会怎么做？在选购婴幼儿配方乳粉时家长应注意哪些问题？

五、活动设计题

请运用所学的婴幼儿食物选择的知识，以"合理膳食，均衡营养"为主题设计一本2岁幼儿的一日膳食宣传手册。

资 源 拓 展

中国网红小
吃引发"舌
尖旅游"热

如何守护婴
幼儿舌尖上
的安全

模块三

3

0—3岁婴幼儿营养食谱的编制

学 习 目 标

素质目标

☐ 重视与关爱婴幼儿，树立科学的喂养意识，对探索编制婴幼儿营养食谱感兴趣。

知识目标

☐ 了解婴幼儿食谱编制的原则、依据、方法及评价与调整。
☐ 熟悉婴幼儿四季菜谱编制的实例。
☐ 掌握婴幼儿花样食谱和带量食谱的编制方法。

能力目标

☐ 能够制定婴幼儿一周花样食谱和一周带量食谱。
☐ 能够根据四季饮食特点编制不同月龄婴幼儿四季菜谱。

模 块 导 学

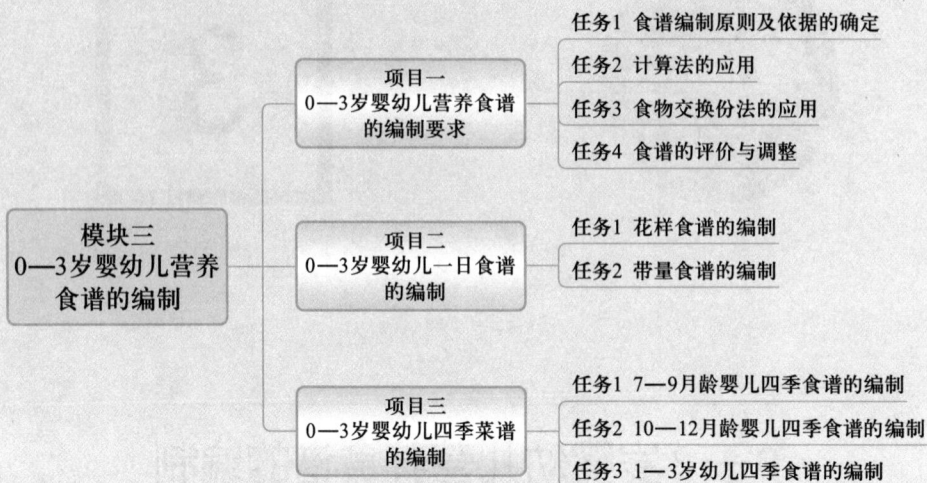

模块三
0—3岁婴幼儿营养食谱的编制

项目一
0—3岁婴幼儿营养食谱的编制要求

任务1 食谱编制原则及依据的确定

任务2 计算法的应用

任务3 食物交换份法的应用

任务4 食谱的评价与调整

项目二
0—3岁婴幼儿一日食谱的编制

任务1 花样食谱的编制

任务2 带量食谱的编制

项目三
0—3岁婴幼儿四季菜谱的编制

任务1 7—9月龄婴儿四季食谱的编制

任务2 10—12月龄婴儿四季食谱的编制

任务3 1—3岁幼儿四季食谱的编制

微 课 先 行

婴幼儿消化
系统的特点
及科学喂养
意义

幼儿的膳食
原则及管理
方法

婴儿的科学
喂养原则

项目一 0—3岁婴幼儿营养食谱的编制要求

学习目标

一、素质目标

关爱婴幼儿，具有科学的食谱编制意识和积极探索的精神。

二、知识目标

1. 了解婴幼儿食谱编制的依据。
2. 熟悉婴幼儿食谱编制的原则。
3. 掌握婴幼儿食谱编制的方法。

三、能力目标

1. 能够评价与调整婴幼儿营养食谱。
2. 能够对婴幼儿家长进行食谱编制的健康宣教与指导。

任务情境

亮亮已经1岁6个月了，不爱吃饭，吃不了几勺就不吃了，一直喝配方乳粉，每次喝200 ml左右，一天喝4~5次。每次不让他喝就哭，让他吃饭就在地上打滚，要么就把脸转来转去，不张嘴巴。醒着的时间就要出门，要到外面转一转才能在家里待着，并且不停地东翻西找。家里每天收拾不停还是乱七八糟。亮亮的妈妈非常发愁。

任务：从平衡膳食的角度，你认为应该怎么办呢？

学习任务

任务1 食谱编制原则及依据的确定

1. 0—3岁婴幼儿食谱编制的原则

（1）平衡膳食，营养充足：平衡膳食能发挥各种食物的营养效能，提高生物价值和吸收利用率，提供婴幼儿身体所需的各种营养成分。首先要保证婴幼儿每日七大营养素（碳水化合物、蛋白质、脂肪、维生素、矿物质、水和膳食纤维）按适当

> 考点1：
> 婴幼儿食谱
> 编制的原则。

比例摄入,其次要做到婴幼儿可选食物类型比例配置得当,即各食物要相互搭配,达到营养素相互补充的目的。

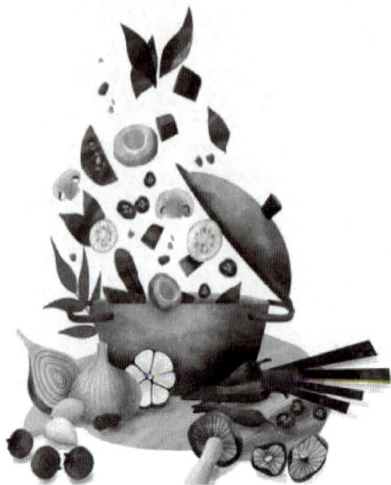

图3-1 食物多样化

在比例上,蛋白质、脂肪、碳水化合物所占能量比分别为12%~15%、25%~30%、50%~55%。动物蛋白(或豆类)应占总蛋白的1/2。平均每人每天各类食物的参考量为粮谷类100~150 g,鲜牛乳不低于350 ml或全脂乳粉40~50 g,鱼、肉、禽、蛋类或豆制品(以干豆计)100~130 g,蔬菜、水果类150~250 g,植物油20 g,糖0~20 g。此外,应注意不同的食物轮流食用,使膳食多样化,从而发挥各类食物营养成分的互补作用,达到均衡营养的目的(图3-1)。

(2)合理分配各餐食物:婴幼儿肝中储存的糖原不多,体内碳水化合物较少,再加上活泼好动,容易感觉饥饿,所以婴幼儿的饮食要遵循少量多餐的原则。1—3岁幼儿每日餐次一般安排是三餐三点或三餐两点,如表3-1所示。

表3-1 1—3岁婴幼儿春季、秋季三餐三点的食谱举例

食谱	春季	秋季
早餐	玉米渣粥、荷花肉卷、虾皮韭菜炒绿豆芽	牛乳、芝麻酱糖花卷、牛肉粒炒洋葱胡萝卜
早点	牛乳	梨子
午餐	红薯软饭、胡萝卜土豆烧牛肉、豌豆苗鸡蛋汤	三鲜水饺(鸡蛋、韭菜、虾皮)
午点	果汁加小点心(土豆)	红豆薏仁百合汤加小点心(芋艿)
晚餐	菜肉包子、菠菜豆腐汤(菠菜先用水焯一下)	软饭、番茄肉末烧茄子、棒骨莲藕汤
晚点	酸奶加几颗坚果	酸奶加几颗坚果

(3)合理加工与烹调:婴幼儿咀嚼和消化能力弱于成人,婴幼儿的食物应单独制作,质地应细、软、碎、烂,避免刺激性强和油腻的食物。食物烹调时还应具有较好的色、香、味、形,并经常更换烹调方法,以刺激婴幼儿胃酸的分泌,促进食欲。加工烹调也应尽量减少营养素的损失,如淘米次数及用水量不宜过多、应避免吃捞米饭,以减少B族维生素和无机盐的损失。蔬菜应整棵清洗、焯水后切,以减少维生素C的丢失和破坏。

此外，家庭膳食中的调味品过多，不适宜婴幼儿。婴幼儿食物类型要从流食、半流食、软饭逐步变成普通米饭和面条等；肉类食物应加工成肉糜、肉末后制作；蔬菜从打汁做辅食添加到婴儿食物中，逐渐过渡到切碎、煮软；尽量减少食盐及其他调味品的使用；烹调方式多采用蒸、煮、炖、氽、爆炒、榨汁等；要经常更换食物品种及烹饪方法。随着幼儿年龄的增长，食物的种类和数量可逐渐增加，烹饪方式和切配方式也更加多样。

（4）考虑婴幼儿身心特点：为了满足婴幼儿身体所需的各种营养素，不仅要供给营养丰富的食物，还要考虑婴幼儿的心理、生理特点。婴幼儿胃容量小、消化液种类与量也较少，单调的食物容易导致厌食和偏食，在注意餐次之间的间隔时间（2.5~3.5 h）的同时，还要注意食物的色、香、味及食物的外观形象。可以根据各地的饮食习惯，经常调换花色品种，做到粗粮细作，细粮巧作，以促进婴幼儿的食欲。例如，做紫薯包、小米粥、麻酱卷、腐乳卷等，或将面条做成汤面、猫耳朵、面片、疙瘩等多种款式。还可以将面点做成小动物形状，以引起婴幼儿的饮食兴趣，尽量多选用不同食物搭配，使食物色彩丰富，增加婴幼儿的食欲。在食物的选择和制作上，要适应婴幼儿的消化能力和进食心理，防止食物过酸、过咸、过油腻。

2. 0—3岁婴幼儿食谱编制的依据

（1）膳食营养素参考摄入量：根据《中国居民膳食营养素参考摄入量》中婴幼儿营养标准，设计婴幼儿平均每天对各种营养素的需要量来进行配餐，与推荐摄入量相差不超过10%都是可以满足婴幼儿营养素需要的。一般情况下，早餐热能和各种营养素的供给量约占全日总需要量的30%，午餐占40%，晚餐占30%。

考点2：婴幼儿食谱编制依据。

（2）平衡膳食宝塔（图3-2）：平衡膳食能发挥各种食物的营养效能，提高生理价值和食物的吸收利用率。在婴幼儿食谱中，我们通过平衡膳食能供给婴幼儿身体所需要的各种营养成分。首先要注意保证婴幼儿每日七大营养素（碳水化合物、蛋白质、脂肪、维生素、矿物质、水和膳食纤维）按适当比例摄入；其次要做到谷类、肉类、蛋类、蔬菜、水果、母乳和乳制品、豆类等八大类食物比例配置得当。各类食物的营养价值不相同，平衡膳食除了要有上述各类适量的食物外，还须注意各类食物要互相搭配，达到互相补充的目的，否则，可能出现花样虽多、但营养成分相近、缺乏某些营养素的问题。所以，一日各餐的主、副食品不应重复，一周食谱中副食品不应有两次以上的重复。更换食物品种时，可用肉类换肉类（如牛肉换猪肉）、谷类换谷类（如米粉换面条），各种瓜果蔬菜轮换供给，荤素搭配好。这样，不但营养齐全，而且适合婴幼儿的生理需要，使食物中的营养能更好地被吸收、利用。

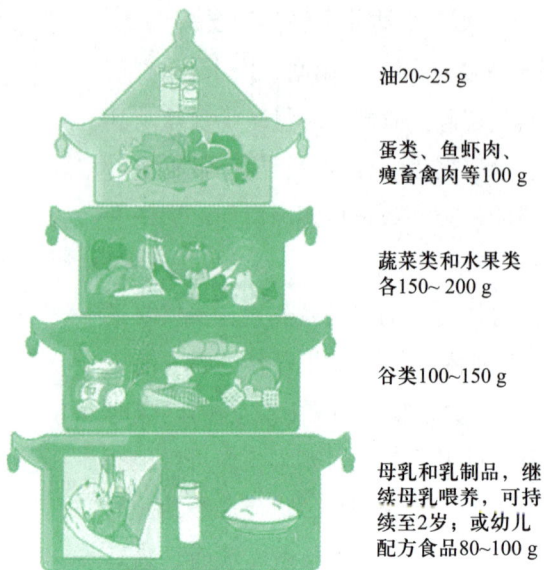

油20~25 g

蛋类、鱼虾肉、瘦畜禽肉等100 g

蔬菜类和水果类各150~200 g

谷类100~150 g

母乳和乳制品，继续母乳喂养，可持续至2岁；或幼儿配方食品80~100 g

中国营养学会妇幼分会

图3-2 平衡膳食宝塔

（3）膳食指导理论。

①保持膳食中蛋白质、脂肪、碳水化合物3种宏量营养素的比例平衡：分别占10%~15%、25%~30%、50%~65%。

②保持膳食中优质蛋白质与一般蛋白质的比例平衡：不低于30%。

③保持膳食中饱和脂肪酸（SFA）、单不饱和脂肪酸（MUFA）、多不饱和脂肪酸（PUFA）之间的比例平衡：分别占7%、10%、13%。

④保持膳食中矿物质之间的比例平衡：钙-磷平衡、钾-钠平衡、钙-铁-锌平衡。一是保持钙、磷两种矿物质的比例为2∶1时，钙的吸收利用率高，如果过多地摄入碳酸饮料、汉堡包、比萨饼、小麦胚芽、动物肝、炸薯条等大量含磷的食物，使磷的占比显著增加，会导致婴幼儿机体缺钙。二是保障人体细胞安全的钾-钠平衡是要保持10∶1的钾、钠比，含钾丰富的食物主要有各类新鲜的蔬菜、水果，如果进食肉、蛋、牛乳，以及蛋糕等烘焙类加工食品多，含钾的蔬菜、水果少，或者食盐摄入量高，会导致钾、钠比例失衡，增加心和肾的负担。三是儿童体内缺乏钙、铁、锌微量元素会引起多种疾病，缺钙表现为软骨病及出牙迟、牙齿稀松、鸡胸、身体矮小、"X"形腿等儿童佝偻病症状；缺铁使细胞色素和含铁酶活性减弱，致使供氧不足，使氧还原及能量代谢紊乱，免疫功能下降，导致贫血症；缺锌表现为生长发育迟缓、智力下降、精神萎靡、厌食等，严重时会造成缺锌性侏儒症。按照科学剂量同时补充钙、铁、锌，可提高3种元素的吸收率。

（4）食物成分表：通过食物成分表，将营养素的需要量转换为食物需要量，从而确定食物的品种和数量。

任务2 计算法的应用

计算法是按照就餐婴幼儿的各种营养素和热量摄入量标准，从三大产能营养素着手，确定主食和副食的数量，然后逐步进行的计算方法。

1. 确定婴幼儿全日能量供给量

婴幼儿一日三餐两点的能量供给量可根据《中国居民膳食营养素参考摄入量第一部分：宏量营养素》（WS/T 578.1—2017）中能量的推荐摄入量（RNI）计算。

例如，一个2岁的女孩，查标准（WS/T 578.1—2017）得出其每天能量的需要量为1 000 kcal。

2. 确定三种产能营养素全日应提供的能量

三种产能营养素是指蛋白质、脂肪、碳水化合物。为了维持婴幼儿健康，这三种营养素产能占总能量的比例应当适宜。按一般蛋白质占总能量的12%~15%，脂肪占总能量的35%，碳水化合物占总能量的50%~65%计算。

考点3：
三种产能营养素全日应提供的能量应如何计算。

例如，已知某2岁男童每日能量需要量为1 100 kcal，查标准（WS/T 578.1—2017）得知，2岁男童蛋白质推荐摄入量为25 g（蛋白质能量折算系数为4 kcal/g），脂肪占总能量的35%。则三种产能营养素各应提供的能量如下。

蛋白质提供：25 g×4 kcal/g=100 kcal

脂肪提供：1 100 kcal×35%=385 kcal

碳水化合物提供：1 100 kcal−100 kcal−385 kcal=615 kcal

3. 确定三种产能营养素每日需要量

知道了三种产能营养素各应提供的能量，还需要将其折算为营养素的需要量，即具体的重量，这是确定食物品种和数量的重要依据。根据三种产能营养素的能量供给量及其能量折算系数，可求出每日蛋白质、脂肪、碳水化合物的需要量。

例如，已知2岁男童所需能量为1 100 kcal，脂肪提供35%的总能量，蛋白质推荐摄入量为25 g。其中，脂肪能量折算系数为9 kcal/g，碳水化合物和蛋白质能量折算系数均为4 kcal/g，则三种产能营养素每日需要量如下。

蛋白质需要量：25 g

脂肪需要量：（1 100 kcal×35%）/9 kcal/g=42.8 g

碳水化合物需要量：（1 100 kcal−25 ×4 kcal/g−1 100 kcal×35%）/4 kcal/g=153.8 g

4. 确定三种产能营养素每餐需要量

根据上一步计算结果，按照早餐+早点30%、午餐+午点40%、晚餐+晚点30%的比例配置，则三种产能营养素的三餐需要量如下。

（1）早餐+早点：

蛋白质 =25 g×30%=7.5 g

脂肪 =42.8 g×30%=12.8 g

碳水化合物 =153.8 g×30%=46.1 g

（2）午餐+午点：

蛋白质 =25 g×40%=10 g

脂肪 =42.8 g×40%=17.1 g

碳水化合物 =153.8 g×40%=61.5 g

（3）晚餐+晚点：

蛋白质 =25 g×30%=7.5 g

脂肪 =42.8 g×30%=12.8 g

碳水化合物 =153.8 g×30%=46.1 g

5. 确定主、副食品种和需要量

根据食物成分表，确定主、副食品种和需要量。

（1）主食品种、数量的确定：由于谷类食物是碳水化合物的主要来源，故根据碳水化合物的需要量，通过查找食物成分表可确定主食品种和需要量。一般每100 g谷类食物含碳水化合物75 g左右。

以早餐为例：所需主食重量为46.1 g/75%=61.5 g

如以小米粥和馒头为主食，则可安排小米粥（小米25 g）、馒头（面粉36.5 g）。

（2）副食品种、需要量的确定：主食品种、需要量确定后，接着要考虑蛋白质的食物来源。蛋白质广泛存在于动、植物食物中。除了谷类食物能提供蛋白质外（查食物成分表，每100 g小米含蛋白质6.7 g，每100 g面粉含蛋白质10.5 g），动物性食物及豆制品也是优质蛋白质的主要来源。因此，副食品种、需要量的确定应在已确定主食用量的基础上，依据副食应提供的蛋白质量来确定。

其计算步骤如下（仍以早餐为例）：

（1）计算主食中含有的蛋白质量：小米6.7 g/100 g×25 g+面粉10.5 g/100 g×36.5 g=5.5 g

（2）需摄入的蛋白质量减去主食中蛋白质量，即为副食应提供的蛋白质量：7.5 g–5.5 g=2 g

（3）若安排鸡蛋1个（50 g），查食物成分表计算鸡蛋的蛋白质含量需要量（100 g鸡蛋含蛋白质14.8 g），则鸡蛋的蛋白质含量为：14.8 g/100 g×50 g=7.4 g，2/7.4 ≈ 1/4，只需提供1/4个鸡蛋。

6. 确定蔬菜量

选择蔬菜的品种和数量，根据不同季节市场的供应情况，以及考虑与动物性食物和豆制品配菜的需要来确定。

7. 确定纯能量食物的量

油脂的摄入应以植物油为主，并有一定量动物脂肪摄入。由食物成分表可知每日摄入各类食物提供的脂肪量，用需摄入的脂肪量减去食物提供的脂肪量即为每日植物油供应量。

8. 食谱营养成分计算

考点4：
食物交换份法的定义。

可用营养计算软件计算一日食谱营养成分。

9. 食谱营养素差距的检查

根据能量、各种营养素膳食参考摄入量为营养目标，核对差距，确定编制的食谱是否符合预定目标。将该食谱提供的能量和各种营养素的含量，与中国居民膳食营养素参考摄入量标准进行比较，在90%~110%时可认为基本符合要求，否则需要增减或更换食品的种类或数量。值得注意的是，制定食谱时不必严格要求每份营养餐食谱的能量和各类营养素均与目标保持一致。一情况下，每天能量、蛋白质、脂肪和碳水化合物的量不能相差太大，其他营养素平均每周符合目标即可。

任务3　食物交换份法的应用

1. 食物交换份法的定义

食物交换份法是把常用的食物按照所含营养素的特点进行分类，各类食物中能产生90 kcal（或376 kJ）热量的食物称为一个交换份（一份）。每个人只要按照其年龄、性别、工作性质、劳动强度、所需的能量，对照表3-1中所列的份数选配食物，就基本上能满足平衡膳食的需要。

2. 食物交换份法的优点

易于达到平衡，便于了解总能量，做到食品多样化，利于灵活掌握。

3. 食物交换份法的分类

《中国居民平衡膳食宝塔（2022）》，将食物分为五大类：

第一类：谷类及薯类（米面粗细粮、土豆、紫薯等）

第二类：动物性食物（肉、禽、鱼、蛋）

第三类：奶及奶制品、大豆及坚果类

第四类：蔬菜类、水果类

第五类：盐、油

各类食物的每单位食物交换和等值食物种类交换详见表3-2~表3-9。

表3-2　各类食物的每单位食物交换表

食物种类		份数	每份重量/g	能量/kcal	蛋白质/g	脂肪/g	碳水化合物/g	主要营养素
谷类及薯类	谷薯类	1	25	90	2	—	20	碳水化合物 膳食纤维
动物性食物	肉蛋类	1	50	90	9	6	2	
奶及奶制品、大豆及坚果类	奶类	1	160	90	5	5	6	蛋白质
	大豆类	1	25	90	9	4	4	
	坚果类	1	15	90	4	7	2	脂肪

食物种类		份数	每份重量/g	能量/kcal	蛋白质/g	脂肪/g	碳水化合物/g	主要营养素
蔬菜水果类	蔬菜类	1	450	90	5	—	17	维生素 矿物质 膳食纤维
	水果类	1	200	90	1	—	20	
纯能量食物	油脂类	1	10	90	—	10	—	脂肪

表3-3 等值谷薯类交换

食品	重量/g	食品	重量/g
大米、小米、糯米	25	绿豆、红豆、干豌豆	25
高粱米、玉米渣	25	干粉条、干莲子	25
面粉、玉米面	25	油条、油饼、苏打饼	25
混合面	25	烧饼、烙饼、馒头	35
燕麦片、荞麦面	25	咸面包、窝窝头	35
各种挂面、龙须面	25	生面条、魔芋生面条	35
土豆	100	鲜玉米	200

注：每份谷薯类提供蛋白质2 g、碳水化合物20 g、能量90 kcal。

表3-4 等值蔬菜交换

食品	重量/g	食品	重量/g
大白菜、圆白菜、菠菜	500	胡萝卜	200
韭菜、茴香	500	倭瓜、南瓜、花菜	350
芹菜、莴苣、油菜	500	扁豆、洋葱、蒜苗	250
葫芦、番茄、冬瓜	500	白萝卜、青椒、茭白、冬笋	400
黄瓜、茄子、丝瓜	500	山药、荸荠、藕	150
芥蓝菜、瓢菜	500	慈姑、百合、芋头	100
苋菜、雪里蕻	500	毛豆、鲜豌豆	70
绿豆芽、鲜蘑菇	500		

注：每份蔬菜类提供蛋白质5 g、碳水化合物17 g、能量90 kcal。

表3-5　等值水果交换

食品	重量/g	食品	重量/g
柿、香蕉、鲜荔枝	150	李子、杏	200
梨、桃、苹果（带皮）	200	葡萄（带皮）	200
橘子、橙子、柚子	200	草莓	300
猕猴桃（带皮）	200	西瓜	500

表3-6　等值大豆交换

食品	重量/g	食品	重量/g
腐竹	20	北豆腐	100
大豆	25	南豆腐	150
大豆粉	25	豆浆	400
豆腐丝、豆腐干	50		

注：每份大豆类提供蛋白质9 g、脂肪4 g、碳水化合物4 g、能量90 kcal。

表3-7　等值肉蛋类交换

食品	重量/g	食品	重量/g
熟火腿、香肠	20	鸡蛋（1大个，带壳）	60
半肥半瘦猪肉	25	鸭蛋、松花蛋（1大个，带壳）	60
熟叉烧肉（无糖）、午餐肉	35	鹌鹑蛋（6个，带壳）	60
瘦猪、牛、羊肉	50	鸡蛋清	150
带骨排骨	50	带鱼	80
鸭肉	50	鹅肉	50
草鱼、鲤鱼、甲鱼、比目鱼	80	大黄鱼、鳝鱼、黑鲢、鲫鱼	100
兔肉	100	虾、青虾、鲜贝	100
熟酱牛肉、熟酱鸭	35	蟹肉、水浸鱿鱼	100
鸡蛋粉	15	水浸海参	350

注：每份肉蛋类提供蛋白质9 g、脂肪6 g、能量90 kcal。

表3-8　等值油类交换

食品	重量/g	食品	重量/g
花生油、香油、菜籽油（1汤匙）	10	核桃、杏仁、花生米	15
玉米油、豆油（1汤匙）	10	葵花籽（带壳）	25
猪、牛、羊、黄油	10	西瓜子（带壳）	40

注：每份油脂类供脂肪10 g、能量90 kcal。

表3-9 不同能量饮食中各类食物交换份数

能量/kcal	交换总份数	谷类/份	蔬菜/份	肉类/份	乳类/份	水果/份	油脂/份
1 000	12	6	1	2	2	—	1
1 200	14.5	7	1	3	2	—	1.5
1 400	16.5	9	1	3	2	—	1.5
1 600	18.5	9	1	4	2	1	1.5
1 800	21	11	1	4	2	1	2
2 000	23.5	13	1	4.5	2	1	2

例如，某幼儿园有2岁托班幼儿132人，其中男孩76人，女孩56人。如何为这部分托班幼儿单独制定食谱？

考点5：
婴幼儿食谱编制方法。

（1）确定膳食能量目标：对于集体用餐的对象，首先根据性别和年龄将其划分为不同的亚组，然后，针对每个亚组的人群，计算他们个体的能量需求，最后，将之相加，计算得出各亚组能量需求的平均值。

查表可得2岁男童每天能量需要量为1 100 kcal，蛋白质RNI值为25 g，脂肪占35%；2岁女童每天能量需要量为1 000 kcal，蛋白质RNI值为25 g，脂肪占35%；蛋白质和碳水化合物能量折算系数为4 kcal/g，脂肪的折算系数为9 kcal/g。

能量平均需要量 =（76 × 1 100 kcal+56 × 1 000 kcal）/132=1 058 kcal

考点6：
婴幼儿膳食能量目标和各类食物交换份数。

（2）确定各类食物交换份数：托班幼儿平均摄入量1 058 kcal，日托幼儿在园摄入能量满75%~85%即可。托班幼儿各类食物交换按能量1 000 kcal标准来计算。则谷类需要6份、蔬菜1份、肉类2份、乳类2份、油脂1份。

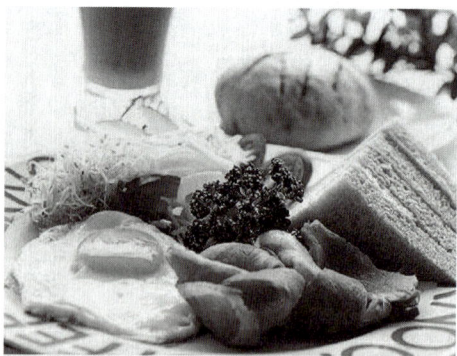
图3-3 早餐

（3）根据餐饮比计算每餐营养素参考摄入量：早餐+早点占总能量的30%（图3-3），午餐+午点占总能量的40%，晚餐+晚点占总能量的30%。因脂肪供能占35%，则碳水化合物摄入量 =（1 058 kcal−1 058 kcal×35%−25 g×4 kcal/g）/（4 kcal/g）=146.9 g

早餐+早点或晚餐+晚点营养素摄入量目标：

能量 =1 058 kcal × 30%=317.4 kcal

蛋白质摄入量 =25 g × 30%=7.5 g

脂肪摄入量 =1 058 kcal × 35% × 30%/（9 kcal/g）=12.3 g

碳水化合物摄入量 =146.9 g × 30%=44.1 g

午餐+午点营养素摄入量目标：

能量 =1 058 kcal × 40%=423.2 kcal

蛋白质摄入量=25 g×40%=10 g

脂肪摄入量=1 058 kcal×35%×40%/（9 kcal/g）=16.5 g

碳水化合物摄入量=146.9 g×40%=58.8 g

（4）设计一日食谱：采用食物交换份法，运用营养配餐软件为本托班幼儿进行配餐。

任务4　食谱的评价与调整

1. 食谱评价的内容

食谱初步完成之后，应当对其营养平衡状况进行评价，如有不妥之处，应调整食物的种类和数量，直至达到要求。可从以下6个方面进行评价和调整：一是食谱中所含五大类食物是否齐全，是否做到了食物种类多样化；二是各类食物的量是否充足；三是全天能量和营养素摄入量是否适宜；四是三餐能量摄入分配是否合理，早餐是否保证能量和蛋白质的供应；五是优质蛋白质占总蛋白质的比例是否恰当；六是三种产能营养素的供能比例是否适宜。

考点7：食谱评价的内容。

2. 食谱评价的过程

食谱评价遵循以下6步：一是按类别将食物归类排序，并列出每种食物的数量；二是从食物成分表中查出每100 g食物所含营养素的量，算出每种食物所含营养素的量，将所用食物中的各种营养素分别累计相加，计算出一日食谱中三种能量营养素及其他营养素的量；三是根据蛋白质、脂肪、碳水化合物的能量折算系数，分别计算出蛋白质、脂肪、碳水化合物三种营养素提供的能量及占总能量的比例；四是计算出动物性及豆类蛋白质占总蛋白质的比例；五是计算三餐提供能量的比例；六是将计算结果与《中国居民膳食营养参考摄入量》中同年龄、同性别人群的水平比较，进行评价。

考点8：食谱评价的过程。

3. 食谱评价的调整

核算食谱提供的能量和各种营养素的含量，与《中国居民膳食营养素参考摄入量》进行比较，摄入量应占供给量标准的90%以上。与RNI或AI相差10%上下，可以认为合乎要求；低于标准80%为供给不足，低于60%则认为是缺乏，会对身体造成严重影响，需要增减或更换食品的种类或数量。若低于EAR，认为该食谱该种营养素处于缺乏状态，应该补充；若达到或超过RNI，认为该食谱该种营养素拟摄入量充足；若介于EAR或RNI之间，为安全起见，建议进行补充；注意对超过UL的营养素进行调整。

0—3岁婴幼儿一日食谱的编制

学习目标

一、素质目标

树立科学的营养健康观，对探索婴幼儿一日食谱编制感兴趣。

二、知识目标

1. 了解婴幼儿花样食谱编制的注意事项。

2. 熟悉婴幼儿早、中、晚带量食谱编制的注意事项。

3. 掌握婴幼儿花样食谱和带量食谱的编制方法。

三、能力目标

能够初步根据季节气候的变化和婴幼儿每日营养素的摄入量要求编制婴幼儿花样食谱和带量食谱。

任务情境

明明今年2岁了，奶奶发现他最近体重没什么变化，非常心急。每天都想方设法地让明明多吃几餐，每餐的量也按自己的想法，觉得吃得多就是好事。一段时间下来，明明非常抗拒吃东西，有时候还呕吐，指着肚子说不舒服。

任务：如果你是老师，请你从婴幼儿一日配餐角度给明明奶奶一些建议。

学习任务

任务1 花样食谱的编制

食谱是制作膳食的依据。在制作膳食时，既要保证婴幼儿营养素的摄入达到要求，又要做到不剩饭，因此需要在花样食谱的基础上制定带量食谱。一般先将食物按名称、数量和烹调方法编成饭谱、菜谱和汤谱，再将它们分配在一日三餐和点心中，完成一日食谱编制。接着按照"同类异样"的方法编制一周其他各日的食谱，注意一周食谱中副食品不应该有两次以上的重复，可采用肉类换肉类（牛羊肉、猪肉、鸡鸭肉、鱼肉等）、谷类换谷类（米饭、馒头、面条、烧饼等）、瓜果蔬菜轮换方法进行调整。根据市场供应情况，食谱应一周换一次，保证食物多样化，不断翻新花样，以引起婴幼儿食欲。

1. 婴幼儿各年龄段一日饮食摄入量

饮食定量是婴幼儿摄取足量热能与营养素的保证。在编制婴幼儿花样食谱前，有必要了解不同年龄段婴幼儿每日饮食的摄入量，具体见表3-10。

表3-10　婴幼儿各年龄段一日饮食摄入量

年（月）龄	配方乳	鸡蛋	荤菜	蔬菜	水果	粮食	豆制品
7—12月龄	700 ml	整蛋1个	禽、鱼、肉25~50 g	50~100 g	75 g	50~100 g	15~20 g
1—3岁	500 ml	整蛋1个	禽、鱼、肉50~100 g	100~150 g	100 g	100~150 g	20~25 g

由于婴幼儿性别、生理特点、身体活动情况及遗传等个体差异的影响，不能要求每个婴幼儿都摄入表3-10中的推荐量，应提倡人性化地喂养。

2. 各食品组摄入量的配比

（1）配方乳的摄入：婴幼儿各年龄段一日配方乳摄入时间及配比见表3-11。

表3-11　婴幼儿各年龄段一日配方乳摄入时间及配比

年（月）龄	次数	时间安排及配比			
7—12月龄	4	6:00/200 ml	9:00/150 ml	15:00/150 ml	21:00/200 ml
1—3岁	3	6:00/200 ml	9:00/100 ml	—	21:00/200 ml

（2）粮食的摄入：粮食一般是在正餐时摄入，大多数婴幼儿采取的是三餐三点的搭配，三餐时间一般是6:00、12:00、18:00，加餐一般安排在9:00、15:00、21:00，具体见表3-12。一般月龄小的婴幼儿（刚过半岁的婴幼儿）6:00后摄入配方乳即可。粮食基本是在三次正餐时摄入，所以要遵循早餐吃好、午餐吃饱、晚餐吃少的原则进行粮食的配比。一般午餐多食用米，早、晚餐多食用面。

表3-12　婴幼儿各年龄段一日粮食摄入时间及配比

年（月）龄	次数	时间安排及配比			一日推荐量
7—12月龄	3	6:00/5~15 g	12:00/25~35 g	21:00/20~35 g	50~100 g
1—3岁	4	6:00/15~40 g 9:00/15~40 g	12:00/30~50 g	21:00/25~40 g	100~150 g

（3）鸡蛋、荤菜、蔬菜、水果的摄入

鸡蛋的摄入：因为蛋白中的白蛋白分子很小，而婴幼儿肠壁的通透性较高，白蛋白未经消化可直接通过肠黏膜的消化屏障进入血液，成为婴幼儿体内的一种异性蛋白，容易导致婴幼儿机体对异性蛋白分子发生过敏反应，如荨麻疹、湿疹、哮喘等。另外，婴儿食用蛋白也不易消化，还容易引起腹泻。所以，在给婴儿添加辅食时，通常先加蛋黄，之后逐渐增加蛋白摄入量，最后加至整蛋。

荤菜的摄入：建议婴幼儿1岁之前摄入鱼肉为好，1岁之后摄入其他肉类均可。一般来说，添加鱼肉辅食最好使用海鱼，如三文鱼、金枪鱼、多宝鱼等，这类鱼味道鲜美、腥味较淡、鱼刺较少，含有较丰富的钙、铁、磷、维生素A等。由于婴幼儿1岁之前不能食用以花椒、大料、姜葱等调味的食物，如要给鱼去腥，可以先将鱼肉煮熟，然后洒一点醋或柠檬汁。烹调鱼肉辅食一般以清蒸、水煮为好，海鱼本身就有盐分，因此不应加盐。

蔬菜和水果的摄入：宜挑选时令蔬菜、水果。

3. 花样食谱编制的注意事项

在编制花样食谱时应注意以下几点：①根据市场供应情况制定食谱；②注意蛋白质的互补作用，充分利用豆制品；③注意干稀搭配、荤素搭配、粗细粮搭配、主副食搭配，少吃甜食和油炸食物，食盐要加以控制；④早餐以主食为主、优质蛋白质为辅；午、晚两餐做到两菜一汤，一荤一素，多选用各种季节性蔬菜，保证有一定量的绿、橙色蔬菜，晚餐宜选用清淡、易消化饮食；⑤食谱应满足婴幼儿年龄需要（食物的种类、切的块大小、色、香、味等），易于消化，并能激起食欲。一日花样食谱参考实例详见表3-13~表3-16，一周花样食谱参考实例见表3-17。

表3-13　7—12月龄婴幼儿一日食谱

时间	食谱
6:00	母乳或配方乳200 ml
9:00	母乳或配方乳150 ml；饼干1块
12:00	鸡蛋碎菜面（面条25 g，鸡蛋1个，小白菜25 g，香菜适量）
15:00	母乳或配方乳150 ml；苹果半个
18:00	稀粥（米20 g）；肉末豆腐（猪肉末25 g，嫩豆腐25 g，油适量）
21:00	母乳或配方乳210 ml

表3-14 1—1.5岁婴幼儿一日食谱

时间	食谱
6:00	母乳或配方乳200 ml;芝麻饼(面粉15 g,芝麻少许,油适量)
9:00	母乳或配方乳150 ml;饼干1块
12:00	软饭(米30 g);炒猪肝(猪肝25 g,胡萝卜15 g,卷心菜25 g,盐、油适量)
15:00	虾仁蒸蛋(鸡蛋1个,虾仁15 g,香油、盐适量);橘子1个
18:00	荠菜肉馄饨(面粉25 g,猪瘦肉少许,荠菜适量,香菜25 g,盐、香油适量)
21:00	母乳或配方乳200 ml

表3-15 1.5—2岁婴幼儿一日食谱

时间	食谱
6:00	母乳或配方乳200 ml;小肉包(面粉15 g,肉10 g,油适量)
9:00	母乳或配方乳150 ml;饼干1块
12:00	软饭(米35 g);溜鱼片(鳕鱼片30 g);香菇青菜(香菇碎35 g,盐、油适量)
15:00	蒸南瓜30 g;苹果1块
18:00	软饭(米30 g);红烧狮子头(猪肉末30 g,盐、油适量);菠菜蛋花羹(菠菜20 g,鸡蛋1个,盐、香油适量)
21:00	母乳或配方乳200 ml

表3-16 2—3岁婴幼儿一日带量食谱

时间	食谱
6:00	母乳或配方乳200 ml;豆沙包(面粉20 g,红豆沙5 g,糖5 g)
9:00	母乳或配方乳100 ml;饼干两块
12:00	软饭(米40 g);茭白鳝丝(茭白25 g,鳝丝30 g,盐、油适量);紫菜蛋花汤(青菜30 g,鸡蛋1个,紫菜3 g,香菜3 g,盐、油适量)
15:00	小馄饨(面粉25 g,猪肉15 g,香菜,紫菜,盐、香油适量)
18:00	软饭(米35 g);洋葱牛肉末(牛肉末35 g,洋葱20 g);香蕉奶昔(香蕉半根,酸奶30 g,糖若干)
21:00	母乳或配方乳200 ml

表3-17 11—12月龄宝宝一周花样食谱

时间	周一	周二	周三	周四	周五	周六	周日
7:00	母乳/配方乳	母乳/配方乳	母乳/配方乳	母乳/配方乳	母乳/配方乳	母乳/配方乳	母乳/配方乳
8:00	瘦肉粥	奶香馒头	海鲜疙瘩汤	杂烩面包碎	大米粥	彩色水饺	红枣面包
	西蓝花冬瓜泥	胡萝卜鳕鱼	胡萝卜	山药	厚蛋烧	草莓酸奶	香蕉麦圈酸奶
10:00	母乳/配方乳	母乳/配方乳	母乳/配方乳	母乳/配方乳	母乳/配方乳	母乳/配方乳	母乳/配方乳
12:00	面条	牛肉彩豆焖饭	牛肉小油菜烩面	鸭血面片汤	鳕鱼字母面	海鲜粥	虾皮芹菜面
	火龙果、鸡蛋卷	忙果奶露	莴笋、丝瓜	紫薯、木耳菜	白萝卜、黄瓜	娃娃菜碎	鸡肉丸
16:00	母乳/配方乳	母乳/配方乳	母乳/配方乳	母乳/配方乳	母乳/配方乳	母乳/配方乳	母乳/配方乳
	蓝莓	苹果	木瓜	香蕉	苹果	蜜瓜	香蕉
18:00	溶豆	酸奶、蒸蛋糕	发糕	芝士糯米球	芋头糕	小饼干	南瓜松饼
	排骨动物意面	鳕鱼小馄饨	煎三文鱼	红豆米饭焖鱼仔	土豆卷饼	番茄鸡蛋面	二米饭
	菜花、小白菜	波菜碎	配方乳米粉	茼蒿鸡蛋羹	西蓝花米粥	波菜碎	鳕鱼芦笋
20:00	母乳/配方乳	母乳/配方乳	母乳/配方乳	母乳/配方乳	母乳/配方乳	母乳/配方乳	母乳/配方乳

任务2　带量食谱的编制

带量食谱是指在花样食谱的基础上，把膳食计划中各类食物的每周用量全部反映在食谱中，定出每餐或每日每人各种食物原料的用量。婴幼儿一日带量食谱参考实例详见表3-18。

表3-18　婴幼儿一日带量食谱

餐次	食谱	一人量
早餐	枣馒头、酱香鹌鹑蛋、牛乳	面粉45 g、枣5 g、鹌鹑蛋25 g、牛乳175 ml
午餐	麦片焖米饭、肉末木耳豆腐、鸡丝炒芹菜、紫菜蛋花汤	大米45 g、麦片10 g、肉15 g、木耳5 g、豆腐40 g、鸡肉30 g、芹菜10 g、紫菜3 g、鸡蛋5 g
午点	哈密瓜、冰糖菊花莲子水	哈密瓜100 g
晚餐	猪肉菠菜水饺	面粉70 g、肉40 g、菠菜200 g

1. 婴幼儿早餐带量食谱的制定

婴幼儿早餐应注意谷类食物与动物性食物合理搭配，以谷类食物为主，动物性食物为辅。谷类食物的数量以其所含碳水化合物提供婴幼儿一日总热能的25%为限。动物性食物选择畜禽瘦肉、奶、蛋、鱼4类优质蛋白。

婴幼儿早餐要色、香、味、形俱全，食物品种花样丰富。主食不能单调，每天总是简单的馒头或面包，婴幼儿可能会厌食，要能经常花样翻新，多提供一些能引起婴幼儿食欲的食物，如酱包、豆沙包、糖三角、荷叶饼、柳叶包等，也可自制蛋糕等面点，这些食品能激发婴幼儿的食欲。另外，婴幼儿的早餐应是当日早晨的新鲜食品，不应是前一天剩的食物。

总之，早餐可选用鸡蛋、牛乳、酱牛肉、鱼片、蛋糕等蛋白质丰富的食物。要注意合理搭配，注意营养素的平衡，避免婴幼儿养成挑食、偏食的不良习惯。

2. 婴幼儿午餐带量食谱的制定

午餐是婴幼儿一天中的主要一餐，上午体内的能量和各种营养素消耗很大，急需补充。午餐所提供的能量及各种营养素，应达到一天推荐量的35%。做好婴幼儿的营养午餐，可以保证一天1/3以上的营养。

午餐要想保证充分的能量，含蛋白质、维生素和矿物质的食物必不可少。米饭是最好的主食，如果再加入含优质植物蛋白的豆制品，营养就会更全面。蔬菜中，丝瓜、藕等含纤维素较多；除此之外，还可选择芹菜、蘑菇、萝卜等。荤菜尽量选择含脂肪少的食物，如鱼肉、鸡肉等。

制定午餐食谱应注意以下几点。

（1）主、副食的质量并重，汤菜的数量和质量并重：午餐主食如谷类食物的进食量，是一天进食量最多的一次。主食品种如米、面应交替吃，面食花样应经常翻新，如提供花卷、马蹄莲、千层饼、三鲜包子、面条和水饺等。副食要有汤有菜、有荤有素，两菜一汤，荤素搭配。

（2）粗细搭配：在午餐中应适当选用一些粗粮，如小米、燕麦、糙米等。多吃粗粮不仅可以锻炼婴幼儿的咀嚼功能，促进颌骨的发育，降低牙齿畸形的发生率，而且粗糙的食物纤维还会起到对牙齿擦洗，对牙龈按摩的作用，防止"龋齿"和牙龈炎的发生。

（3）干稀搭配：除了米饭外，还可以选择一些汤粥类食品，如赤小豆炖鲤鱼汤、茭白豆腐羹、黑芝麻糊等。

（4）颜色搭配：食物一般有白、红、绿、黑、黄5种颜色。各种颜色的代表食物如下：白色的有米面、牛乳等；红色的有番茄、大枣及畜肉类等；绿色的有绿色蔬菜等；黑色的有黑豆、黑米、黑芝麻、海参等；黄色的有橘子、南瓜、大豆、胡萝卜等。一日饮食中应兼顾上述5种颜色的食物。

（5）皮肉搭配：连皮带肉一起吃渐成时尚，如花生米等，在保证安全的前提下，带皮一起吃营养价值更高。

（6）"海陆空"搭配：海里游的、陆地上走的、空中飞的食物应搭配食用。

婴幼儿午餐带量食谱举例见表3-19。

表3-19 婴幼儿午餐带量食谱

午餐：大米饭、红烧带鱼、素炒圆白菜、汤（略）

食品名称	质量/g	蛋白质/g	脂肪/g	糖类/g	热量/kcal
米饭（大米）	75	4.7	0.5	59.0	259.3
带鱼	100	16.3	3.8	1.7	106.2
圆白菜	100	1.6	0.2	2.0	16.2
油	12	—	12.0	—	108.0
小计	287	22.6	16.5	62.7	489.7

在该带量食谱中，蛋白质为22.6 g，产生热量90.4 kcal，占午餐热量的18.5%，基本符合膳食要求，正常要求是10%～15%，此食谱是因带鱼蛋白质含量较高所致。脂肪为16.5 g，产生热量148.5 kcal，占午餐热量的30.3%；糖类为62.7 g，产生热量250.8 kcal，占午餐热量的51.2%，说明基本达到各种营养的供给比例要求。该午餐三大营养素即蛋白质、脂肪、碳水化合物，共产生热量489.7 kcal，占全日总热量的35%，说明食物的配制是符合营养素要求的。

3. 婴幼儿午点带量食谱的制定

婴幼儿在下午2：30左右有一次午点。午点一般是水果、果羹、糕点、点心等。

午点供给的热量，占一日总热量的10%左右。婴幼儿在下午的活动量较少，所以热量消耗较低。

4. 婴幼儿晚餐带量食谱的制定

婴幼儿晚餐带量食谱要以主食为主，配合适口的蔬菜作为副食，干稀搭配，副食应确保适当的营养素，选用优质蛋白质，以满足婴幼儿生长发育的需要。

主食中的大米、面粉、玉米粉、豆粉、赤豆、小米等粮食要粗细粮搭配，一方面可以发挥蛋白质的互补作用；另一方面经常变化食品种类，可以引发婴幼儿的食欲，对婴幼儿全面摄入各种营养素有利。

制定的食谱菜肴应以容易消化为主，搭配的炒菜以适口为原则。因晚餐后活动时间较短，避免选用油炸食品，以免消化不良。

婴幼儿晚餐要避免单纯供给甜食，晚餐热量以占一日总热量的25%为宜。

婴幼儿晚餐带量食谱举例见表3-20。

表3-20 婴幼儿晚餐带量食谱

晚餐：大米饭、丝瓜炒豆腐、红烧牛肉、双耳蛋花汤（略）

食品名称	质量/g	蛋白质/g	脂肪/g	糖类/g	热量/kcal
大米	60	3.8	0.4	47.2	207.6
丝瓜	50	0.7	0.1	2.2	12.5
豆腐	30	1.6	0.3	0.8	12.3
牛肉	40	8.0	2.4	0.5	55.6
油	10	—	10.0		90.0
小计	190	14.1	13.2	50.7	378

在该带量食谱中，蛋白质为14.1 g，产生热量56.4 kcal，占晚餐热量的14.9%；脂肪为13.2 g，产生热量118.8 kcal，占晚餐热量的31.4%；糖类为50.7 g，产生热量202.8 kcal，占晚餐热量的53.7%。经测算结果证实，该食谱的膳食搭配基本符合平衡要求，各种营养素之间的比例比较合理（晚餐共产生热量378 kcal，占全日总热量27%），可以满足婴幼儿正常生长发育的需求。

为了保证婴幼儿每日膳食中获得足够的营养，膳食管理人员必须了解营养素的来源，并采用科学的营养计算方法，算出婴幼儿每人每日各种营养素的摄入量，从而制定出营养、合理的食谱。

5. 带量食谱编制的注意事项

（1）根据季节和气候的变化来编制食谱：春季乍暖还寒，容易上火，食谱中应多一些以清热为主的菜粥（如菠菜粥、荠菜粥）、绿豆汤、红小豆汤。同时春季婴幼儿长得比较快，在食谱中应多补充含钙和锌的食物，如虾皮、海带、油菜、木耳、豆制品等。

夏季炎热，食欲差，出汗多，是人体新陈代谢最活跃的时期。婴幼儿膳食必须注意色彩鲜艳、形式多样、品种丰富，以清淡为主，避免太油腻，利用色、香、味、形来刺激婴幼儿的食欲。

秋季干燥，婴幼儿易口干、喉干、唇角开裂、鼻腔干燥、流鼻血、大便干结、皮肤干燥等，应注意多一些滋阴润肺的食物，如荸荠、藕、芋头、芦笋、毛豆、山药、鸭蛋、鸡蛋、苹果、生梨、葡萄、杧果、山楂、芝麻等。早餐安排食粥更有益于生津液、防燥热，对婴幼儿极其有利。

冬季寒冷，人体生理活动需要的热量增加，婴幼儿容易产生饥饿感，因此，婴幼儿膳食中可适当加些高热量、高蛋白的食物，如羊肉、鹅肉、鸭肉、红薯、红枣、赤豆、栗子、核桃。

（2）根据食物和婴幼儿的特点来编制食谱：忌油腻和辛辣的食物，尽量选择一些性味偏凉的食品，如新鲜的鸭梨、橘子、甘蔗、白菜、莴苣、荠菜、木耳、紫菜、豆制品等；要多选择时令蔬菜、瓜果，反季节的果蔬不宜多吃；在制定园所整体的食谱时，还应考虑肥胖儿童、营养不良、贫血等体弱儿童的特定需要，合理安排适合这些儿童的膳食，改善这些儿童的发育指标。

项目三　0—3岁婴幼儿四季菜谱的编制

学习目标

一、素质目标

树立科学的营养健康观，对探索婴幼儿四季食谱编制感兴趣。

二、知识目标

1. 了解婴幼儿四季饮食安排的注意事项。

2. 熟悉不同年龄段婴幼儿四季食谱的编制实例。

3. 掌握婴幼儿四季食谱的编制要求。

三、能力目标

能够初步编制婴幼儿四季食谱。

任务情境

琪琪的奶奶回忆说，2岁多的琪琪自从春天开始就频繁感冒发烧，夏天胃口也差，抵抗力一直不好。"我们天天换着法子给她补充营养，老母鸡、牛肉、虾顿顿都有，但琪琪就是不怎么吃，还老是生病，真不知道怎么办！"

任务：请你从婴幼儿四季营养饮食安排角度，给琪琪的奶奶提出合理建议。

学习任务

婴幼儿的饮食健康是每个家长都关心的事情。经常有家长问：给婴幼儿吃什么才最有营养？其实，要想婴幼儿长得好，关键是要均衡饮食，不能只吃几种或某几类食物，而是要把中国居民膳食宝塔和中国7—24月龄婴幼儿平衡膳食宝塔中提到的各类食物按一定的比例合理地安排到婴幼儿的每日饮食中。婴幼儿膳食的组成要遵循平衡膳食的4条基本原则，即多样化、均衡性、适量化和个性化。在具体做法上，每个家庭应根据膳食宝塔的要求，为婴幼儿搭配好谷类、乳类、水果类、蔬菜类、肉蛋禽鱼类食物，并掌握各类食物的摄入量。一年四季的菜肴有各自特点，在配餐时，应把握其基本要领。

1. 春季饮食注意点

春回大地，气候乍暖还寒，有时甚至春寒料峭，因此菜肴宜易消化、有营养、有一定滋补性，并要注意温性和平性、凉性食品相搭配。春季是婴幼儿生长最快的季节，家长应及时提供给婴幼儿富含钙质和维生素的食品。

（1）选用食补为主的方法：可选用一些药食同源的食物，如滋阴补血类的百合、桑葚、黑芝麻、枸杞、桂圆；健脾益气类的枣子、山药、薏苡仁。这些食物既富含多种营养素，又口感好，适量进食，不失为婴幼儿强身健体的滋补佳品。

（2）适当增加优质蛋白质：婴幼儿生长发育增快，对优质蛋白质的需求也随之增长，因此，应多食用鸡蛋、鱼肉、禽畜肉、乳制品及豆制品。尽量少吃甜食、油炸食品及碳酸饮料，它们可造成体内钙质的大量流失。

（3）补充含钙丰富的食物：要保证婴幼儿每天对奶的摄入量。春天气候转暖，婴幼儿可多去户外活动，还应注意每天补充维生素D，多吃一些富含维生素D的食物，如动物肝、海产品等。

（4）注意维生素和矿物质的摄取：婴幼儿维生素摄入不能满足身体需要时，易发生"春季易感症"，如口角经常发炎、齿龈易出血、皮肤变得粗糙等。因此，要让婴幼儿吃多样化的蔬菜，还要食用含较多矿物质的动物内脏。

2. 夏季饮食注意点

夏季婴幼儿饮食应做到营养、卫生、清淡。

（1）及时补充水分：夏季气温高，出汗多，容易丢失水分和矿物质，如钠、钾、锌、钙等。应及时补充水分，以白开水为好，不主张给婴幼儿喝饮料。不要等婴幼儿渴了再让其喝水，因为婴幼儿感觉系统发育不完善，语言表达能力也不够好，家长要定时、定量地给婴幼儿喝够水。新鲜蔬菜和水果中含钾较多，可选择苦瓜、丝瓜、毛豆、香菇、西瓜、桃子等。

（2）供给充足的蛋白质：夏季婴幼儿的消耗多，要保证摄入足够的营养。应供给充足的蛋白质，如牛乳、蛋类、鱼类、豆制品；也可以给婴幼儿适当吃一些绿豆与谷类搭配的主食，还可做一些薯粮搭配的食物。

（3）菜肴要现做现吃或当日吃完为好：夏天天气炎热，食物易变质，隔天的菜肴不要再给婴幼儿吃。婴幼儿的食具要专用，每次用完都要清洗消毒，放置好，避免虫蝇污染。

（4）食物的冷暖性质应与季节相适应：夏季最好选择平性或寒凉性食物，也可搭配热性和凉性食物，如虾仁豆腐。

（5）多变换花样和种类：为了使婴幼儿营养全面，要注意给婴幼儿提供平衡膳食。注意食物的多样化及荤素菜的合理搭配。多样化菜肴会使婴幼儿有新鲜感，既有利于改善夏季的食欲，又能提供丰富的营养。

（6）少吃冷饮、冷食等：冷饮吃得过多，会冲淡胃液，影响消化，并刺激肠道，使肠蠕动亢进，缩短食物在小肠内停留的时间，影响婴幼儿对食物中营养成分的吸收。特别是婴幼儿的胃肠道功能尚未发育健全，黏膜血管及有关器官对冷饮、冷食的刺激尚不适应，多吃冷饮、冷食，会引起腹泻、腹痛、咽痛及咳嗽等症状，甚至诱发扁桃体炎。

3. 秋季饮食注意点

秋季是一年四季中物产最丰富的季节，应季食物很多。秋季气温凉爽宜人，婴幼儿的食欲逐渐增强，消化能力也开始提高。营养配餐时，既要满足婴幼儿的生长需要，也不要过剩。热量高一点的食物可以适当多吃一点，适量增加瘦肉、鱼、鸡鸭肉、牛乳、豆类等食物。适量供应富含B族维生素、维生素E的食物，如花生、腰果、杏仁、核桃等，以健脑补脑。

考点11：秋季饮食注意点。

但秋季也比较干燥，容易引起婴幼儿口、鼻、皮肤等部位的干燥。因此不要选用太多热性食物或辛辣、煎炸食物，适当食用一些清热生津、润肺镇咳的食物，如莲藕、南瓜、莲子、银耳、桂圆、梨、苹果、荸荠等，少吃或不吃辣椒、大葱、生姜、大蒜等刺激性食物，喝够一定量的白开水；多采取炒、汆、烧等烹饪方式。

4. 冬季饮食注意点

（1）高热量、高蛋白食物的摄取要足量：冬季天气寒冷，婴幼儿要摄入足够的热量，以提高机体的抗寒能力，还要为生长发育储备营养。可适当增加高热量、高蛋白的食物，如可增加一些热的甜食作为点心。

考点12：冬季饮食注意点。

（2）补充维生素：寒冷的天气会加快人体的氧化功能，维生素B_1、维生素B_2的代谢也会加快，因此在饮食中要注意及时补充。维生素A能增强人体的耐寒力，维生素C可提高人体对寒冷的适应能力，并且对血管具有良好的保护作用。在冬季，婴幼儿的户外活动会减少，阳光照射的时间也较短，因此容易造成维生素D的缺乏。所以，在冬季，家长要给婴幼儿多吃一些富含维生素的食物。冬季是蔬菜的淡季，家长可以扩大蔬菜品种，绿叶菜、甘蓝族蔬菜（卷心菜、花菜、包心菜等）、根茎类菜（如土豆、萝卜、冬笋、胡萝卜等）、菌菇类等各种蔬菜都可以选择。

（3）冬季还应以温热性的食物为主，但要注意食物不同性质之间的冷暖平衡：适合冬季吃的动物性食物有猪肉、牛羊肉、鸡肉、鱼、虾等；适合冬季吃的水果有苹果、猕猴桃、香蕉、柚子、橘子等。

（4）烹饪方式应以热食为主，以煲菜类、烩菜类、炖菜类或汤菜等为佳：在冬季为使菜肴冷得慢，可以多用勾芡的方法，并且冬季的菜肴口味可以适当厚重一点。不宜给婴幼儿吃生冷的食物，生冷的食物不易消化，容易伤及婴幼儿的脾胃，脾胃虚寒的婴幼儿尤其要注意。

（5）冬季进补不是所有婴幼儿都适合：家长要注意不要自作主张给婴幼儿滥补。

任务1 7—9月龄婴儿四季食谱的编制

（1）春季：详见表3-21。

表3-21 7—9月龄婴儿春季食谱

日期	第一周	第二周	第三周	第四周
周一	红枣泥二米粥（大米、小米）+蛋黄泥或鸡蛋羹+银耳百合炖雪梨	紫薯玉米粥+鸡汁豆腐碎+银耳百合炖雪梨	鸡肝小米粥+芹菜红枣汤+银耳百合炖雪梨	菠菜鸡肉粥+胡萝卜泥+银耳百合炖雪梨
周二	菠菜粥+蛋黄泥或蛋羹+银耳百合炖雪梨	芥蓝粥+鸡汁豆腐碎+银耳百合炖雪梨	鸡肝小米粥+胡萝卜鸡蛋羹+银耳百合炖雪梨	菠菜鸡肉粥+红薯鸡蛋羹+银耳百合炖雪梨
周三	小米山药粥+蛋黄泥或鸡蛋羹+银耳百合炖雪梨	胡萝卜粥+鸡汁豆腐碎+银耳百合炖雪梨	鸡肝小米粥+油菜泥+银耳百合炖雪梨	菠菜鸡肉粥+山药泥+银耳百合炖雪梨
周四	牛乳燕麦粥+油菜泥+苹果红枣泥	胡萝卜粥+菠菜鸡蛋羹+枇杷水	鲜虾西蓝花粥+油菜豆腐羹+苹果红枣泥	鲫鱼豆腐粥+油菜鸡蛋羹+苹果红枣泥
周五	牛乳燕麦粥+胡萝卜泥+苹果红枣泥	山药粥+苹果鸡蛋羹+枇杷水	鲜虾西蓝花粥+南瓜鸡蛋羹+苹果红枣泥	鲫鱼豆腐粥+鸡汁豆腐碎+苹果红枣泥
周六	牛乳燕麦粥+芹菜水+苹果红枣泥	红枣莲藕粥+鸡毛菜鸡蛋羹+枇杷水	鲜虾西蓝花粥+豌豆蛋黄泥+枇杷水	鲫鱼豆腐粥+豌豆蛋黄泥+枇杷水
周日	核桃小米粥+豌豆泥+虾泥	在已添加的食物中选择婴幼儿喜欢的自由安排	在已添加的食物中选择婴幼儿喜欢的自由安排	在已添加的食物中选择婴幼儿喜欢的自由安排

（2）夏季：详见表3-22。

表3-22 7—9月龄婴儿夏季食谱

日期	第一周	第二周	第三周	第四周
周一	红枣泥二米粥（大米、小米）+蛋黄泥或鸡蛋羹+红枣银耳羹	胡萝卜小米粥+鸡汁豆腐碎+西瓜汁或西瓜泥	绿豆粥+鸡肝泥+草莓奶昔	菠菜鸡肉粥+胡萝卜泥+草莓奶昔
周二	苋菜粥+蛋黄泥或蛋羹+红枣银耳羹	芥蓝粥+鸡汁豆腐碎+西瓜汁或西瓜泥	菠菜粥+鸡肝泥+草莓奶昔	菠菜鸡肉粥+冬瓜豆腐羹+草莓奶昔

日期	第一周	第二周	第三周	第四周
周三	绿豆粥+苋菜鸡蛋羹+红枣银耳羹	番茄鸡蛋面+鸡汁豆腐碎+西瓜汁或西瓜泥	番茄鸡蛋面+鸡肝泥+西瓜汁	菠菜鸡肉粥+山药泥+银耳红枣银耳羹
周四	绿豆粥+苋菜鸡蛋羹+葡萄汁或葡萄泥	薏米草莓粥+菠菜鸡蛋羹+红枣银耳羹	鲜虾豆腐粥+油菜鸡蛋羹+葡萄汁或葡萄泥	鲫鱼豆腐粥+油菜鸡蛋羹+红枣银耳羹
周五	绿豆粥+胡萝卜泥+葡萄汁或葡萄泥	薏米草莓粥+西瓜泥+红枣银耳羹	鲜虾豆腐粥+苦瓜鸡蛋羹+葡萄汁或葡萄泥	鲫鱼豆腐粥+鸡汁豆腐碎+西瓜汁或西瓜泥
周六	绿豆粥+冬瓜泥+葡萄汁或葡萄泥	薏米草莓粥+苋菜鸡蛋羹+红枣银耳羹	鲜虾豆腐粥+冬瓜鸡蛋羹+葡萄汁或葡萄泥	鲫鱼豆腐粥+苦瓜鸡蛋羹+西瓜汁或西瓜泥
周日	在已添加的食物中选择婴幼儿喜欢的自由安排	在已添加的食物中选择婴幼儿喜欢的自由安排	在已添加的食物中选择婴幼儿喜欢的自由安排	在已添加的食物中选择婴幼儿喜欢的自由安排

（3）秋季：详见表3-23。

表3-23 7—9月龄婴儿秋季食谱

日期	第一周	第二周	第三周	第四周
周一	薏米红枣粥+蛋黄泥或鸡蛋羹+猕猴桃汁或猕猴桃泥	玉米红薯粥+鸡汁豆腐碎+猕猴桃汁或猕猴桃泥	牛乳燕麦粥+鸡肝泥+橙汁	菠菜鸡肉粥+鸡肝泥+橙汁
周二	菠菜粥+蛋黄泥或鸡蛋羹+猕猴桃汁或猕猴桃泥	芥蓝粥+鸡汁豆腐碎+猕猴桃汁或猕猴桃泥	鸡肝小米粥+菠菜肉末羹+苹果泥	菠菜鸡肉粥+芋头鸡蛋羹+蒸梨水
周三	小米山药粥+蛋黄泥或鸡蛋羹+苹果红枣泥	番茄鸡蛋面+鸡汁豆腐碎+苹果红枣泥	番茄鸡蛋面+鸡肝泥+苹果泥	菠菜鸡肉粥+山药泥+蒸梨水
周四	牛乳燕麦粥+油菜鸡蛋羹+苹果红枣泥	玉米红薯粥+鸭血冬瓜汤+苹果红枣泥	鲜虾西蓝花粥+油菜豆腐羹+香蕉奶昔	鲫鱼豆腐粥+油菜鸡蛋羹+红枣银耳羹
周五	牛乳燕麦粥+胡萝卜泥+香蕉泥	油菜粥+鸭血冬瓜汤+香蕉泥	鲜虾西蓝花粥+南瓜鸡蛋羹+红枣银耳羹	鲫鱼豆腐粥+鸡汁豆腐碎+橙汁
周六	牛乳燕麦粥+芋头泥+香蕉泥	芋头粥+鸭血冬瓜汤+香蕉泥	鲜虾西蓝花粥+豌豆蛋黄泥+葡萄汁或葡萄泥	鲫鱼豆腐粥+豌豆蛋黄泥+香蕉泥
周日	核桃小米粥+芋头泥+香蕉泥	在已添加的食物中选择婴幼儿喜欢的自由安排	在已添加的食物中选择婴幼儿喜欢的自由安排	在已添加的食物中选择婴幼儿喜欢的自由安排

（4）冬季：详见表3-24。

表3-24　7—9月龄婴儿冬季食谱

日期	第一周	第二周	第三周	第四周
周一	枣泥二米粥（大米、小米）+蛋黄泥或鸡蛋羹+橘子汁	胡萝卜粥+鸡汁豆腐碎+桂圆汁	鸡肝小米粥+芹菜红枣汤+橘子汁	菠菜鸡肉粥+白萝卜泥+桂圆汁
周二	菠菜肉末粥+蛋黄泥或鸡蛋羹+橘子汁	芥蓝粥+鸡汁豆腐碎+橘子汁	鸡肝小米粥+胡萝卜肉末羹+苹果碎	菠菜鸡肉粥+芋头鸡蛋羹+苹果碎
周三	小米芋头粥+蛋黄泥或鸡蛋羹+苹果红枣泥	白萝卜青菜粥+鸡汁豆腐碎+苹果红枣泥	鸡肝小米粥+菠菜肉末羹+苹果碎	菠菜鸡肉粥+山药泥+桂圆奶昔
周四	牛乳燕麦粥+油菜鸡蛋羹+苹果红枣泥	玉米红薯粥+紫菜鸡蛋汤+苹果红枣泥	鲜虾豆腐粥+南瓜鸡蛋羹+苹果红枣泥	鲫鱼豆腐粥+油菜鸡蛋羹+红枣银耳羹
周五	牛乳燕麦粥+胡萝卜泥+桂圆汁	油菜粥+紫菜鸡蛋汤+苹果红枣泥	鲜虾豆腐粥+油菜鸡蛋羹+桂圆汁	鲫鱼豆腐粥+鸡汁豆腐碎+苹果碎
周六	芋头小米粥+豌豆泥+红枣银耳羹	芋头粥+白萝卜鸡蛋羹+苹果红枣泥	鲜虾豆腐粥+豌豆蛋黄泥+桂圆奶昔	鲫鱼豆腐粥+豌豆蛋黄泥+橘子汁
周日	在已添加的食物中选择婴幼儿喜欢的自由安排	在已添加的食物中选择婴幼儿喜欢的自由安排	在已添加的食物中选择婴幼儿喜欢的自由安排	在已添加的食物中选择婴幼儿喜欢的自由安排

任务2　10—12月龄婴儿四季食谱的编制

10—12月婴儿四季食谱举例详见表3-25。

表3-25　10—12月龄婴儿四季食谱

日期	春季	夏季	秋季	冬季
周一	早餐：红枣小米粥+水果鸡蛋羹 午餐：青菜肉末软饭+胡萝卜虾仁汤+蒸红枣 晚餐：红枣小米粥+肉末炒油菜	早餐：绿豆粥+水果鸡蛋羹 午餐：肉末冬瓜面+红烧鸭血+西瓜 晚餐：绿豆薏米粥+肉末小白菜	早餐：胡萝卜鱼肉粥+水果鸡蛋羹 午餐：芽菜肉丝软饭+双色豆腐丸子+苹果片 晚餐：木耳青菜肉末粥+西蓝花虾仁	早餐：薏米红薯粥+水果鸡蛋羹 午餐：土豆牛肉软饭+红烧鸭血 晚餐：薏米红薯粥+清炒油菜

日期	春季	夏季	秋季	冬季
周二	早餐：山药鸡肉粥+菠菜银鱼鸡蛋羹 午餐：豌豆鸡肝面+苹果片 晚餐：山药鸡肉粥+肉末炒油菜	早餐：薏米大米粥+虾仁鸡蛋羹 午餐：鸡肉玉米软饭+豌豆丸子 晚餐：薏米大米粥+黄瓜炒鸡蛋	早餐：山药鱼肉粥+胡萝卜鸡蛋羹 午餐：娃娃菜玉米肉末软饭+红枣蒸猪肝+银耳百合炖雪梨 晚餐：山药莴笋肉末面+胡萝卜炒牛肉末	早餐：土豆牛肉粥+清炒娃娃菜 午餐：山药鲫鱼软饭+红枣蒸猪肝+桂圆莲子羹 晚餐：土豆牛肉粥+胡萝卜玉米炒肉末
周三	早餐：鲜肉小馄饨+苹果片 午餐：香菇鸡肉软饭+疙瘩汤+银耳百合炖雪梨 晚餐：菠菜肉末粥+红烧豆腐	早餐：鲜肉小馄饨+清炒娃娃菜 午餐：三文鱼芦笋软饭+冬瓜排骨汤+木瓜 晚餐：菠菜鸡肝面+红烧豆腐	早餐：鲜肉小馄饨+银耳百合炖雪梨 午餐：香菇鸡肉青菜软饭+莲藕排骨汤 晚餐：芦笋鳕鱼西蓝花粥+红烧豆腐	早餐：鲜肉小馄饨+桂圆莲子羹 午餐：胡萝卜牛肉软饭+芋头排骨汤 晚餐：芽菜肉末粥+红烧双色豆腐
周四	早餐：芋头肉末粥+油菜鸡蛋羹 午餐：猪肉荠菜水饺+银耳百合炖雪梨 晚餐：胡萝卜牛肉粥+豌豆炒鸡蛋	早餐：绿豆莲子粥+肉末鸡蛋羹 午餐：胡萝卜牛肉青菜水饺+枇杷 晚餐：番茄鸡蛋面	早餐：胡萝卜鸡肉粥+娃娃菜鸡蛋羹 午餐：五彩蔬菜肉末软饭+香蕉 晚餐：番茄蛤蜊面	早餐：胡萝卜鱼肉粥+娃娃菜肉末蛋羹 午餐：猪肉白菜水饺+香蕉 晚餐：番茄牛肉面
周五	早餐：蔬菜鸡蛋卷+草莓 午餐：青菜肉末软饭+清蒸鲈鱼+樱桃桂花银耳羹 晚餐：番茄鸡肝面	早餐：薏米大米粥+草莓 午餐：冬瓜香菇肉末软饭+清蒸鳕鱼+绿豆沙 晚餐：薏米大米粥+黄瓜鸡蛋卷饼	早餐：小米南瓜粥+香菇肉末蛋羹 午餐：莴笋玉米鸡肉软饭+清蒸鲈鱼+猕猴桃 晚餐：芋头排骨面+蔬菜鸡蛋饼	早餐：莲藕肉末粥+蒸红枣 午餐：香菇鸡肉软饭+白萝卜鲫鱼汤+橙子 晚餐：莲藕肉末粥+什蔬软饼
周六	早餐：菠菜银鱼鸡蛋面+虾泥豆腐羹 午餐：胡萝卜牛肉软饭+红烧鸭血+苹果片 晚餐：鸡蓉玉米面	早餐：香菇西芹小米粥+豆腐鸡蛋羹 午餐：丝瓜肉末软饭+虾仁炒玉米+西瓜 晚餐：五彩蔬菜烩面片	早餐：胡萝卜玉米鸡肉粥+银耳百合雪梨羹 午餐：莲藕莴笋肉末软饭+玉米炒虾仁 晚餐：胡萝卜牛肉面	早餐：虾仁玉米粥+紫菜鸡蛋羹 午餐：鳕鱼西蓝花软饭+清炒上海青 晚餐：香菇鸡肉面
周日	早餐：鲜肉小馄饨+梨子片 午餐：香菇芦笋肉末软饭+玉米土豆清汤+银耳百合炖雪梨 晚餐：香菇西芹小米粥+什蔬软饼	早餐：鲜肉小馄饨+清炒小白菜 午餐：香菇山药软饭+里脊肉炒黄瓜丁 晚餐：南瓜小米粥+什蔬软饼	早餐：鲜肉水饺+清炒玉米西蓝花 午餐：鸡肉玉米软饭+里脊肉炒南瓜丁 晚餐：胡萝卜鱼肉粥+什蔬软饼	早餐：鲜肉小馄饨+清炒莜麦菜 午餐：玉米西蓝花肉末软饭+里脊肉南瓜丁+橘子 晚餐：西芹芦笋肉末粥+红薯土豆卷饼

任务3 1—3岁幼儿四季食谱的编制

1—3岁幼儿四季食谱举例详见表3-26。

表3-26 1—3岁幼儿四季食谱

日期	春季	夏季	秋季	冬季
周一	早餐：薏米南瓜粥+水果鸡蛋羹 加餐：母乳或配方乳 午餐：青菜肉末软饭+鸭血炒豆腐 加餐：苹果 晚餐：薏米南瓜粥+西蓝花炒虾仁 晚上睡前：母乳或配方乳	早餐：绿豆粥+水果鸡蛋羹 加餐：母乳或配方乳 午餐：肉末冬瓜面+红烧鸭血 加餐：西瓜 晚餐：绿豆薏米粥+肉末小白菜 晚上睡前：母乳或配方乳	早餐：胡萝卜鱼肉粥+豆腐肉末羹 加餐：母乳或配方乳 午餐：草鱼烧豆腐软饭+花菜炒肉末 加餐：苹果 晚餐：木耳青菜肉末粥+西蓝花虾仁 晚上睡前：母乳或配方乳	早餐：红枣小米粥+水果鸡蛋羹 加餐：母乳或配方乳 午餐：土豆牛肉软饭+红烧鸭血豆腐 加餐：苹果 晚餐：红枣小米粥+清炒油菜 晚上睡前：母乳或配方乳
周二	早餐：山药鸡肉粥+虾仁玉米鸡蛋羹 加餐：母乳或配方乳 午餐：豌豆鸡肝饭+清炒胡萝卜丁 加餐：苹果 晚餐：山药鸡肉粥+蘑菇炒油菜 晚上睡前：母乳或配方乳	早餐：薏米大米粥+虾仁鸡蛋羹 加餐：母乳或配方乳 午餐：鸡肉玉米软饭+豌豆丸子 加餐：苹果 晚餐：薏米大米粥+黄瓜炒鸡蛋 晚上睡前：母乳或配方乳	早餐：山药鱼肉粥+胡萝卜鸡蛋羹 加餐：母乳或配方乳 午餐：娃娃菜玉米肉末软饭+红枣蒸猪肝 加餐：银耳百合炖雪梨 晚餐：山药莴笋肉末面+胡萝卜炒牛肉末 晚上睡前：母乳或配方乳	早餐：土豆牛肉粥+虾粒鸡蛋羹 加餐：母乳或配方乳 午餐：山药鲫鱼软饭+红枣蒸猪肝 加餐：桂圆莲子羹 晚餐：土豆牛肉粥+冬笋炒白菜 晚上睡前：母乳或配方乳
周三	早餐：鲜肉小馄饨+苹果片 加餐：母乳或配方乳 午餐：香菇鸡肉饭+菠菜 加餐：银耳百合炖雪梨 晚餐：菠菜肉末粥+红烧豆腐 晚上睡前：母乳或配方乳	早餐：鲜肉小馄饨+清炒娃娃菜 加餐：母乳或配方乳 午餐：三文鱼芦笋软饭+冬瓜排骨汤 加餐：木瓜 晚餐：菠菜鸡肝面+红烧豆腐 晚上睡前：母乳或配方乳	早餐：鲜肉小馄饨+银耳百合炖雪梨 加餐：母乳或配方乳 午餐：香菇鸡肉青菜软饭+香菇鸡腿汤 加餐：葡萄 晚餐：芦笋鳕鱼西蓝花粥+红烧豆腐 晚上睡前：母乳或配方乳	早餐：黑木耳虾仁小馄饨+桂圆莲子羹 加餐：母乳或配方乳 午餐：扬州炒饭+白萝卜丸子汤 加餐：橘子 晚餐：芽菜肉末粥+虾皮炒豆腐 晚上睡前：母乳或配方乳

日期	春季	夏季	秋季	冬季
周四	早餐：芋头肉末粥+油菜鸡蛋羹 加餐：母乳或配方乳 午餐：猪肉荠菜水饺 加餐：银耳百合炖雪梨 晚餐：胡萝卜牛肉粥+香椿鸡蛋饼 晚上睡前：母乳或配方乳	早餐：绿豆莲子粥+肉末鸡蛋羹 加餐：母乳或配方乳 午餐：胡萝卜牛肉青菜软饭 加餐：枇杷 晚餐：番茄鸡蛋面 晚上睡前：母乳或配方乳	早餐：胡萝卜鸡肉粥+娃娃菜鸡蛋羹 加餐：母乳或配方乳 午餐：黄豆猪肝软饭 加餐：香蕉 晚餐：番茄海带排骨面 晚上睡前：母乳或配方乳	早餐：胡萝卜鱼肉粥+娃娃菜肉末蛋羹 加餐：母乳或配方乳 午餐：猪肉白菜水饺 加餐：香蕉 晚餐：紫薯核桃粥+虾皮炒豆腐 晚上睡前：母乳或配方乳
周五	早餐：蔬菜鸡蛋卷+草莓 加餐：母乳或配方乳 午餐：青菜肉末饭+清蒸鲈鱼 加餐：樱桃桂花银耳羹 晚餐：番茄鸡蛋面 晚上睡前：母乳或配方乳	早餐：薏米大米粥+草莓 加餐：母乳或配方乳 午餐：冬瓜香菇肉末软饭+清蒸鳕鱼 加餐：绿豆沙 晚餐：薏米大米粥+黄瓜鸡蛋卷饼 晚上睡前：母乳或配方乳	早餐：小米南瓜粥+香菇肉末蛋羹 加餐：母乳或配方乳 午餐：莴笋玉米鸡肉软饭+清蒸鲈鱼 加餐：猕猴桃 晚餐：芋头排骨面+蔬菜鸡蛋饼 晚上睡前：母乳或配方乳	早餐：莲藕肉末粥+蒸红枣 加餐：母乳或配方乳 午餐：香菇鸡肉软饭+红烧海鱼豆腐 加餐：橙子 晚餐：莲藕肉末粥+什蔬软饼 晚上睡前：母乳或配方乳
周六	早餐：菠菜银鱼鸡蛋面+虾泥豆腐羹 加餐：母乳或配方乳 午餐：胡萝卜牛肉饭+红烧鸭血 加餐：苹果 晚餐：鸡蓉玉米面 晚上睡前：母乳或配方乳	早餐：香菇西芹小米粥+豆腐鸡蛋羹 加餐：母乳或配方乳 午餐：丝瓜肉末软饭+虾仁炒玉米 加餐：西瓜 晚餐：五彩蔬菜烩面片 晚上睡前：母乳或配方乳	早餐：胡萝卜玉米鸡肉粥+银耳百合雪梨羹 加餐：母乳或配方乳 午餐：莲藕莴笋肉末软饭+虾仁炒玉米 加餐：橙汁 晚餐：胡萝卜牛肉面 晚上睡前：母乳或配方乳	早餐：虾仁玉米粥+紫菜鸡蛋羹 加餐：母乳或配方乳 午餐：鳕鱼西蓝花软饭+豆腐番茄羹 加餐：橘子 晚餐：香菇鸡肉面 晚上睡前：母乳或配方乳
周日	早餐：虾仁木耳小馄饨+梨子 加餐：母乳或配方乳 午餐：香菇芦笋肉末饭+玉米土豆清汤 加餐：草莓 晚餐：香菇西芹小米粥+什蔬软饼 晚上睡前：母乳或配方乳	早餐：鲜肉小馄饨+清炒小白菜 加餐：母乳或配方乳 午餐：香菇山药软饭+里脊肉炒黄瓜丁 加餐：椰子汁 晚餐：南瓜小米粥+什蔬软饼 晚上睡前：母乳或配方乳	早餐：鲜肉水饺+清炒玉米西蓝花 加餐：母乳或配方乳 午餐：鸡肉玉米软饭+里脊肉炒南瓜丁 加餐：猕猴桃 晚餐：胡萝卜鱼肉粥+什蔬软饼 晚上睡前：母乳或配方乳	早餐：虾仁木耳小馄饨+苹果 加餐：母乳或配方乳 午餐：牛肝菌肉末焖饭+金针菇排骨汤 加餐：橘子 晚餐：西芹芦笋肉末粥+什蔬软饼 晚上睡前：母乳或配方乳

岗 位 应 用

实训3-1　幼儿花样食谱编制的实训作业单

实操目的	请分别为18月龄和30月龄幼儿设计与编制一份一周夏季花样食谱。编制的食谱一人量符合幼儿每日各种营养素的摄入量要求
实操准备	以图文并茂的手抄报形式，展现18月龄和30月龄幼儿一周夏季花样食谱 材料准备：8开素描纸、彩铅、普通铅笔、水性笔等 要求：图文并茂、色彩鲜艳、书写规范、格式不限、作品干净整洁
实操步骤	1. 确定不同月龄幼儿的一日饮食摄入量 2. 确定各食物组（配方乳、粮食、鸡蛋、荤菜、蔬菜、水果）摄入量的配比 3. 编制幼儿一周花样食谱，包括早餐、午餐、午点和晚餐 4. 向教师、同学讲解设计好的幼儿一周夏季花样食谱
实操结果	

实训3-2　婴幼儿带量食谱编制的实训作业单

实操目的	请为0—3岁婴幼儿（托班）设计与编制一份一周带量食谱。膳食中应包括婴幼儿所需要的各种营养素，并且各种营养素之间比例适当；食物品种多样化；膳食量合理；调配得当并做到荤素搭配、干稀搭配、粗细搭配、甜咸搭配
实操准备	以图文并茂的手抄报形式，展现0—3岁婴幼儿一周带量食谱 材料准备：8开素描纸、彩铅、普通铅笔、水性笔等 要求：图文并茂、色彩鲜艳、书写规范、格式不限、作品干净整洁
实操步骤	1. 确定婴幼儿就餐人日数 2. 确定实用食物量 3. 确定每人每日各种食物的消耗量 4. 确定每人每日摄入的各种营养素和热能的量 5. 确定营养素之间的正确比例 6. 编制幼儿一周带量食谱，包括食谱、一人量、时间（从周一到周日）及食物各种营养和能量 7. 向教师、同学讲解设计好的婴幼儿（托班）一周带量食谱

续表

实操结果	

实训3-3　婴幼儿食谱的评价实训作业单

实操目的	调查婴幼儿的一周带量食谱，并根据所学内容进行分析，评价其优点和不足
实操准备	1. 了解婴幼儿的健康状况 2. 评估婴幼儿的营养素失衡情况 3. 了解食物营养成分的功能 4. 掌握摄入量标准 5. 安排进餐时间 6. 合理分配食物的数量和质量
实操步骤	1. 按类别将食物归类排序，并列出每种食物的数量，看食谱中所含五大类食物是否齐全，是否做到了食物种类多样化 2. 从食物成分表中查出每100 g食物所含营养素的量，算出每种食物所含营养素的量 3. 看三大产能营养素的供能比例是否适宜 4. 计算三餐提供能量的比例，看三餐能量摄入分配是否合理 5. 将计算结果与中国营养学会制定的《中国居民膳食营养素参考摄入量》中同年龄、同性别人群的水平比较，进行评价
实操结果	

真 题 模 拟

一、选择题（1-12题为单项选择题，13-16题为多项选择题）

1. 应用食物交换份法制定食谱，下列哪项是错误的（　　）。

    A. 遵守平衡饮食原则，合理搭配

    B. 每餐应包括粮食类、副食类、蔬菜类和烹调油

    C. 控制脂肪，忌荤油、肥肉、煎炸和甜食，应少盐

    D. 谷薯类、菜果类、肉蛋类、油脂类四类食物之间可以相互交换

2. 食物交换份法常将食物分为（　　）大类，每份食物所含的热量一般为80~90 kcal

    A. 9　　　　　　　B. 5　　　　　　　C. 3　　　　　　　D. 4

3. 在食物交换份法中，每份谷薯类食物可提供（　　）g的蛋白质和（　　）g的脂肪。

    A. 1∶2　　　　　B. 4∶1　　　　　C. 2∶0　　　　　D. 4∶2

4. 保育员为小强（2岁男婴，身体健康，男性）初步编制的7日食谱中，维生素B_1为7.9 mg，将维生素B_1与DRIs进行比较，这个摄入量为（　　）。

    A. 不足　　　　　B. 过量　　　　　C. 合格　　　　　D. 适宜

5. 根据《中国居民膳食营养素参考摄入量》指南中婴幼儿营养标准，设计出婴幼儿平均每天对各种营养素的需要量来进行配餐，一日三餐适宜的餐次比为（　　）。

    A. 25%∶25%∶50%　　　　　　　　B. 10%∶50%∶40%

    C. 30%∶40%∶30%　　　　　　　　D. 15%∶15%∶70%

6. 按照就餐婴幼儿的各种营养素和热量摄入量标准，小红今日摄入蛋白质共50 g，脂肪45 g，碳水化合物269 g，则脂肪供能比例为总能量的（　　）。

    A. 12%　　　　　B. 13%　　　　　C. 24%　　　　　D. 25%

7. 下列哪个不是0—3岁婴幼儿食谱编制的原则（　　）。

    A. 平衡膳食，营养充足　　　　　B. 合理分配各餐食物

    C. 合理加工与烹调　　　　　　　D. 兼顾经济情况

8. 以下哪项不是食谱编制的目的（　　）。

    A. 平衡膳食　　　　　　　　　　B. 合理营养

    C. 促进健康　　　　　　　　　　D. 兼顾饮食习惯

9. 食物交换份是一个（　　）的食谱编制方法。

    A. 粗略　　　　　　　　　　　　B. 精确

    C. 操作较难　　　　　　　　　　D. 耗时

10. 以一名 2 岁的男婴为例，使用计算法进行食谱编制，第一步应（　　　）。

    A. 确定该男婴一日能量需要量

    B. 计算蛋白质、脂肪、碳水化合物提供的能量

    C. 计算三大产热营养素每日需要量

    D. 计算主食的量

11. 在编制食谱过程中，应注意食物品种多样化，具体做到（　　　）。

    A. 谷薯类每天达 3 种以上　　　　　　B. 品种数量越多越好

    C. 动物性食物达 3 种以上　　　　　　D. 每日品种达 12 种，每周达 25 种

12. 下列哪项属于食谱评价的内容（　　　）。

    A. 食物种类及各类食物的数量　　　　B. 优质蛋白质的占比

    C. 三种产能营养素的供能比例　　　　D. 三餐能量摄入分配

13. 在食物交换份法中，能与 200 g 白萝卜相互替换的是（　　　　）。

    A. 100 g 马铃薯　　　　B. 100 g 玉米　　　　　C. 200 g 西葫芦

    D. 75 g 莲藕　　　　　E. 175 g 南瓜

14. 以下属于食谱评价过程步骤的是（　　　　）。

    A. 将一日食谱各种营养素与 DRIs 比较

    B. 将食物归类

    C. 确定优质蛋白占总蛋白的比例

    D. 计算三大产能营养素全日需提供的能量

    E. 确定总能量

15. 常用的个人营养食谱编制的方法包括（　　　　）。

    A. 营养成分法　　　　B. 计算法　　　　　　C. 平衡膳食宝塔法

    D. 食物交换份法　　　E. 人日数法

16. 在编制食谱时，选择食材需考虑的因素是（　　　　）。

    A. 身体情况　　　　　B. 保健作用　　　　　C. 个人饮食习惯

    D. 营养价值　　　　　E. 安全性

二、简答题

1. 简述婴幼儿编制带量食谱的注意事项。

2. 简述婴幼儿食谱评价的内容和过程。

3. 简述婴幼儿四季饮食安排的注意事项。

三、论述题

1. 假如你需要向家长提供一份营养食谱，你会如何设计来满足不同家长的要求，设计依据是什么？

2. 结合日常生活，给 1—2 岁幼儿春季一日的营养配餐提出合理建议。

四、材料分析题

1岁8个月的乐乐是爸爸妈妈盼了多年才有的宝贝，她的到来给家里带来了无限欢乐和幸福，父母将其视若珍宝。乐乐自出生起用的都是最好的，特别是吃饭时每次辅食都要磨得烂烂的、碎碎的，水果都要打成泥或汁。现在乐乐已经1岁多了，父母的精细照顾使乐乐越发娇惯，不爱吃饭，不爱吃菜，只爱喝奶。父母为她吃饭很发愁。

请结合材料，针对乐乐出现的情况指出其膳食喂养中的问题，分析该年龄阶段幼儿本该处于什么样的发育阶段和状态，并结合乐乐的问题提出合理的营养配餐策略。

五、活动设计题

请你以小组为单位，自选婴幼儿的年龄阶段，为托育机构设计婴幼儿营养配餐的工作方案。

资 源 拓 展

"神舟"航天员太空餐大盘点

抗疫一线"爱心免费午餐"

4

0—3岁婴幼儿的配餐制作

学 习 目 标

素质目标

☐ 树立科学的营养健康观，对探索婴幼儿辅食制作与营养配餐感兴趣。

知识目标

☐ 了解婴幼儿辅食食材的选择与制作要求。

☐ 掌握婴儿各类辅食的制作方法。

☐ 熟悉幼儿各类膳食的制作方法。

能力目标

☐ 能初步完成婴幼儿各类辅食的制作。

☐ 能初步制作婴幼儿面点和四季菜肴。

模 块 导 学

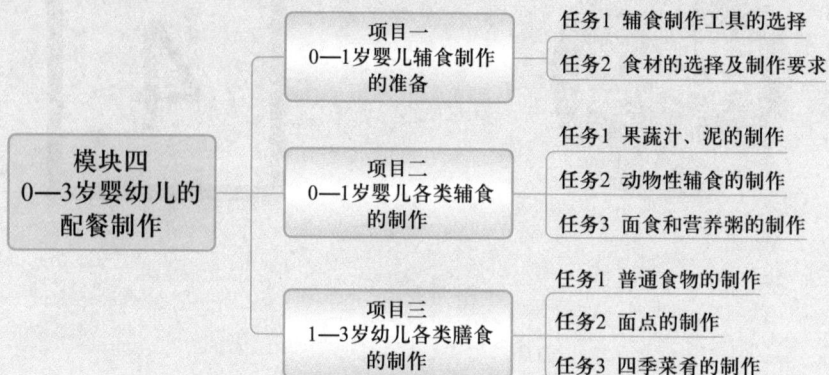

模块四
0—3岁婴幼儿的
配餐制作

项目一
0—1岁婴儿辅食制作
的准备
- 任务1 辅食制作工具的选择
- 任务2 食材的选择及制作要求

项目二
0—1岁婴儿各类辅食
的制作
- 任务1 果蔬汁、泥的制作
- 任务2 动物性辅食的制作
- 任务3 面食和营养粥的制作

项目三
1—3岁幼儿各类膳食
的制作
- 任务1 普通食物的制作
- 任务2 面点的制作
- 任务3 四季菜肴的制作

微 课 先 行

婴儿辅食添
加的基本知
识

果蔬汁泥辅
食的添加和
制作

营养小点心
的制作

幼儿一日配
餐的设计与
制作

四季营养菜
谱的设计与
推荐

项目一　0—1岁婴儿辅食制作的准备

学习目标

一、素质目标
树立科学的营养健康观，关爱婴幼儿，对探索婴儿辅食制作感兴趣。

二、知识目标
1. 了解婴幼儿辅食制作工具。
2. 熟悉婴幼儿辅食食材的选择要求。
3. 掌握婴幼儿辅食的制作要求。

三、能力目标
能够正确挑选辅食食材和制作工具。

任务情境

悠悠来到这个世界上，吃到的第一份美食就是妈妈的乳汁。乳汁天然营养，是再好不过的食物。然而，随着悠悠渐渐长大，慢慢萌出乳牙，她便开始想着尝点新滋味了。悠悠妈妈需要开始给悠悠准备辅食了。这时，新手妈妈面对各种各样的食材犯难了，哪些适合宝宝吃，哪些不适合？有哪些制作要求呢？准备好了食材，还需要一些辅食制作工具，这样才可以大显身手啊。选择哪些辅食制作工具呢？悠悠妈妈犯难了，她想向专业人员寻求帮助。

任务：假如你是专业人员，请从辅食食材的选择与制作要求、辅食工具选择的角度给悠悠妈妈一些合理的建议。

学习任务

任务1　辅食制作工具的选择

婴幼儿的辅食与成人的饭菜有很大的区别，尤其是婴幼儿断奶前的辅食制作。除了家里原有的菜刀、砧板等这些制作辅食所必需的工具外，还需要一些专用工具来辅助完成。有了专门的工具，为婴幼儿制作辅食就会轻松、便捷很多。而且从卫生的角度，也应该将制作辅食的工具与制作成人饭菜的工具分开。挑选时应尽量选择易清洗、易消毒、形状简单、容易发现污垢的工具和餐具。下面介绍一些常用的辅食制作工具。

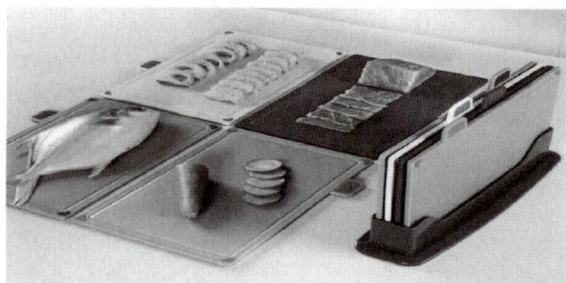

图4-1　菜板与刀具

1. 菜板与刀具

制作生食和熟食的菜板和刀具需要分开（图4-1），这不仅可以避免食物串味，更重要的是可以避免生食和熟食交叉污染。每次使用前后都要将其洗净、消毒、擦干。

2. 刨丝器、擦板

细碎的食物易熟，婴幼儿容易消化。刨丝器和擦板是做丝、泥类食物必备的工具。切记每次使用后都要清洗干净、晾干，以防细菌滋生。

3. 计量器

计量器用于计算制作辅食的各种材料的量，方便按比例烹饪食物，帮助计算食物的营养值。

4. 蒸锅

蒸熟或蒸软食物用，如蒸蛋羹、鱼、肉、肝泥等都可以用到。普通蒸锅就可以，也可以使用小号蒸锅，这样更省时节能。

5. 小汤锅

烫熟食物或煮汤用，也可用普通汤锅，但小汤锅一次烹饪的食物较少，适合婴幼儿进餐，不会造成浪费。

6. 研磨器

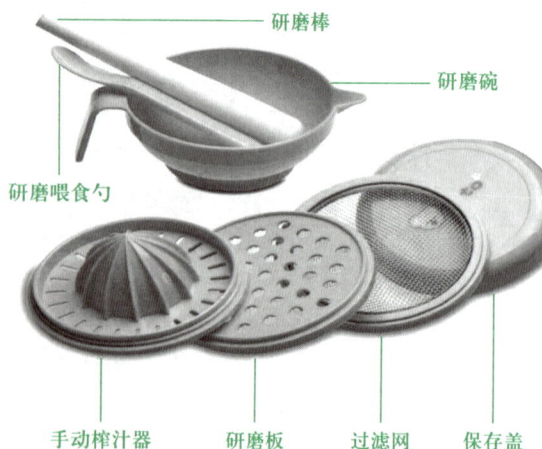

图4-2　食物研磨组

研磨器用来将食物磨碎，是制作泥糊状食物的必备工具。目前，市面上流行的食物研磨组是很多妈妈使用过的非常经典的辅食制作工具（图4-2），使用方便，易于清洗，基本能满足婴幼儿辅食制作的需要，而且体积小，便于收纳。这套工具主要包含研磨碗、研磨棒、研磨喂食勺、手动榨汁器、研磨板、过滤网、保存盖，可以根据制作需要进行不同组合。

（1）研磨碗+研磨棒：研磨碗的纹路设计配合研磨棒，可以轻松磨碎和捣碎多纤维、大颗粒的食物，且不沾残渣。蒸煮软烂的食物可趁热研磨；多纤维食物可用研磨棒捣碎研磨，使其口感柔软滑顺；盖上保存盖，将食物放进微波炉加热后直接研磨更简单快速。

（2）研磨碗＋研磨板：胡萝卜、梨、苹果等比较坚硬的蔬果，只要细磨成泥，便可从辅食添加的第一阶段开始喂食。

（3）研磨碗＋手动榨汁器：将榨汁器置于研磨碗上，将柑橘类水果一切为二，倒扣在榨汁器的突起部位，按压、旋转便能挤出大量果汁。

（4）研磨碗＋过滤网：可将过滤网置于研磨碗上使用。水煮蛋的蛋黄、芋薯类、南瓜等纤维较多的蔬菜，经过滤之后口感会更滑顺。要注意的是，过滤网不可用于微波炉加热。

7. 榨汁机

榨汁机用来为婴幼儿制作果汁和蔬菜汁。最好选用有特细过滤网、可以分离部件清洗的榨汁机。作为辅食添加前期的常用工具，妈妈在清洁方面要多加用心，一定要彻底清洗，否则容易滋生细菌，最好在使用前后都清洗一次。

8. 辅食储存盒

辅食储存盒如辅食密封冷冻盒可以将辅食分类冷藏或冷冻保存、解冻和加热。不同容量的组合可以满足婴幼儿不同时期的辅食量，同时也便于携带。

【阅读卡片4-1】让宝宝爱上辅食的小窍门①

婴幼儿对妈妈制作的辅食有一个接受的过程，让婴幼儿爱上辅食，绝不是一朝一夕就能完成的事。想要帮助婴幼儿更顺畅地接受辅食，需要掌握一些小窍门。

1. 准备一套儿童餐具

婴幼儿喜欢拥有属于自己独有的东西，在保证餐具易清洗、不易藏污垢的情况下，妈妈可为婴幼儿准备一套儿童餐具。儿童餐具图案可爱，颜色鲜艳，有助于提高婴幼儿的食欲。

2. 示范怎样咀嚼食物

有的婴幼儿刚开始吃辅食时，由于不习惯咀嚼，可能在喂辅食时会用舌头把食物往外推。这个时候，就需要家长演示给婴幼儿怎么咀嚼食物并把食物吞下去。如果婴幼儿仍然不会，不妨多示范几次。

3. 吃饭前先提醒

饭前10 min提醒婴幼儿要吃饭了，有助于婴幼儿愉快进餐。如果婴幼儿玩得正高兴，却被要吃饭这件事打断的话，就很可能会产生抵触情绪而拒绝吃饭。就算是1岁左

---

① 《健康大讲堂》编委会.婴幼儿辅食配餐.哈尔滨：黑龙江科学技术出版社，2015：12.（有改动）.

右的婴幼儿，也应该事先告知他即将要做的事，让婴幼儿慢慢养成习惯。

4. 品尝各种新口味

富于变化的辅食能刺激婴幼儿的食欲，让婴幼儿保持对吃饭的新鲜感。在婴幼儿原本喜欢的食物中加入新食材，慢慢增加分量和种类。如果婴幼儿讨厌某种食物，家长应该在烹调方式上多变换花样。婴幼儿长牙后喜欢有嚼感的食物，需要及时调整食物的形状。食物也要注意色彩搭配，口味不宜太浓。

5. 尝试让婴幼儿自己动手吃

婴幼儿1岁后，渐渐开始有了独立意识，想要自己动手吃饭了。家长可以鼓励婴幼儿自己拿汤匙进食，也可烹制易于手拿的食物，让婴幼儿用手抓着吃，这样不仅满足了婴幼儿的好奇心，让他们觉得吃饭是件有意思的、有成就感的事，同时也增加了婴幼儿的食欲。

6. 学会食物代换原则

如果婴幼儿讨厌某种食物，也许只是暂时性不喜欢吃，家长可以先停止喂食，隔段时间再让他吃，在此期间，可以喂给婴幼儿营养成分相似的替换品。家长要多给婴幼儿一些耐心，说不定哪天换一种烹调方式或者把饭摆成一个可爱的造型，婴幼儿就爱吃了。

7. 营造轻松愉快的用餐氛围

要为婴幼儿营造一个洁净、舒适的用餐环境，并给婴幼儿准备固定的桌椅及专用餐具。婴幼儿吃饭较慢时，不要催促，要多表扬和鼓励婴幼儿，这样能增强婴幼儿吃饭的兴趣，让婴幼儿体会到用餐的快乐。

任务2　食材的选择及制作要求

1. 食材的选择要求

（1）尽量选择天然的、绿色无公害食品。有条件的可以选择有机食品，有机食品没有农药残留和添加剂，更适合婴幼儿食用。

考点2：
辅食食材的
选择要求。

（2）尽量选择新鲜的食材，最好是当天买当天吃。存放过久的食物不但营养成分容易流失，还容易发霉或腐败，滋生细菌，对婴幼儿健康不利。另外，少用或不用半成品或熟食，如香肠、火腿，以及咸菜、萝卜干等腌制食品，这些食材含盐过高，不适合婴幼儿食用。

（3）少用刺激性调味品，如咖喱、胡椒粉、五香粉。

（4）少选用胀气的食物，如洋葱、干豆类。

（5）避免选用含酒精的食材。

2. 食材的制作要求

考点3：
辅食制作前
的准备。

（1）制作前的准备：给婴幼儿制作辅食时一定要注意卫生。操作者首先应认真地洗净双手；制作食物的刀具、锅、碗、筷子等工具要生、熟食物分开使用；用来制作和盛放食物的各种工具要提前洗净并用开水烫过；过滤用的纱布使用前要煮沸消毒。

①食材清洗要干净：食材能削皮的最好削皮，如果不能削皮的就要在流动水下多冲洗几遍，减少各种化学物品的残留。如果用猪肝、鸡肝等做辅食，要把食材放在水里浸泡30 min解毒，然后用流动水冲洗10 min，再做给婴幼儿吃。

②注重食材的营养搭配：不同类型的食物所含营养成分不同，这些营养成分在互相搭配时会产生互补、增强或阻碍的作用。如果家长能够注意到这些食物中的营养差别，并从中找到每种食材的"最佳搭档"，就能提高食物的整体营养价值，从而为婴幼儿的辅食加分。

（2）制作中的要求：由于婴幼儿的消化系统发育尚未完善，所以婴幼儿的食物要做到"细、碎、软、烂"，使婴幼儿容易咀嚼和吞咽，并容易消化和吸收。婴幼儿辅食在制作加工上有一些要求，具体如下。 考点4：辅食制作中的要求。

①蔬菜宜切成细丝、小片、小丁；含粗纤维的蔬菜，如芥菜、黄豆芽、金针菜、芹菜等，应切碎。

②鲜豆要煮烂、蒸食，干豆切碎煮烂，豆腐干切成细丝、小片、小丁并煮烂。

③肉类食物要煮烂，切成细丝、小片、小丁或做成丸子。带骨的肉食食用前要去骨，带刺的鱼或带壳的虾等要由家长去刺或去壳，净肉入口。

④饭要烂熟，面食除蒸、煮、烧、煨外，还可加工成饺子、包子。

⑤带核水果要去核食用，整粒的干果不能随意食用，需在成人看护下食用。

⑥婴幼儿菜肴宜清淡，应少糖、少盐，适量添加植物油。婴幼儿的辅食应保持食物原有的味道，让婴幼儿品尝到各种食物的天然味道。婴幼儿如果从加辅食开始就较少吃到过甜、过盐的食物，会自然而然地适应清淡饮食。

吃糖过多，不仅会引起肥胖，还会影响婴幼儿对蛋白质和脂肪的吸收和利用，导致维生素B_1及微量元素缺乏，还可因血糖浓度长时间维持在高水平而降低婴幼儿的食欲。

1岁以内婴儿的辅食中不添加盐，因为其肾功能还不完善，浓缩、稀释功能较弱，不能排除体内过量的钠盐，摄入盐过多会增加肾负担，并养成婴儿喜食咸食物的习惯。1岁以上幼儿的辅食中可以加一点盐，但一定要适量（推荐量为1 g/d）。患有心脏病、肾炎和呼吸道感染的婴幼儿更应严格控制饮食中盐的摄入量。

婴幼儿辅食最好不要添加味精、鸡精、桂皮、姜等调味品，因为这类调味品对婴幼儿的胃肠道会产生较强的刺激，影响健康。浓厚的调味品味道会妨碍婴幼儿体验食物本身的天然香味，长期食用还可能养成挑食的不良习惯。

⑦烹调方式宜采用蒸、煮、煨，少用煎、炸、烤之类的烹调方式。所有的食材都要熟透，以最大程度地清除附着在食材上的病菌、农药、污染物，保证婴幼儿健康。

⑧辅食的精细程度要符合婴幼儿的月龄特点，最好根据婴幼儿的消化能力调节食物的形状和软硬度。

（3）制作后的保存：制作好的辅食应立即喂给婴幼儿食用。熟食放置时间越长，营养价值越低。同时，放置时间长，特别容易滋生细菌，婴幼儿抗病能力弱，这些滋生的细菌很可能导致婴幼儿腹泻。因此，辅食一次不要做太多。如果做太多，则应在食物做好时，及时用保鲜盒或保鲜袋分装好放入冰箱保存。食用前需要退冰加热，熟透后给婴幼儿食用。

项目二　0—1岁婴儿各类辅食的制作

学习目标

一、素质目标

树立科学的营养健康观，关爱婴儿，对探索婴儿各类辅食的制作感兴趣。

二、知识目标

1. 了解婴儿动物性辅食的制作方法。

2. 熟悉婴儿面食和营养粥的制作原则。

3. 掌握婴儿果蔬汁、泥辅食的制作方法。

三、能力目标

能够制作婴儿各类辅食。

任务情境

玲玲是个1岁1个月的宝宝，从6个月起，玲玲就开始吃辅食了。没有太多经验的玲玲妈妈自从发现玲玲爱吃苹果汁和南瓜泥后，经常给玲玲吃。一段时间后，玲玲妈妈发现玲玲不爱吃这些了，经常尝几口就不愿意再吃。玲玲妈妈开始思考要给玲玲准备什么样的辅食，怎么制作辅食。

任务：请你给玲玲妈妈一些关于辅食制作的建议。

学习任务

任务1　果蔬汁、泥的制作

1. 果汁、果泥的制作

为婴儿制作果汁的时候，一定要选择新鲜、无裂伤、无碰伤并且熟透的水果。一些汁水丰富的水果，如梨、桃、橙子，都可以作为制作果汁的首选水果。

制作果汁、果泥前，要充分清洗水果，将残留的农药去除。对苹果、梨等容易去皮的水果，先洗净再用清水浸泡15 min；对皮薄或无皮的葡萄、草莓、杨梅等水果，可以先用清水浸泡15 min，再用淡盐水浸泡10 min左右，最后用清水冲洗干净。

果汁一定要现做现喝，喝完后应给婴儿喝些白开水或漱口，以保持口腔清洁。

（1）苹果汁（图4-3）。

适用月龄：6月龄以上。

所需食材：应季新鲜苹果1/2个。

制作方法：

①将苹果洗净、去皮，切成小块。

②锅中放入适量清水烧开，放入切好的苹果块，再次煮沸。之后转中火继续煮3 min左右。

③捞出苹果块，将苹果水晾温后给婴儿饮用。

④也可将切好的苹果块放入榨汁机中，注入少许温开水，榨汁即可。

（2）西瓜汁（图4-4）。

适用月龄：6月龄以上。

所需食材：应季熟西瓜。

制作方法：

①将西瓜切开，用勺子舀两大勺西瓜瓤放入碗中。

②去掉西瓜籽，用勺背将西瓜肉碾碎。

③用消毒纱布或过滤网过滤后取汁即可。

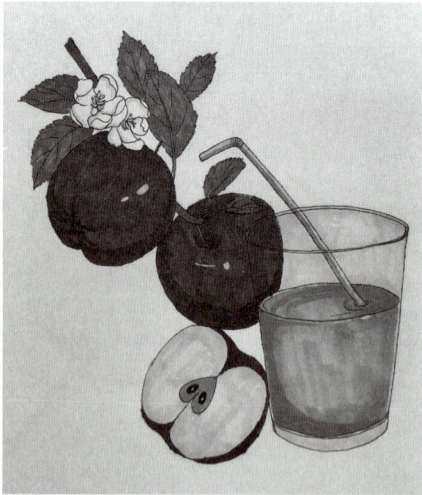

图4-3 苹果汁

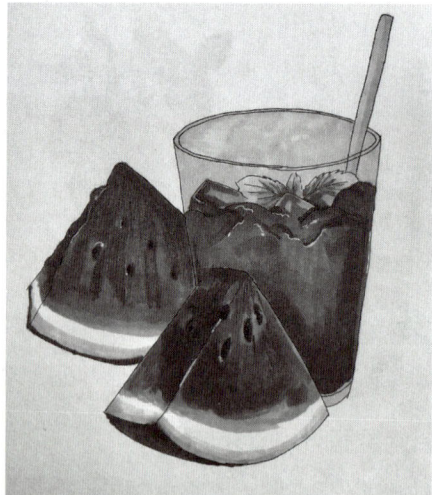

图4-4 西瓜汁

（3）香蕉泥（图4-5）。

适用月龄：6月龄以上。

所需食材：香蕉1根。

制作方法：

① 香蕉去皮。

② 用汤匙将果肉放入碗中，压成泥状即可。

（4）苹果泥（图4-6）。

适用月龄：6月龄以上。

所需食材：酥软的苹果1个。

制作方法：

① 取质地较为酥软的苹果1个，洗净切开。

② 用小勺在横剖面上刮取果肉，越细越好。

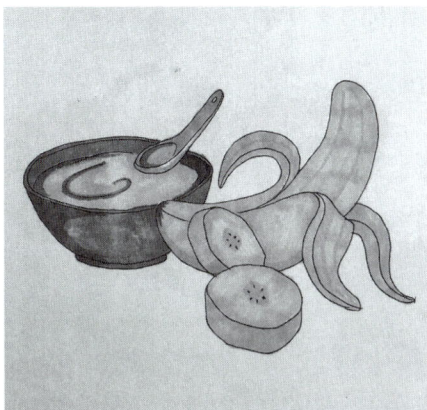

图4-5 香蕉泥

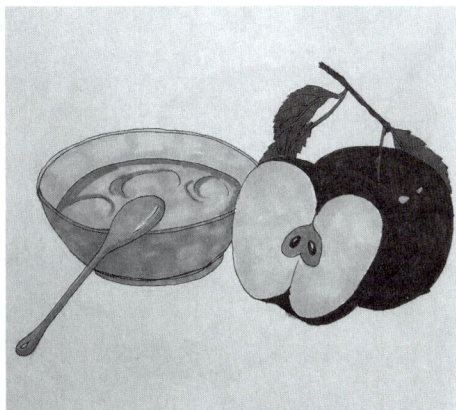

图4-6 苹果泥

2. 蔬菜汁、蔬菜泥的制作

在婴儿适应了米粉之后，就可以为婴儿添加一些蔬菜汁和蔬菜泥了。一些根茎类蔬菜，如胡萝卜、白萝卜等适合6月龄以上婴儿食用。与其他蔬菜相比，根茎类蔬菜农药残留较少，口感细腻，既可以给婴儿补充维生素和矿物质，又可以提供部分碳水化合物。薯类食物如土豆、红薯、紫薯等，其营养特点与根茎类蔬菜相似，既含有丰富的碳水化合物，又富含维生素A、维生素C、钾、铁等营养素，也是婴儿辅食的极佳选择。此外，还可以为婴儿添加豌豆等鲜豆类蔬菜和番茄、冬瓜、南瓜、苦瓜等茄瓜类蔬菜。

考点6：
蔬菜汁、蔬菜泥制作的注意点。

茎叶类蔬菜营养价值很高。《中国居民膳食指南（2022）》推荐成人每日摄入的蔬菜中2/3应为叶菜，但这类蔬菜食物纤维比较多，不适合刚刚开始学习咀嚼的婴儿食用。

蔬菜的添加一定要先于水果，因为水果比蔬菜味道甜，如果婴儿先习惯了香甜的水果，可能就会对味道稍淡的蔬菜没兴趣了。

需要注意的是，不宜选择洋葱等刺激性大的蔬菜给婴儿做蔬菜汁、蔬菜泥，因为它们对婴儿的胃肠刺激太大，会妨碍婴儿本来就没有发育完全的消化系统的功能。

　　用于榨汁的蔬菜一定要洗净，能削皮的应削皮后使用。蔬菜汁也要现做现喝，不宜放置过久。喝完后，家长应立即给婴儿漱口，以保持口腔清洁。

　　（1）胡萝卜汁（图4-7）。

考点7：
胡萝卜汁的
制作方法。

　　适用月龄：6月龄以上。

　　所需食材：新鲜胡萝卜1根。

　　制作方法：

　　① 将胡萝卜洗净，去皮切成条状、丁状或片状。

　　② 放入锅内加适量清水煮，约10 min煮烂。

　　③ 用消毒纱布或过滤网过滤取汁即可。

　　④ 还可将胡萝卜洗净切好放入榨汁机榨取胡萝卜汁。

　　（2）黄瓜汁（图4-7）。

　　适用月龄：6月龄以上。

　　所需食材：新鲜黄瓜1根。

　　制作方法：

　　① 将黄瓜洗净、去皮，用刨丝器或擦板擦成丝。

　　② 用消毒纱布包住黄瓜丝挤出汁，兑入适量温水。

　　③ 还可将黄瓜洗净放入榨汁机榨取黄瓜汁。

　　（3）南瓜泥（图4-8）。

　　适用月龄：6月龄以上。

　　所需食材：新鲜南瓜1块，水适量。

　　制作方法：

　　① 将南瓜洗净、去皮去籽，切成小块或小片，放入小碗中。

　　② 蒸锅中倒入清水，上锅蒸15 min左右至南瓜熟透。

　　③ 取出蒸好的南瓜，用小勺背或研磨棒捣成泥。

　　④ 取适量南瓜泥，加适量温水，调匀即可。

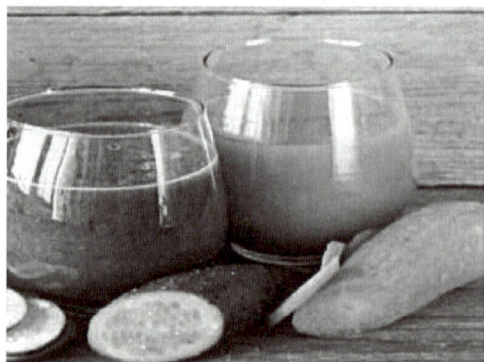

图4-7　胡萝卜汁、黄瓜汁

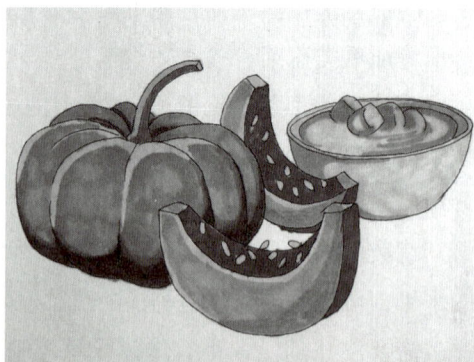

图4-8　南瓜泥

（4）油菜泥（图4-9）。

适用月龄：6月龄以上。

所需食材：新鲜油菜2~3棵，水适量。

制作方法：

① 将新鲜油菜洗净，放入开水中焯2~3 min。

② 捞出后沥干水，切碎，放入研磨碗中捣成泥即可。

③ 也可将煮好切碎的油菜，放入搅拌机搅拌成泥。

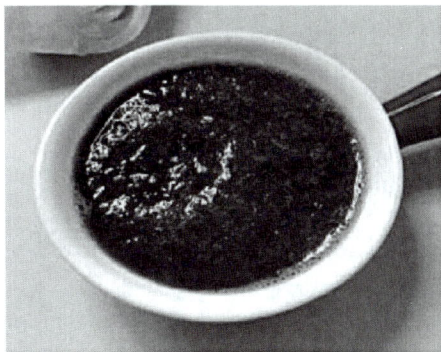

图4-9　油菜泥

3. 果蔬混合汁、泥的制作

（1）苹果胡萝卜汁。

适用月龄：6月龄以上。

所需食材：苹果1/2个，胡萝卜1根。

制作方法：

① 将胡萝卜、苹果洗净，削皮后切成丁。

② 将切好的胡萝卜和苹果放入锅内，加入适量清水煮，约10 min，煮至软烂。

③ 用消毒好的纱布或者是过滤网取汁即可。

④ 也可用榨汁机榨汁，兑适量温开水食用。

（2）白萝卜梨汁。

适用月龄：6月龄以上。

所需食材：小白萝卜1个，梨1/2个。

制作方法：

① 将白萝卜、梨洗净，削皮后切成丁。

② 将切好的白萝卜放入锅内加清水烧开，用小火炖煮10 min左右。

③ 加入梨丁再煮5 min，取汁即可食用。

（3）菠菜香蕉泥（图4-10）。

适用月龄：6月龄以上。

所需食材：菠菜80 g，香蕉1根。

制作方法：

① 将菠菜洗净，放入沸水中，煮半分钟，把焯过水的菠菜捞出备用。

② 将菠菜切成段，将香蕉果肉压成泥状。

③ 将菠菜放入榨汁机榨取菠菜汁。

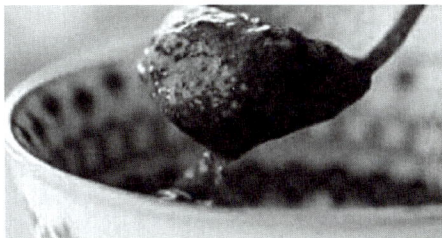

图4-10　菠菜香蕉泥

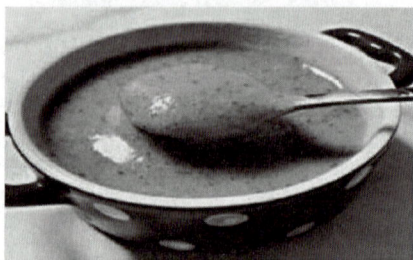

图4-11 西蓝花苹果泥

④锅中注入适量清水烧热，倒入菠菜汁，加入香蕉泥。

⑤搅拌均匀，煮沸，盛出即可。

（4）西蓝花苹果泥（图4-11）。

适用月龄：6月龄以上。

所需食材：西蓝花100 g，苹果80 g。

制作方法：

①将洗好的苹果去核去皮、切成小块，西蓝花切成小块。

②将西蓝花放入沸水中，略煮后捞出。

③将苹果放入蒸锅蒸15 min左右，直至熟软。

④将西蓝花和苹果放入榨汁机，选择"搅拌"功能，加适量温水，打成泥状，盛出即可。

【阅读卡片4-2】几种蔬菜混合在一起做菜泥好不好？[①]

把几种蔬菜混合在一起虽然可以实现营养互补，却会使食物的味道变得很复杂，不利于婴儿细细品味每种食物的特有味道，也不利于培养婴儿对食物的认知和兴趣。如果婴儿出现过敏，相对复杂的成分也会给父母寻找致敏原造成困难。所以，刚开始添加辅食时，最好一次只让婴儿吃一种菜泥，待婴儿熟悉了蔬菜的味道，又没有过敏反应后，再尝试把几种蔬菜混合到一起做菜泥。

任务2 动物性辅食的制作

添加动物性辅食的顺序是蛋黄泥→鱼泥（剔去骨和刺）→虾泥→全蛋（蒸蛋羹）→肝泥→动物血泥→肉末（先禽肉末，后畜肉末）。

1. 蛋类辅食的制作

在婴儿逐渐适应了蔬菜和水果后，可考虑添加鸡蛋黄。喂婴儿吃鸡蛋，要逐步添加，先1/4，再1/3，再1/2，再到整个蛋黄。由于蛋白容易引起过敏，等婴儿12个月时再尝试吃全蛋。过敏体质的婴儿要延迟到1岁以后。

（1）蛋黄泥（图4-12）。

适用月龄：6月龄以上。

所需食材：鸡蛋1个。

制作方法：

---

① 艾贝母婴研究中心.宝宝辅食制作与营养配餐［M］.成都：四川科学技术出版社，2015：14.

①将鸡蛋洗净，放入加了冷水的锅中煮10 min左右。

②取出冷却后剥去蛋壳，去掉蛋白，取出蛋黄。

③放入碗中，根据需要的量，用小勺背压碎。

④蛋黄可单独食用，也可与配方乳粉或米粉混合食用。

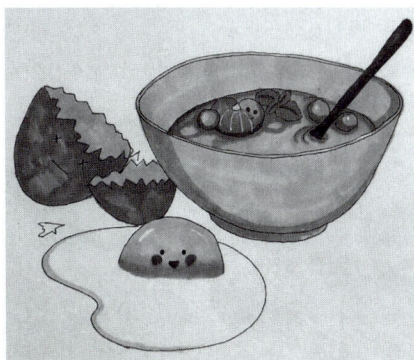

图4-12 蛋黄泥

（2）蛋黄羹。

适用月龄：7月龄以上。

所需食材：鸡蛋1个。

制作方法：

①将鸡蛋磕开，取出蛋黄，搅拌均匀，加入凉开水，稍微搅拌一下。

②放入蒸锅蒸10~15 min，放温后即可食用。

（3）蛋黄豆腐。

适用月龄：8月龄以上。

所需食材：熟鸡蛋1个，豆腐50 g，油菜叶1片。

制作方法：

①将豆腐在沸水中焯过水后放入碗中，捣烂成泥。

②将油菜叶焯烫后切碎，放入豆腐泥中，熟蛋黄压碎。

③将豆腐泥捏成方块状，再将压碎的熟蛋黄均匀地撒在豆腐的表面。

④放入蒸锅，中火蒸10 min即可。

（4）太阳蛋（图4-13）。

适用月龄：10月龄以上。

所需食材：鸡蛋1个，胡萝卜100 g。

制作方法：

①将鸡蛋在碗中打散，加入适量的凉开水调匀。将胡萝卜去皮，切成碎末。

②将蛋液放入蒸锅，大火蒸2 min。

③将切好的胡萝卜碎按照太阳的形状铺在碗中的蛋面上，改中火继续蒸8 min左右即可。

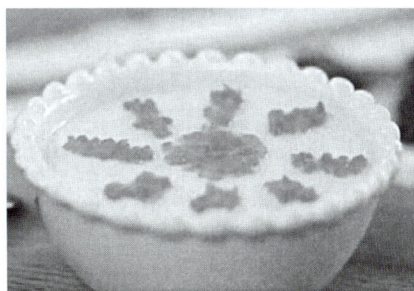

图4-13 太阳蛋

2. 鱼类辅食的制作

（1）鱼泥。

适用月龄：7月龄以上。

所需食材：新鲜河鱼或海鱼。

考点8：
鱼泥的制作
方法。

制作方法：

① 首选鳕鱼或鲈鱼，先将鱼洗净，去鳞去内脏。

② 放入蒸锅蒸10 min，取出剔去鱼骨和鱼皮，用勺背压成泥状即可。

③ 也可将蒸好、切好的鱼肉放入搅拌机打成泥状。

（2）西蓝花三文鱼泥。

适用月龄：7月龄以上。

所需食材：西蓝花20 g，三文鱼50 g，高汤适量。

制作方法：

① 将西蓝花焯水，切碎待用。

② 将三文鱼放入蒸锅蒸10 min，直至熟透。

③ 将蒸好的三文鱼与西蓝花放入搅拌机中，加入适量高汤，打成泥即可。

（3）清蒸黄花鱼。

适用月龄：10月龄以上。

所需食材：黄花鱼1条，葱、姜少许。

制作方法：

① 将黄花鱼洗净，去鳞去内脏，冲洗干净，控净水，切成几段。

② 将葱、姜切丝，放入鱼腹中。

③ 蒸锅烧开水，将鱼放入，大火蒸10 min，再转小火蒸2~3 min取出。

④ 放温后，剔去鱼刺即可食用。

3. 禽类辅食制作

（1）鸡肉或鸭肉泥。

适用月龄：7月龄以上。

所需食材：鸡肉或鸭肉80 g，姜少许，柠檬1/2个。

制作方法：

① 将鸡肉或鸭肉洗净，去掉脂肪和筋膜后切条。

② 将柠檬和姜切片，加入鸡肉或鸭肉腌制30 min去腥。

③ 将鸡肉或鸭肉和姜片冷水下锅，煮至水沸腾，去除血水，捞出鸡肉或鸭肉。

④ 将鸡肉或鸭肉和姜片放入蒸锅，水开后蒸15 min。

⑤ 将鸡肉或鸭肉放入搅拌机，加入适量水或高汤搅拌成泥状即可。

（2）熟鸡肉或鸭肉末。

适用月龄：8月龄以上。

所需食材：鸡肉或鸭肉80 g，姜少许，柠檬1/2个。

制作方法：

① 将鸡肉或鸭肉洗净，去掉脂肪和筋膜后切条。

②将柠檬和姜切片，加入鸡肉或鸭肉腌制30 min去腥。

③将鸡肉或鸭肉蒸煮至软烂。

④取出煮至软烂的鸡肉或鸭肉，用刀剁成肉末即可，可加入粥或面条里食用。

4. 畜类辅食制作

（1）猪肉或牛肉末。

适用月龄：8月龄以上。

所需食材：猪肉或牛肉100 g，水淀粉适量。

制作方法：

①生炒法：将猪肉或牛肉洗净，剁成细末，加入一点水淀粉调匀，在油锅里加入少量植物油，将肉末放入煸炒，加少量的水，焖煮5 min即可。

②熟做法：将煮好的猪肉或牛肉取出，剁成细末即可。

（2）肝泥的制作：动物肝营养丰富，含有优质蛋白质、脂肪、钙、磷、铁及维生素等营养物质，尤其是含有丰富的铁。每周给婴儿添加1~2次肝泥，能有效地预防缺铁性贫血。动物肝里还含有比较丰富的维生素A，对患夜盲症的婴儿也有较好的食疗作用。各种动物肝中最好的是鸡肝，因为鸡肝质地细腻，味道鲜美，也易于消化。

选购鸡肝时先要闻气味，具有扑鼻肉香的鸡肝是新鲜鸡肝。新鲜鸡肝还富有弹性，弹性差、边角干燥的鸡肝是放置了很长时间的，不宜购买。

选购猪肝时，要选择颜色淡红、表面有光泽、没有异味、用手按压的时候弹性好的猪肝。这种新鲜优质的猪肝，煮熟后肉质柔嫩、味道鲜美。

由于猪肝是动物体内最大的毒物中转站和解毒器官，新鲜的肝很可能有毒素残留，故买回来的肝，一定要清洗干净，可以在表面划上几刀，在清水中泡30 min，多冲洗几遍，再开始制作。烹饪的时间不能太短，至少要用急火炒5 min，使肝完全变成褐色才行。

● 鸡肝泥

适用月龄：8月龄以上。

所需食材：鸡肝40 g。

制作方法：

①将鸡肝去膜去筋，加水浸泡，泡出血水，中间可多次更换清水，再用流动的水冲洗干净。

②将清洗好的猪肝放入蒸锅中，蒸30 min左右。

③将蒸好的鸡肝取出，切成小块，放入搅拌机中打成泥状。

④也可将蒸煮好的鸡肝放到研磨碗里压成细泥，再用过滤网过滤即可。

● 猪肝泥（图4-14）

适用月龄：8月龄以上。

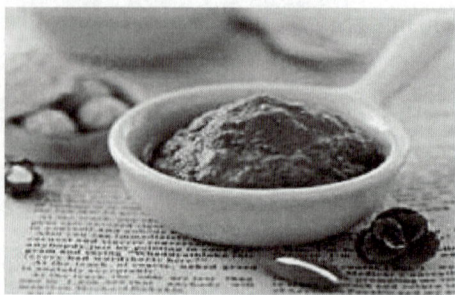

图 4-14 猪肝泥

所需食材：猪肝40 g。

制作方法：

① 生刮+清炒法：将洗净的猪肝放在菜板上，先用刀将猪肝剖成两半，再用刀在肝的剖面上刮出酱紫色的糊样细末，刮下来的细末就是肝泥。烧热油锅，放入肝泥，急火炒熟。注意：炒的时候容易流失维生素，可先加一点水淀粉搅拌，这样能改善肝泥的口感，使其软滑。

② 生刮+清蒸法：按上述方法刮出肝泥，将肝泥放入碗中，隔水蒸 10~15 min 即可。

注意：肝泥质地比较干，容易使婴儿噎到，最好是搭配粥、面条或米粉一起食用。

任务3 面食和营养粥的制作

婴儿随着生长发育对营养的需求也在不断发生变化，辅食的数量和质量要做出相应变化，以弥补单一食物的不足。其方法是增加食物的稠度、数量和种类，以及辅食的次数，以适应婴儿的生长发育需要。多样化的面食和营养粥是一种具有良好膳食结构的混合食品，包括粮食（米和面）、蔬菜（深色和浅色）、动物性食物（鱼泥、鸡肉泥、鸭肉泥、猪肉末、蛋黄等）、豆制品、植物油。上述这些食物与乳类和水果一起，构成了与成人平衡膳食相似的食物结构。

与单一的食物相比，多样化的面食和营养粥的能量及营养密度都很高，可以弥补单纯乳类提供热能和营养素的缺乏。与此同时，这些混合食物的搭配可自由变化，利于食物的多样化，且口味好。婴儿还可通过这些食物练习咀嚼和吞咽，有利于其语言和感知觉的发展。面食和营养粥的制作需要注意以下几点原则。

考点9：
面食和营养粥制作的基本原则。

① 面食和营养粥中的每一种配菜都要是婴儿单一品尝过，并没有异常反应的。

② 配菜的选择应该多样化，有荤有素，搭配合理，可根据当地的物产来决定。

③ 面食和营养粥的量和稠度，要随着婴儿的发育情况做出相应改变。

④ 尽量保持食物的原汁原味，不能使用味精等调味品，可以用高汤熬煮，使味道鲜美。

⑤ 在面食和营养粥里应添加适量熬熟的植物油，以增加辅食的能量密度，并可以提供必需脂肪酸，有助于婴儿大脑发育与保护视力。

1. 面条的制作

（1）番茄鸡蛋面（图4-15）。

适用月龄：8月龄以上。

所需食材：番茄1个，鸡蛋1个，面条和高汤适量，植物油少许。

制作方法：

① 将番茄洗净，去皮，切成碎末。

② 锅内倒入少量植物油，油热后加入番茄煸炒几分钟，直至番茄软烂。

③ 锅内倒入高汤，大火煮开，放入掰成小段的面条，小火煮。

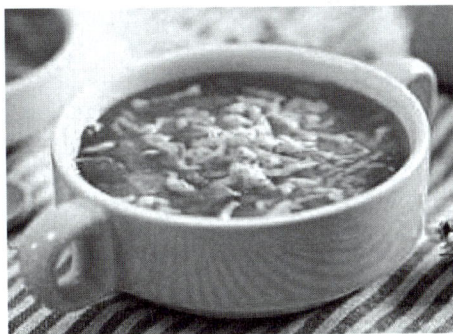

图4-15　番茄鸡蛋面

④ 将鸡蛋磕到碗里，取出鸡蛋黄并打散，等面条快煮好时将鸡蛋黄打入锅里。

（2）肉末冬瓜面。

适用月龄：10月龄以上。

所需食材：冬瓜50 g，熟肉末50 g，面条100 g，高汤适量。

制作方法：

① 将冬瓜洗净、去皮后切成小块，放入沸水锅中煮熟备用。

② 锅内倒入少量植物油，油热后加入冬瓜煸炒几分钟。

③ 锅内倒入高汤，大火煮开，放入熟肉末和掰成小段的面条，小火煮熟即可。

（3）鸡肉胡萝卜菠菜面片。

适用月龄：10月龄以上。

所需食材：鸡肉10 g，胡萝卜10 g，菠菜5 g，标准粉、水、高汤适量。

制作方法：

① 在标准粉中加入适量水，揉成面团。

② 取一块猕猴桃大小的面团，擀成大薄片。横向切成1 cm宽的小条，再斜着切成2 cm刀距的斜条。这样，每个小面片就成平行四边形了。

③ 将鸡肉和胡萝卜切成小薄丁，菠菜切碎。

④ 锅内倒入少许植物油，油热后倒入鸡肉和胡萝卜煸炒几分钟。

⑤ 锅内加入高汤，煮沸后放入面片，小火继续煮10 min即可。

⑥ 待面快起锅时放入菠菜碎，煮1 min即可。

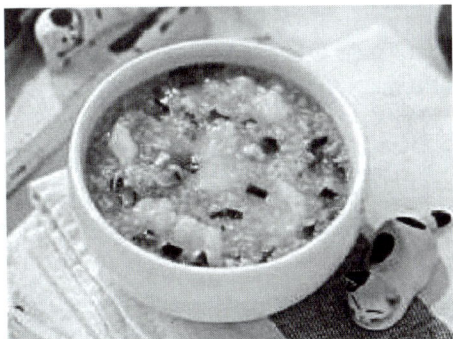

图4-16　豌豆龙利鱼面

（4）豌豆龙利鱼面（图4-16）。

适用月龄：10月龄以上。

所需食材：龙利鱼40 g，豌豆50 g，面条40 g，柠檬1个，高汤适量。

制作方法：

①将龙利鱼切碎，用柠檬片腌制15 min。

②将豌豆焯水后剥皮、切碎，将龙利鱼剁碎。

③锅内倒入高汤，依次加入面条、龙利鱼、豌豆，煮熟后即可。

2. 营养粥的制作

（1）香菇鸡肉菜末粥。

适用月龄：8月龄以上。

所需食材：鸡脯肉20 g，大米50 g，油菜叶2片，香菇2朵。

制作方法：

①将香菇、油菜叶洗净，剁碎。将鸡脯肉洗净，剁成泥状。

②锅内倒油烧热，加入鸡肉泥、香菇碎翻炒，盛出备用。

③大米加水大火烧开后改中火熬制软烂，倒入香菇碎鸡肉泥，熬煮8 min。

④加入油菜叶碎继续煮1 min即可。

（2）虾仁西蓝花胡萝卜粥。

适用月龄：8月龄以上。

所需食材：虾仁40 g，西蓝花70 g，胡萝卜45 g，大米50 g。

制作方法：

①将胡萝卜去皮切片，虾仁挑去虾线，剁成虾泥。

②锅内清水烧开，加入胡萝卜，煮1 min，放入洗净的西蓝花，煮至断生，捞出沥干。

③将西蓝花和胡萝卜剁成末。

④大米加水大火烧开后改中火熬制软烂，倒入虾泥、西蓝花和胡萝卜末，再熬煮8 min即可。

（3）南瓜山药杂粮粥（图4-17）。

适用月龄：10月龄以上。

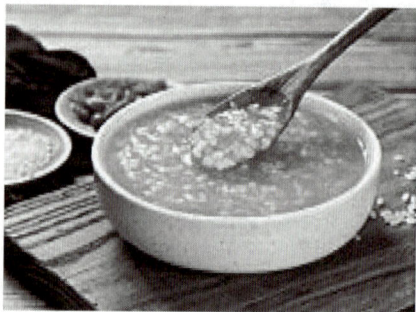

图4-17 南瓜山药杂粮粥

所需食材：水发大米50 g，玉米渣40 g，水发糙米60 g，水发燕麦60 g，山药65 g，南瓜肉65 g。

制作方法：

① 将山药洗净去皮切成小块，洗好的南瓜肉切成小块。

② 锅内清水烧开，倒入洗净的糙米、大米、燕麦，盖上盖，煮沸后转小火煮1 h左

右，至米粒变软。

③ 倒入切好的南瓜和山药，搅匀，再倒入玉米渣，搅散。

④ 小火煮至食材熟透即可。

（4）银鱼蛋黄菠菜粥（图4-18）。

适用月龄：10月龄以上。

所需食材：银鱼50 g，大米50 g，蛋黄1个，菠菜40 g。

制作方法：

① 将大米洗净加入适量的水浸泡1 h，将浸泡过的米用小火熬煮。

② 将银鱼清洗后切成细末，加入大米中熬煮30 min左右，加入蛋黄搅匀。

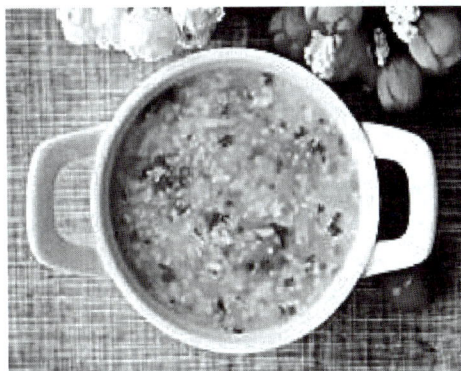

图4-18　银鱼蛋黄菠菜粥

③ 将菠菜洗净切成细末，放入大米中煮1 min，关火即可。

注意：婴儿随着月龄的增大，尝试过的食物越来越多，营养粥的品种可以越来越丰富。十几种食物可以变换成百余种不同味道的营养粥。

项目三　1—3 岁幼儿各类膳食的制作

学习目标

一、素质目标

树立科学的营养健康观，关爱幼儿，对探索幼儿各类膳食制作感兴趣。

二、知识目标

1. 掌握1—3岁幼儿普通食物的制作方法。

2. 熟悉1—3岁幼儿面点的制作方法。

3. 了解1—3岁幼儿四季菜肴的制作方法。

三、能力目标

能够制作幼儿各类膳食。

任务情境

　　元元两岁半了，是托班的小朋友了。元元看起来胖嘟嘟的，感觉是一个体质强健的孩子。到了吃午餐的时候，元元吃了几口青菜和红烧肉，就不肯吃饭了。小美老师见状赶紧询问情况。元元说："不好吃。"小美老师便问元元："想吃什么菜呢？"元元说："要吃奶奶做的红烧肉，这个红烧肉不好吃。"等放学的时候，元元的奶奶来了，小美老师连忙跟元元的奶奶请教红烧肉的做法。

　　任务：请你收集一些关于1—3岁幼儿各类膳食制作的建议。

学习任务

任务1　普通食物的制作

1. 鱼肉松粥

（1）原料：大米、鱼肉松、菠菜。

（2）制作方法：

①将大米淘洗干净，开水浸泡1h，连水放入锅内，旺火煮开，改微火熬至黏稠。

②将菠菜洗净，用开水焯一下，切成碎末。

③将菠菜末放入粥内，加入鱼肉松、精盐，调好口味，用微火熬几分钟即成。

（3）营养特点：补充蛋白质和钙质。

2. 洋葱虾仁炒蛋

（1）原料：鸡蛋、洋葱、新鲜虾仁、橄榄油、番茄酱、原味沙拉。

（2）制作方法：

① 将洋葱切成碎末，将新鲜虾仁拍碎切成细末。

② 将鸡蛋打入碗中，加入洋葱末和虾仁末，打散。

③ 橄榄油置锅中稍热，倒入蛋液，炒散。

④ 加入番茄酱和原味沙拉，翻炒一下即可。

（3）营养特点：含有丰富的蛋白质、钙、磷、铁和维生素C。

考点11：洋葱虾仁炒蛋的制作方法。

3. 番茄煮牛肉

（1）原料：番茄、牛肉、姜、葱适量。

（2）制作方法：

① 将牛肉在淡盐水中浸泡半小时后切成 1 cm 宽的小块，番茄切小块。

② 将牛肉放入电饭煲中加水炖 30 min。

③ 锅内加少许油，油热后加葱、姜爆香，放进番茄翻炒一下。

④ 倒入牛肉和汤，放盐再煮 20 min 左右，至肉烂汤浓即可。

（3）营养特点：补充蛋白质、铁、锌和维生素A、维生素C。

4. 虾皮烧丝瓜

（1）原料：丝瓜、虾皮、香油、精盐、植物油适量。

（2）制作方法：

① 将丝瓜去皮洗净切丁。

② 炒锅加热放入植物油，加丝瓜丁煸炒片刻，加少许水烧开。

③ 加入虾皮，小火煮 2 min 加入香油即可。

（3）营养特点：补充蛋白质和钙。

5. 松仁豆腐（图4-19）

（1）原料：豆腐、松仁、盐少许。

（2）制作方法：

① 将豆腐划成片，撒少许盐，上锅蒸熟。

② 松仁洗净用微波炉烤至变黄，用刀拍碎，撒在豆腐上。

（3）营养特点：富含蛋白质、优质脂肪酸和丰富的矿物质。

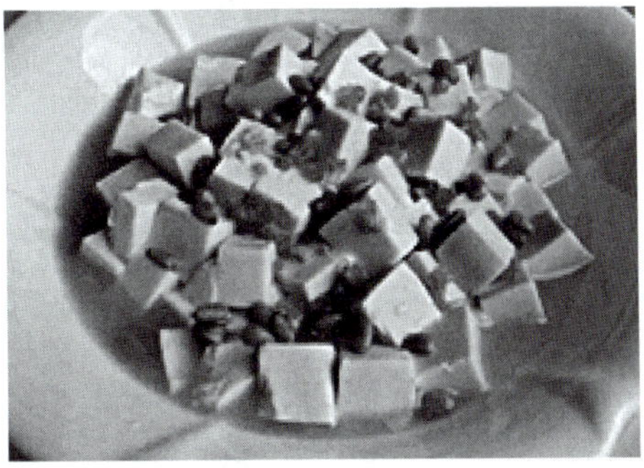

图4-19　松仁豆腐

6. 四色蒸肉

（1）原料：瘦猪肉、西蓝花、花菜、香菇、盐、黄酒适量。

（2）制作方法：

①将瘦猪肉洗净切成小丁，将西蓝花、花菜、香菇切成婴幼儿喜欢的形状备用。

②锅中加入适量清水，放入切好的瘦肉丁、3勺黄酒一起煮至熟烂后，加入适量盐。

③将切好的蔬菜在盘子中摆好图案，将煮好的肉汤淋在上面，入蒸锅蒸半小时左右即可。

（3）营养特点：含丰富的优质蛋白质、人体必需的脂肪酸、维生素和矿物质。

7. 清蒸鲜鱼

（1）原料：鲜鱼、火腿、香菇、大葱、姜、酱油、盐、料酒各少许，藕粉，葵花籽油少许。

（2）制作方法：

①鲜鱼清洗干净，大葱、姜、火腿、香菇切细丝。

②在鱼背上剜斜刀，入开水锅中烫一下，去腥。

③捞出后放盘中，将大葱、姜、火腿、香菇丝塞入花刀内和鱼腹中，淋上酱油、料酒、盐和葵花籽油少许。

④上锅蒸熟即可。

（3）营养特点：富含各种营养素和二十二碳六烯酸（DHA），促进幼儿大脑发育。

8. 黄瓜炒猪肝

（1）原料：猪肝、黄瓜、木耳、水淀粉、料酒、花生油、盐、味精、酱油适量，葱、姜、蒜适量。

（2）制作方法：

①将黄瓜、木耳洗净切条，葱、姜、蒜切末备用，水淀粉中加入少量盐备用。

②猪肝洗净切片，然后裹上准备好的水淀粉备用。

③锅中加油，烧至八成热后放入猪肝，滑散后盛出备用，锅内加适量花生油，烧至七成热时加入葱、姜、蒜、黄瓜、木耳等翻炒，将先前滑好的猪肝倒入，加料酒、酱油、盐、味精、少量水调味，继续翻炒，用水淀粉勾芡即可。

（3）营养特点：富含维生素A、维生素C、维生素B_1和优质铁。

9. 菜菇烩腐竹

（1）原料：菜心、香菇、腐竹、姜、黄酒、水淀粉、白糖、色拉油、盐、味精适量。

（2）制作方法：

①将菜心洗净后切段，香菇洗净后切片，腐竹洗净后沥干水分切成段，姜洗净

后切片备用。

②锅中放入适量色拉油烧热，五成热时下姜片爆出香味。

③倒入清水、菜心、香菇、腐竹，加入适量黄酒、白糖、盐、味精调味，继续煮开后用水淀粉勾芡即可。

（3）营养特点：富含维生素和无机盐，优质蛋白质。

10. 韭黄香干肉丝（图4-20）

（1）原料：软豆干，精肉，小葱，韭黄，姜丝，糖，盐，浓湿淀粉、稀湿淀粉各1小勺。

（2）制作方法：

①将精肉切成细丝，拌入少许糖和盐，加入浓湿淀粉搅黏。

②将软豆干切成细丝，将小葱、韭黄切成段。

③起油锅，放入姜丝爆香，放入肉丝滑散，变色，放入软豆干丝、葱段和韭黄段，适量加盐炒熟，淋入稀湿淀粉稍炒即可。

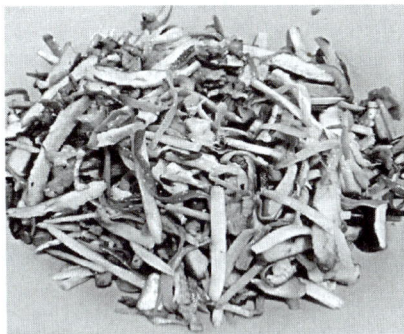

图4-20　韭黄香干肉丝

考点13：韭黄香干肉丝的制作方法。

（3）营养特点：补充蛋白质和钙质。

任务2　面点的制作

1. 蝴蝶麻酱卷

（1）原料：标准粉50 g，黄豆粉5 g，芝麻酱5 g，食用酵母、盐、白糖适量。

（2）制作方法：

①将标准粉、黄豆粉搅拌均匀，加入食用酵母及适量水和成面团，发酵。

②将芝麻酱加入少量盐或白糖（咸、甜随意），加少量水，搅拌均匀。

③将发酵好的面团揉匀，擀成面片，抹上一层芝麻酱，从一侧卷起，然后用刀切成约1 cm的小段，两段为一组。

④在两段的2/3处夹紧，将两头分开，在2/3处从两个面段分别抽出两条做蝴蝶须子。

⑤将蝴蝶麻酱卷放入蒸锅内蒸熟。

（3）营养特点：造型可爱、制作简单、营养丰富。

2. 肝泥夹心卷

（1）原料：标准粉50 g，黄豆粉5 g，猪肝20 g，1个鸡蛋约重50 g，食用酵母、料酒、葱、姜、盐适量。

（2）制作方法：

①将标准粉、黄豆粉搅拌均匀，加入食用酵母及适量水和成面团，发酵。

②将猪肝切成片，放入锅中加水煮熟，用刀剁成泥状，加入鸡蛋液、料酒、葱姜水、盐拌成肝泥馅。

③将发酵好的面团揉匀，擀成面片，切成长方形，将肝泥馅均匀地抹在长方形的面片上，从一侧卷成卷状，放入蒸锅中蒸30 min即可。

④食用时切成小段。

（3）营养特点：造型美观，营养丰富，适合于贫血婴幼儿。

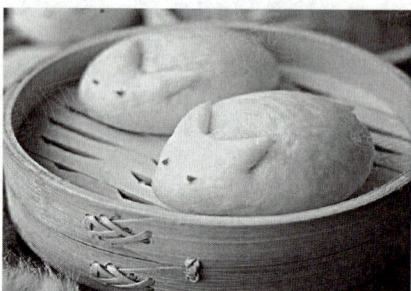

图4-21 兔子豆沙包

考点14：兔子豆沙包的制作方法。

3. 兔子豆沙包（图4-21）

（1）原料：标准粉50 g，黄豆粉5 g，红小豆10 g，芝麻酱10 g，红糖10 g，食用酵母适量。

（2）制作方法：

①将标准粉、黄豆粉搅拌均匀，加入食用酵母及适量水和成面团，发酵。

②将红小豆清洗干净，用温水泡软后，连盆放入蒸锅内蒸熟，蒸烂后加入芝麻酱、红糖搅匀。

③将发酵好的面团揉匀，擀成圆形包子皮，放上红小豆馅，从周边卷起，捏成小包。

④将小包捏成兔子的身体，用剪刀在身体前端剪出两只兔子耳朵，在眼睛处放两粒红小豆，兔子形态就做出来了。

⑤将兔子豆沙包放入蒸锅内蒸30 min即可。

（3）营养特点：造型可爱，制作简单，蛋白质及钙、铁含量丰富。

4. 虾肉肝菜什锦面条

（1）原料：面条、熟鸡肝、新鲜虾肉、菠菜末、鸡蛋、植物油、适量高汤、淀粉、葱、姜片、食盐。

（2）制作方法：

①将新鲜虾肉挤干水分后切碎，加少量鸡蛋清、芡粉（淀粉加水混匀）混合后备用。

②起油锅，加入葱和姜片煎香后捞出，放入虾肉煸炒至熟，放入开水烫过的菠菜末煸炒片刻。

③将煮熟的鸡肝用刀剁成碎末。

④将面条放入开水锅内，面条软熟后捞入另一小锅内，加入高汤及虾肉、菠菜末、鸡肝末后旺火煮开，小火再炖片刻，把打好的蛋液放入鸡汤内，煮熟后加适量食盐即成。

（3）营养特点：可补充能量、蛋白质、维生素A、钙、铁、锌。

5. 胡萝卜蛋糕（图4-22）

（1）原料：胡萝卜、鸡蛋、面粉、核桃仁、白糖、柠檬汁、酵母、花生油、盐适量。

（2）制作方法：

①将胡萝卜洗净后用搅拌机打碎，沥去水分备用。

②将鸡蛋清和鸡蛋黄分开，先把鸡蛋清打蓬松，加入白糖搅拌均匀，然后依次加入胡萝卜末、花生油、蛋黄搅拌均匀。

③另外准备一个干净的小盆，放入面粉、酵母、少许盐搅拌均匀，分3次将其倒入鸡蛋胡萝卜末中，最后加入柠檬汁搅拌均匀。

④在准备好的食材上均匀地撒上核桃仁，放入微波炉中烤熟即可。

（3）营养特点：含有丰富的能量、蛋白质、胡萝卜素、不饱和脂肪酸。

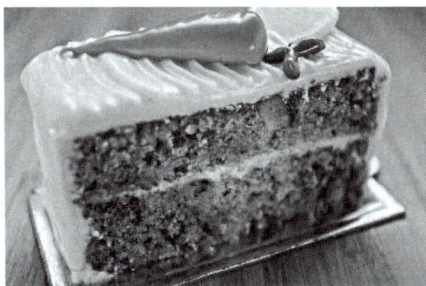

图4-22　胡萝卜蛋糕

考点15：胡萝卜蛋糕的制作方法。

6. 鸡肉白菜饺（图4-23）

（1）原料：饺子皮、鸡肉末、卷心菜、芹菜、鸡蛋液、适量高汤、香油、酱油。

（2）制作方法：

①将鸡肉末放入碗内，加入少许酱油拌匀。

②将卷心菜和芹菜洗净，分别切成末。将鸡蛋液炒熟，并搅成细末。

③将所有原料拌匀成馅，包成饺子，并下锅煮熟。

④在锅内放入高汤，撒入芹菜末，稍煮片刻后，放入煮熟的饺子，加少许香油和酱油。

（3）营养特点：补充能量、蛋白质和多种矿物质。

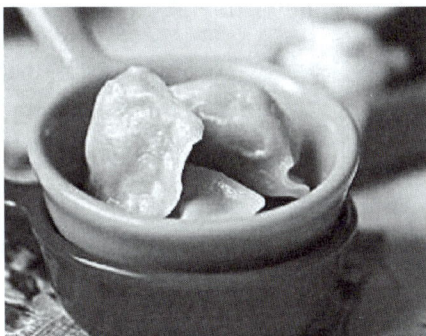

图4-23　鸡肉白菜饺

考点16：鸡肉白菜饺的制作方法。

任务3　四季菜肴的制作

1. 春季菜肴

（1）香干菜肉百叶卷（图4-24）。

● 原料：

主料：百叶2张，净笋50 g，肉糜100 g，豆腐干50 g，黄芽菜50 g，胡萝卜50 g，小青菜150 g。

辅料：酱油半匙，黄酒1匙，精盐、糖、味精少许，精制油适量，鲜汤半碗。

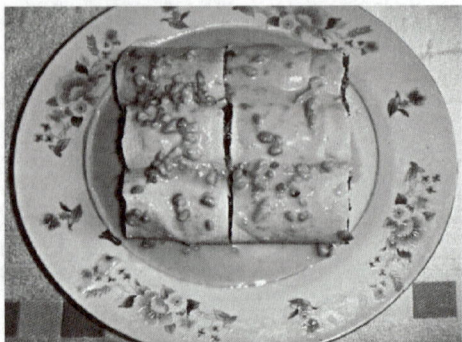

图4-24 香干菜肉百叶卷

● 制作方法：

① 将胡萝卜洗净、煮熟，并切成小丁备用。

② 将豆腐干、黄芽菜、笋洗净，分别切成细末，与肉糜、胡萝卜混匀，加精盐、黄酒、酱油、糖，拌匀成馅料。

③ 将百叶切成三角形后，将其摊平，逐一包入馅料，卷成小长卷。

④ 锅烧热，下百叶卷略煎，加适量鲜汤，加盖并用大火烧开，小火煮熟，取出置于盆中央。

⑤ 原锅洗净，将油烧至七成热，放入小青菜煸炒至熟，加少许精盐和味精，出锅后围在盆四周即成。

● 营养特点：本品以豆制品为主，富含蛋白质和钙，所选食物品种多，荤素搭配合理，营养丰富。本菜肴口味鲜美，颇受幼儿喜欢。

（2）香干胡萝卜蛋烧肉（图4-25）。

● 原料：

主料：豆腐干6块，胡萝卜200 g，鸡蛋6个，猪肉500 g。

辅料：黄酒、酱油、盐、白糖、味精、葱、姜少许，精制油适量。

● 制作方法：

① 豆腐干洗净后用刀切成条，胡萝卜洗净后切块备用。

② 鸡蛋煮熟后去壳，用刀沿蛋的长轴划上5~6道口子，以便肉汤能煮到蛋内。

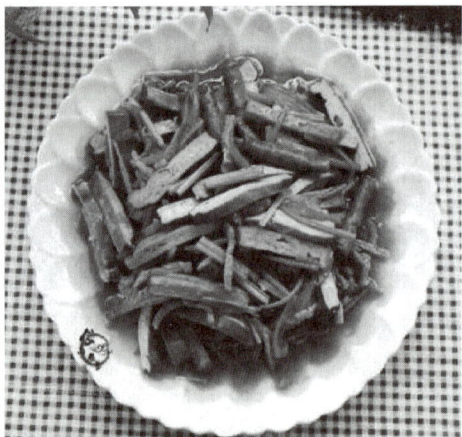

图4-25 香干胡萝卜蛋烧肉

③ 猪肉洗净切成长方块，起油锅，烧至七成热，先放入葱、姜煸炒一会儿，然后放入肉块，炒至表皮干燥泛黄、肉质紧缩，即加入黄酒、酱油，继续翻炒至肉上色，然后加入清水600 ml，再加入豆腐干、胡萝卜、鸡蛋，用旺火烧开，撇去浮沫，然后加盖用小火焖一个多小时，加入白糖和适量味精。如汤汁仍较多，用大火略收干即成。

● 营养特点：此菜肴呈紫红色，肉质酥软香浓，不易嵌牙，豆腐干、胡萝卜有滋有味，蛋黄浸有卤汁，颇受幼儿喜欢。

（3）面筋山药白菜煲。

● 原料：

主料：白菜500 g，油面筋12只，肉糜200 g，胡萝卜50 g，山药100 g。

辅料：黄酒10 g，盐、酱油、味精、葱姜末、糖适量，浓白汤300 ml，麻油15 g。

● 制作方法：

① 将肉糜放入盆内，加黄酒、酱油、葱姜末及适量盐、糖、味精，拌匀后加80 ml水，顺一个方向将肉糜打上劲，制成肉馅。将油面筋用清水冲一下，挖空，塞入肉馅。

② 将白菜洗净，取用菜梗带嫩叶部分，沥干水分后切成宽条；将胡萝卜洗净后切成块；新鲜山药洗净后去皮，切成小段，备用。

③ 起油锅，用大火烧热，放入白菜不断煸炒，煸出水分后放入煲内，加浓白汤后再在四周放入胡萝卜、山药，中间放入油面筋，大火烧开后加盖用小火焖煮至熟，加上麻油即可。

● 营养特点：本菜肴色泽鲜亮，食材多样，山药糯软，有健脾功效，油面筋入口溢满卤汁，味道鲜美。

（4）罗宋汤（图4-26）。

● 原料：

主料：大土豆2个，卷心菜500 g，洋葱75 g，番茄200 g，胡萝卜100 g，牛肉500 g。

辅料：盐、黄酒、味精、油适量。

● 制作方法：

① 将牛肉切成块，土豆去皮，胡萝卜切块，卷心菜切碎备用。

② 锅烧热，加油，放入切成丝的洋葱及牛肉块，加黄酒煸炒片刻，待肉质紧缩后，放

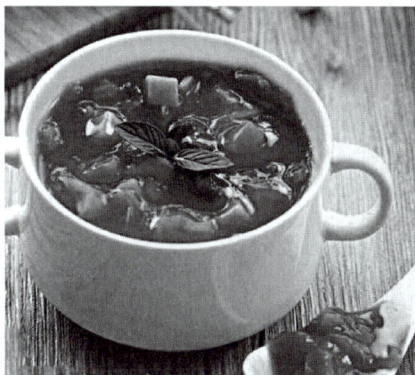

图4-26 罗宋汤

入大锅内，加清水并用大火烧开，撇去浮沫后用小火焖煮至九成熟。

③ 在锅内加入土豆、卷心菜和胡萝卜，用小火煮熟。

④ 锅烧热，加油，放入番茄煸炒成番茄酱，用筷子将番茄皮夹出，并放入大锅内，加适量盐和味精。

● 营养特点：此汤色泽鲜红，美味可口，牛肉酥软，土豆粉熟，营养全面，诱人食欲，尤其适合体虚幼儿。此菜肴可配着面包吃。

（5）鸡茸烩豆苗。

● 原料：

主料：净豆苗400 g，鸡茸100 g，虾仁50 g，鸡蛋2个（取鸡蛋清），冬笋25 g，蘑菇25 g。

辅料：牛乳50 ml，浓白汤400 ml，黄酒、姜少许，淀粉20 g，盐、糖、味精适量。

● 制作方法：

① 鸡茸加牛乳和浓白汤各少许调和后，加入鸡蛋清和适量盐搅匀备用。

② 锅烧热，放油，投入用鸡蛋清调过的虾仁，加少许黄酒翻炒后，出锅备用。

③ 锅烧热，放油，投入豆苗，加姜汁和黄酒，煸透后捞出沥干汁水。

④ 砂锅内倒入浓白汤，将切成片的冬笋和蘑菇放入锅内，烧开后放入鸡茸，小火焖煮至香气外溢后，加入豆苗和虾仁，烧滚后加适量盐和味精，用水淀粉勾芡即成。

● 营养特点：此菜肴翠白相间，香气四溢，鸡茸质嫩，豆苗滑脆，汤汁鲜美可口，能引起幼儿食欲。

2. 夏季菜肴

（1）美芹拌双丝（糖醋味）。

● 原料：

主料：绿豆芽150 g，西芹梗100 g，肉丝150 g，豆腐干100 g。

辅料：香油、香醋、白糖、盐、味精少许，精制油适量。

● 制作方法：

① 绿豆芽摘根洗净，把西芹梗切成火柴梗长短并洗净。

② 用沸水将豆芽、西芹梗煮至断生，用凉开水冲凉摊开，使豆芽与西芹梗保持白与翠绿色。

③ 豆腐干洗净后用冷水煮沸，切成薄丝。

④ 将肉丝上浆滑油至熟或开水氽熟。

⑤ 将上述食品置于容器内，加适量香油、香醋、白糖、盐、味精，按幼儿口味拌匀装盆。

● 营养特点：本品有多种食物，营养丰富，清脆爽口且绿白相映，幼儿即使不喜欢吃绿豆芽和豆制品，但看到这色彩，也会胃口大开。

（2）双菇青椒肉丝。

● 原料：

主料：新鲜金针菇150 g，干香菇40 g，青椒100 g，肉丝150 g。

辅料：香油、糖、盐、味精少许，精制油适量。

● 制作方法：

① 金针菇去根洗净，用开水焯熟，切成火柴梗长短。

② 干香菇胀发煮熟切丝。

③ 青椒洗净，批去白筋，用开水焯熟，切成细丝。

④ 将肉丝上浆滑油至熟或开水氽熟。

⑤ 将上述食品置于容器内，加适量香油、糖、盐、味精，按幼儿口味拌匀装盆。

● 营养特点：夏季，多数幼儿胃口不好，故应以鲜咸口味的菜肴为主。本品包含的食物种类不太多，但富含动物蛋白和植物蛋白及维生素C，其操作简便，可作为夏季家庭常用菜肴。

（3）水果茄汁鸡肉双丁（图4-27）。

● 原料：

主料：鸡胸脯肉100 g，猪里脊肉100 g，生梨一个（约150 g），糖水菠萝数片（约150 g）。

辅料：面粉适量，料酒1匙，番茄酱1匙，糖半匙，醋、盐、味精少许。

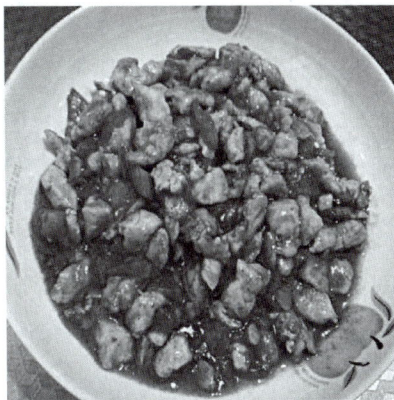

图4-27 水果茄汁鸡肉双丁

● 制作方法：

① 将鸡胸脯肉及猪里脊肉用刀背敲打，使纤维松散，然后切丁，加料酒和盐，将肉丁放在厚面粉糊内，一块块取出，用小火煎熟煎脆。

② 生梨和糖水菠萝切丁，放在锅内加少量水煮片刻，然后加入番茄酱和糖，如不够酸可适量加一些醋，其比例为1汤匙水加1汤匙番茄酱、半汤匙糖。待煮至香气外溢时再加适量盐及味精。

③ 将所制作的水果茄汁浇到鸡肉双丁上。

注意：水果茄汁中若再加新鲜小豌豆则更佳。

● 营养特点：肉质鲜嫩，菠萝清香，生梨甜脆，菜肴色泽鲜艳，味甜酸，是夏令佳品。

（4）冬瓜毛豆土豆鲜肉汤和黄瓜番茄白切肉拼盘（一菜一汤联合制作）。

● 原料：

主料：精瘦肉400 g，毛豆300 g，土豆200 g，冬瓜250 g，番茄200 g，黄瓜200 g。

辅料；葱、姜少许，料酒1匙，盐、糖、味精少许。

● 制作方法：

① 将精瘦肉加水、葱、姜、料酒煮沸后撇去血沫，小火焖至肉熟。将肉捞出作为白切肉备用。

② 将新鲜毛豆、土豆块放在肉汤中，待毛豆与土豆煮熟后加冬瓜片，加盐和味精少许即成冬瓜毛豆土豆鲜肉汤。

③ 将黄瓜、番茄切片分装两碗，黄瓜中加适量盐，番茄中加适量糖。入味后大盆外周放番茄片，内周放黄瓜片，中间放白切肉片，即成拼盘。可另备一小碟宴会酱油用于蘸白切肉。

● 营养特点：本品制作相当简便省时，特别适合工作繁忙、家务重的双职工家庭，虽食品种类不多，但较好地处理了荤素搭配，富含优质蛋白质和维生素C。

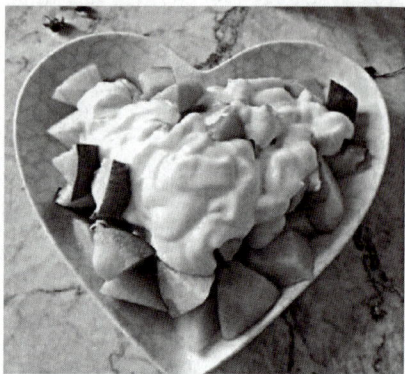

图4-28 酸奶拌水果

（5）酸奶拌水果（图4-28）。

• 原料：

主料：梨150 g，桃子150 g，猕猴桃100 g，香蕉150 g，酸奶3~4杯。

• 制作方法：

① 将梨、桃子、猕猴桃洗净后去皮，切成小薄片；香蕉去皮后切成薄片，装入容器内。

② 加入质量好的酸奶数杯。

③ 用汤匙拌匀，夏天可在饭前制作完毕，放入冰箱冷藏室保存。

说明：其中水果种类可根据幼儿喜好而更改，还可做成水果沙拉。

• 营养特点：本品奶香浓郁，色佳味美，营养丰富，是夏季理想食品，可用作饭后甜食，或下午点心，颇受幼儿喜欢。

3. 秋季菜肴

（1）水果沙拉。

• 原料：

主料：土豆300 g，生梨100 g，苹果50 g，香蕉50 g，青豌豆50 g，胡萝卜50 g，西芹50 g。

辅料：卡夫奇妙酱100 g，纯牛乳50 ml，精盐、味精各适量。

• 制作方法：

① 土豆洗净、煮熟、去皮、切丁。

② 生梨、苹果和香蕉去皮，切丁。

③ 青豌豆入沸水用旺火煮熟，捞入冷开水中急冷后沥干；胡萝卜煮熟、去皮与芯，切成小丁；西芹梗洗净余熟、切丁。

④ 将各丁料放入盆中，加入卡夫奇妙酱，精盐与味精先加入纯牛乳中调匀，倒入盘中拌匀即可。

说明：土豆不宜用白色呈粉性的，宜选用黄色带韧性的，沙拉口味不宜偏咸。

• 营养特点：本菜肴色彩鲜艳，清香诱人，丁料有脆有酥，口味咸鲜带甜，很受幼儿喜欢。

（2）五彩荤素酸丝（图4-29）。

• 原料：

主料：云丝豆腐干100 g，茭白100 g，胡萝卜100 g，莴笋100 g，瘦猪肉150 g，鸡蛋2个。

辅料：少许生粉，黄酒、镇江醋、葱、姜、白糖、精盐、味精、麻油各适量。

● 制作方法：

① 茭白、莴笋去皮洗净，入沸水中余熟，捞起切成细丝。

② 胡萝卜去皮洗净，切成细丝。

③ 云丝豆腐干洗净，入沸水中余熟，切成段。

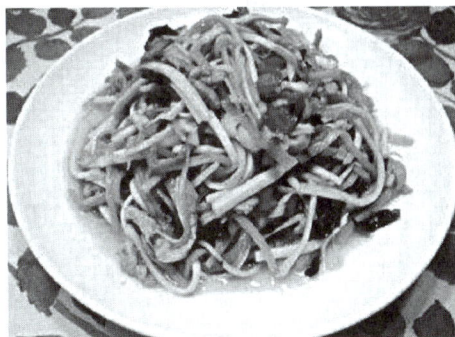

图4-29　五彩荤素酸丝

④ 瘦猪肉入沸水中煮沸，加葱、姜、黄酒少许，文火焖至六成熟，捞起切成细丝。

⑤ 鸡蛋打匀，调入少许生粉，铁锅里加少量精制油，倒上一半蛋液，转动铁锅使之摊成蛋皮饼，继续用小火加热成蛋皮起锅。按此制成两张大蛋皮，分别切成细丝。

⑥ 将各细丝一一装入盆内，将调料按口味均匀浇入。食用前再加麻油拌匀即可。

说明：茭白不要太熟，摊蛋皮最好用平底锅或不粘锅。各丝宜切得细，长短基本一致，酸甜要适合幼儿口味。

● 营养特点：本菜肴生脆微酸，色彩纷呈，有荤有素，搭配合理，是家庭较为理想的菜肴之一。

（3）水果奶汁鲈鱼。

● 原料：

主料：鲈鱼1条（约500 g），梨150 g，苹果、青豌豆、鲜山楂各50 g。

辅料：生粉100 g，鸡蛋1个，淡奶20 g，糖25 g，盐2 g，胡椒粉少许，白醋20 g，番茄酱50 g，油50 g。

● 制作方法：

① 鲈鱼洗杀好后，在鱼身两面划斜刀，然后撒少许盐和胡椒粉。

② 鸡蛋打匀，先将鲈鱼放入裹上蛋液，再放入干生粉中拍上粉，然后放到热油中炸成金黄色取出装盘。

③ 苹果和梨削皮后切丁，鲜山楂洗净后去核并掰成两半，青豌豆入沸水用旺火煮熟，捞入冷开水中急冷后沥干备用。

④ 另取锅入油，放入番茄酱，待炒出红油时再放入水及苹果、梨、山楂等，待熟后再加糖、盐，然后加入白醋、淡奶，用生粉勾芡后加入少许热油，将汁浇在鲈鱼身上即成。

● 营养特点：本菜肴将糖醋味配入水果，使甜酸中带果香，有助味作用。此外，奶汁、糖醋结合使色泽更柔和，味道更香醇。

（4）什锦山药八宝鸭。

● 原料：

主料：光鸭1只（约重1 500 g），栗子10颗，白果15颗，通心莲20颗，花生仁50 g，水发香菇5朵，瘦猪肉50 g，糯米250 g，新鲜山药500 g。

辅料：香葱15 g，八角、茴香、黄酒、酱油、白糖、味精各适量。

● 制作方法：

① 鸭去内脏洗净，糯米淘净、沥干，栗子、白果去壳，连同花生仁用沸水泡后去衣。鸭肫、瘦猪肉、香菇各切丁，与通心莲、花生仁、栗子、白果、糯米共8种加酱油、糖、葱末、味精拌匀，放入鸭肚中，用棉线将开肚处缝合。

② 鸭置烧锅中，加清水及酱油、八角、茴香，用旺火煮沸，烹黄酒，改用中火煮沸半小时，然后加入大块新鲜山药，用大火再煮半小时后，用小火焖熟，然后加白糖、味精即成。

说明：糯米不要多，以与其他7种食物一起约占鸭肚1/2为度。煮时水要浸没鸭身，沸后不能用文火。酱油加少量即可。煮沸1 h后剩汤不多，汁稠味鲜咸。

● 营养特点：此为家庭名菜，不仅可合家享受，而且可招待宾客。此菜肴烹后室内香气四溢，诱人食欲。鸭肉香酥滑嫩，八宝饭糯软可口，内含食材丰富，满口生香，山药酥软，有健脾、补肺肾之功效。

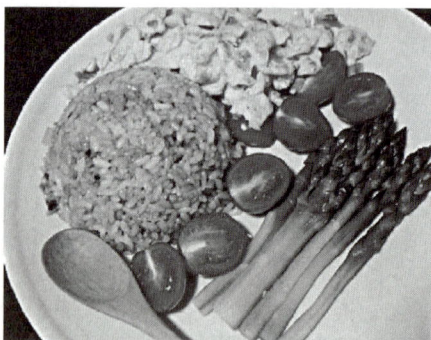

图4-30 芦笋白煮蛋盖浇饭

（5）芦笋白煮蛋盖浇饭（图4-30）。

● 原料：

主料：芦笋750 g，鸡蛋3个，米饭300 g。

辅料：精制油适量，盐和味精少许，淀粉20 g。

● 制作方法：

① 将芦笋掰成1寸（约3.3 cm）长的小段，较老的部分可用刀削皮后再掰。芦笋的皮不要弃去，洗净后可以熬水当茶喝，有清热排毒之功效。

② 将新鲜鸡蛋大头处用针打一小孔，放入已沸腾的开水中煮5 min，用冷水冷却后去壳待用。

③ 起油锅，将芦笋放入油锅翻炒片刻，加小半碗冷水，加盖焖煮至香气外溢时，去盖后加适量盐和味精并勾芡即成。

④ 将适量米饭装入浅盆内，将1个鸡蛋和1/3芦笋浇在饭上，吃时将蛋黄与米饭拌匀后食用。

● 营养特点：此盖浇饭制作方法简单，但营养丰富，口味极佳。饭后可以饮芦笋外皮熬的水喝。

4. 冬季菜肴

（1）肉糜洋葱番茄。

● 原料：

主料：瘦猪肉50 g，番茄150 g，洋葱15 g。

辅料：植物油25 g，酱油、料酒、精盐、白糖、干淀粉各适量。

● 制作方法：

① 将瘦猪肉洗净、剁成肉糜，放入碗内入锅蒸熟；番茄去蒂洗净，切成小指宽的圆形片，两面撒上干淀粉放在盘内。

② 将炒锅烧热放油，逐片放入沾匀干淀粉的番茄，两面煎至金黄色后盛入盘内。

③ 在炒锅内加少许底油，将切成细丝的洋葱放入锅内煸炒出香，加入肉糜翻炒至熟，然后将熟肉糜均匀撒在盘中番茄片上，略加一点清水，将其倒入锅中加盖用小火焖至香气四溢时揭盖，将肉糜碗内所剩的汤汁倒入锅内，并将番茄片碾成泥，加入少许酱油、料酒、精盐和适量白糖混匀后盛入盘内即成。

● 营养特点：本菜肴酸甜鲜香，含有丰富的蛋白质、脂肪、钙、铁及维生素A、维生素B、维生素C和烟酸等多种营养素。

（2）红烧荤素肉丸（图4-31）。

● 原料：

主料：猪腿肉300 g，土豆100 g，胡萝卜100 g，鸡蛋50 g。

辅料：植物油750 g（实耗80 g），干淀粉25 g，料酒15 g，酱油、精盐、白糖及葱、姜各适量。

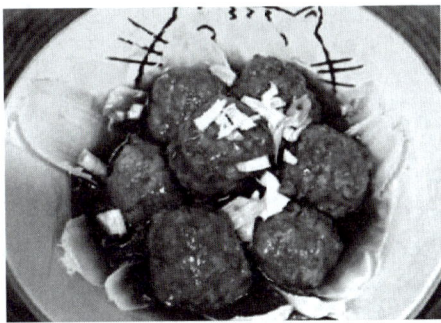

图4-31　红烧荤素肉丸

● 制作方法：

① 将猪腿肉洗净后剁成肉糜，放入盛器中备用。

② 将洗净的整个土豆及1根胡萝卜放入锅内加冷水煮熟，去皮后用勺子压成泥状，各取出100 g加入肉糜盛器中，加鸡蛋、精盐、葱姜末后用筷子朝一个方向拌匀，再加干淀粉拌匀，做成乒乓球大小的肉丸。

③ 将炒锅烧热，加入大量植物油，待油温至四五成热时，将肉丸下油锅炸至定型后，用漏勺捞出放入另一烧锅内备用。

④ 在装有肉丸的烧锅内加适量酱油和水，先用大火烧开，然后用小火焖煮

25 min, 再转旺火, 待汤汁少时加白糖少许, 最后用淀粉勾芡, 淋少量熟油即可装碗。

• 营养特点: 此菜荤素合一, 鲜咸软酥, 含有丰富的蛋白质、脂肪、钙、铁及维生素C、烟酸、胡萝卜素等多种营养素, 很适合有挑食、偏食不良习惯的幼儿食用。

（3）彩丝肝膏。

• 原料:

主料: 猪肝125 g, 鸡蛋2个, 胡萝卜50 g, 青椒25 g, 鲜香菇25 g, 洋葱25 g, 肉末15 g。

辅料: 油15 g, 葱姜水80 g, 姜末、黄酒、盐适量, 水淀粉50 g, 清肉汤125 g。

• 制作方法:

① 除去猪肝筋膜, 洗净后用刀排斩成极细的茸浆（或用绞肉机绞两遍）, 放入盛器, 加葱姜水80 g, 搅拌后用网筛过滤除去肝渣, 留下肝浆备用。

② 先将鸡蛋去壳, 倒入肝浆内搅匀, 再将盐、水淀粉、黄酒、清肉汤倒入肝浆, 打匀后将肝浆倒入涂过猪油的盆子中, 放入沸水锅内蒸15 min, 蒸至肝浆结膏时出锅, 稍冷后用熟刀切开盛入盘中。

③ 胡萝卜、青椒、鲜香菇、洋葱洗净后均切成细丝。

④ 炒锅烧热, 加入油15 g, 将姜末煸炒香, 并煸软煸透洋葱, 然后倒入肉末、黄酒, 稍炒之后加入胡萝卜丝、香菇丝、青椒丝, 炒至三丝断生时, 加少量水焖煮片刻, 待香气溢出时, 开盖加盐, 转旺火用水淀粉勾芡, 出锅后直接盖在肝膏上。

注意: 制猪肝膏时, 葱姜水、鸡蛋、水淀粉、清肉汤与猪肝浆的比例要合适; 蒸猪肝膏时, 火力不宜太猛, 也不可多蒸, 一结膏就应出锅。

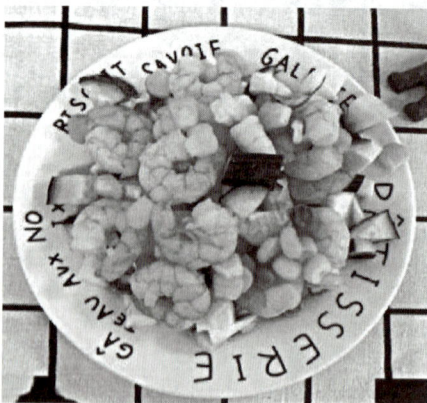

图4-32 五彩虾仁

• 营养特点: 猪肝膏极嫩, 入口即化, 搭配适量蔬菜, 色佳味好, 特别适合2岁左右幼儿食用。本菜肴营养价值高, 有机铁含量高, 易被幼儿吸收, 又富含蛋白质、脂肪、钙、磷及维生素A、维生素 B_1、维生素 B_2、维生素 B_{12} 和烟酸等多种营养素。

（4）五彩虾仁（图4-32）。

• 原料:

主料: 虾仁250 g, 豌豆、胡萝卜丁、土豆丁、冬笋丁、鲜香菇丁各25 g, 鸡蛋1个。

158

辅料：植物油300 g（实耗30 g），香油6 g，精盐3 g，料酒5 g，干淀粉15 g，葱、姜各少许。

● 制作方法：

① 将虾仁洗净，用洁布吸干水分（或用双手挤出水分），放入碗内，加入精盐拌匀，再加鸡蛋清，拌匀上劲，最后加入干淀粉拌匀备用。

② 炒锅烧热，放油烧至四成热，下入虾仁滑散，捞出沥油备用。

③ 原锅留油少许，下入葱段及姜片炝锅后弃去，将豌豆、胡萝卜丁、冬笋丁、鲜香菇丁放入锅内翻炒，再加入少许水后加盖焖煮，至菜香外溢后揭盖，然后放入鸡蛋、盐、料酒，用湿淀粉勾芡，倒入虾仁，淋入香油装盘即成。

注意：虾仁上浆前水分要挤干，上浆拌出黏性再加淀粉拌匀，这样滑出的虾仁粒粒整齐。

● 营养特点：此菜肴色泽鲜艳，味道鲜美，食物多样，营养全面，能引起幼儿的兴趣与食欲，并且含有丰富的蛋白质、钙、磷、铁、维生素等，能满足幼儿的营养需求。

（5）红烩牛肉膏。

● 原料：

主料：牛肉300 g，猪肉100 g，鸡蛋2个，洋葱100 g。

辅料：植物油30 g，酱油5 g，精盐3 g，砂糖25 g，番茄酱25 g，水淀粉30 g，葱姜水15 g，鲜汤60 g，黄酒5 g。

● 制作方法：

① 将牛肉、猪肉洗净，除去筋膜，斩成肉酱，加精盐、鸡蛋、葱姜水、黄酒、水淀粉，用筷子朝一个方向拌匀，待拌出黏性后，将肉糜放进涂过油的盘子里，用手抹平后直接放入沸水锅蒸25 min，待冷却后取出切成小块。

② 炒锅烧热，倒入植物油，将切成细丝的洋葱煸透煸软，加少许水后加盖焖煮至香气外溢，揭盖加入番茄酱，待熬出红油时加鲜汤、砂糖、精盐、酱油，大火烧开后，转小火焖烧15 min，用漏勺捞出装盆。余下汁水用大火煮得稠浓，浇在肉膏上即成。

说明：牛肉膏蒸熟后，要冷却透了才能切成小块，否则易碎。

● 营养特点：此菜肴色泽红亮，口味咸甜鲜美。牛肉膏极嫩，适合幼儿食用。牛肉含蛋白质高，是幼儿生长发育所必需的营养品之一。洋葱健胃杀菌，可提高幼儿抗病能力。

岗 位 应 用

实训4-1　制作蔬果汁实训作业单

实操目的	能够制作蔬果汁
实操准备	1. 原料准备：新鲜的胡萝卜、黄瓜、橙子、梨子、西瓜、纯净水、蜂蜜（用于1岁后幼儿添加）等 2. 炊具准备：干净的榨汁机、刨刀、菜板、切菜刀 3. 盛器准备：小碗、小勺 4. 清洁消毒：操作前洗净双手，操作台面、炊具和盛器应清洁后消毒备用
实操步骤	1. 学生自选食材和炊具 2. 独立制作一份蔬果汁 3. 学生展示：将所做辅食摆放在展示台上，每样辅食旁边放上标签，标签上标明食品名称、适宜月龄、主要营养成分、功能和制作者 4. 学生向教师和同学讲解食品名称、适合月龄、主要营养成分、功能、制作方法、注意事项及喂食方式等 5. 讨论反思 6. 教师总结点评
实操结果	

实训 4-2　制作婴儿泥状辅食实训作业单

实操目的	能够制作泥状辅食
实操准备	1. 原料准备：水果、蔬菜、鸡蛋黄、鱼、动物肝等 2. 炊具准备：煮锅、蒸锅、菜板、刀具等，用于食材的加工和烹煮 3. 盛器准备：2~3套碗，用于盛放熟食，勺、筷子，以及盛放生菜的清洗篮、清洗盆 4. 清洁消毒：操作前洗净双手，操作台面、炊具和盛器应清洁后消毒备用
实操步骤	1. 学生分组，按泥状食品的种类分为果泥组、菜泥组、肝泥组和鱼泥组 2. 各组选好食材、炊具和盛器，制作食品 3. 分组展示。将所做辅食摆放在展示台上，每样辅食旁边放上标签，标签上标明食品名称、适宜月龄、主要营养成分、功能和制作者 4. 各小组派代表向教师和同学讲解食品名称、适合月龄、主要营养成分、功能、制作方法、注意事项及喂食方式等 5. 讨论反思 6. 教师总结点评
实操结果	

实训4-3　制作面食和营养粥的实训作业单

实操目的	能够制作面食和营养粥
实操准备	1. 原料准备：食材主料如肉、蛋、虾仁、青菜、荠菜、绿豆芽、胡萝卜、豆腐等，配料如葱、姜、油、盐、糖、醋、麻油、淀粉等 2. 炊具准备：菜板、刀、清洗篮、蒸锅、煮锅、炒锅、锅铲、搅拌器等 3. 盛器准备：碗、勺、筷子等 4. 清洁消毒：操作前洗净双手，操作台面、炊具和盛器应清洁后消毒备用
实操步骤	1. 学生分组，讨论要制作的食品 2. 各组选好食材、炊具和盛器，制作食品 3. 分组展示。将所做辅食摆放在展示台上，每样辅食旁边放上标签，标签上标明食品名称、适宜月龄、主要营养成分、功能和制作者 4. 各小组派代表向教师和同学讲解食品名称、适合月龄、主要营养成分、功能、制作方法、注意事项及喂食方式等 5. 讨论反思 6. 教师总结点评
实操结果	

实训4-4 制作婴幼儿四季菜肴的实训作业单

实操目的	能够制作婴幼儿四季菜肴
实操准备	1. 原料准备：谷物类、荤菜类、蔬菜类食物，豆制品、水果、调味品等 2. 炊具准备：菜板、刀、清洗篮、蒸锅、煮锅、炒锅、锅铲、搅拌器等 3. 盛器准备：碗、勺、筷子等 4. 清洁消毒：操作前洗净双手，操作台面、炊具和盛器应清洁后消毒备用
实操步骤	1. 学生分组，按照婴幼儿的不同月龄，讨论要制作的四季菜肴 2. 各组选好食材、炊具和盛器，制作食品 3. 分组展示。将所做菜肴摆放在展示台上，每样菜肴旁边放上标签，标签上标明：食品名称、适宜月龄、主要营养成分、功能和制作者 4. 各小组派代表向教师和同学讲解食品名称、适合月龄、主要营养成分、功能、制作方法、注意事项及喂食方式等 5. 讨论反思 6. 教师总结点评
实操结果	

真 题 模 拟

一、单项选择题

1. 下列哪个用具不适合做辅食制作工具（　　　）。

   A. 蒸锅　　　　　　　　　　　　B. 研磨器

   C. 小汤锅　　　　　　　　　　　D. 烤箱

2. （　　　）是制作泥糊状辅食的必备工具。

   A. 蒸锅　　　　　　　　　　　　B. 研磨器

   C. 小汤锅　　　　　　　　　　　D. 榨汁机

3. 以下符合婴幼儿食材选择要求的是（　　　）。

   A. 刺激性食物　　　　　　　　　B. 新鲜的食材

   C. 半成品或熟食　　　　　　　　D. 胀气的食物

4. 下列哪种烹饪方式不适合用来制作婴幼儿辅食（　　　）。

   A. 蒸　　　　　　B. 煮　　　　　　C. 煨　　　　　　D. 煎

5. 关于果蔬汁泥的制作，下列说法错误的是（　　　）

   A. 果蔬汁、泥要现做现吃

   B. 蔬菜的添加最好要先于水果

   C. 制作果汁果泥前，要充分清洗水果，将残留的农药去除

   D. 有些水果皮营养丰富，给宝宝制作果汁、泥时不需要削皮

6. 关于婴幼儿夏季饮食的注意点，下列说法错误的是（　　　）。

   A. 夏季宝宝饮食应做到营养、卫生、清淡

   B. 可以适当吃冷饮

   C. 食物应多样化，既有利于改善夏季的食欲，又能提供丰富的营养

   D. 要及时给宝宝补充水分

7. 下列关于蔬菜汁、蔬菜泥的制作，说法正确的是（　　　）。

   A. 茎叶类蔬菜的营养价值很高，适合刚刚开始学习咀嚼的婴幼儿食用

   B. 洋葱、大蒜等蔬菜适合给婴幼儿做菜泥

   C. 水果的添加最好先于蔬菜

   D. 蔬菜汁要现做现吃，不宜放置过久

8. 下列关于面食和营养粥制作的基本原则，错误的是（　　　）。

   A. 面食和营养粥的量和稠度要随着婴幼儿的发育情况作出相应改变

   B. 尽量保持食物的原味，不使用味精、鸡精等调味品

   C. 配菜的选择应该多样化，有荤有素，搭配合理

   D. 每一种配菜只要是新鲜有营养的，不需要婴幼儿单一品尝过

9. 下列关于婴幼儿四季饮食安排说法错误的是（　　）。

    A. 春季婴幼儿生长发育增快，对优质蛋白质的需求也随之增长，因此应多食用鸡蛋、鱼、禽畜肉、奶制品及豆制品

    B. 夏季天气炎热，为了补充水分和降温，婴幼儿可以多喝冷饮

    C. 秋季婴幼儿可适当食用一些清热生津，润肺止咳的食物

    D. 冬季应保证婴幼儿高热量、高蛋白食物的摄入量

10. 下面哪项不是面食和营养粥制作的基本原则？（　　）

    A. 荤素搭配合理   B. 量和稠度要适宜

    C. 可用高汤熬煮   D. 不可提供必需脂肪酸

11. 不具有良好膳食结构的混合食物是（　　）。

    A. 面食和营养粥   B. 蔬菜（深色和浅色）

    C. 动物性食物   D. 乳类和水果

12. 下列哪个不是西红柿鸡蛋面的制作步骤（　　）。

    A. 将西红柿洗净，去皮，切成碎末

    B. 锅内倒入少量植物油，油热后加入西红柿煸炒几分钟，直至西红柿软烂

    C. 锅内倒入高汤，大火煮开，放入掰成小段的面条，小火煮

    D. 等面条快煮好时将鸡蛋黄打入锅里，煮10分钟即可

13. 关于婴幼儿辅食制作的要求，下列说法错误的是（　　）。

    A. 尽量选择新鲜的食材，最好是当天买当天吃

    B. 蔬菜宜切成细丝、小片、小丁

    C. 婴幼儿菜肴宜清淡，应少糖、少盐

    D. 为了让食物更美味，可以添加味精、鸡精、桂皮、姜等调味品

14. 下列哪些食材不适合婴幼儿食用？（　　）。

    A. 油菜   B. 土豆   C. 大蒜   D. 西红柿

15. 一名2—3岁的幼儿，每日所需谷类摄入量为（　　）。

    A. 85~100g   B. 75~125g   C. 90~125g   D. 70~120g

16. 下列关于果泥制作方法的说法中错误的是（　　）。

    A. 苹果泥：洗净、去皮，用勺子刮成泥状

    B. 木瓜泥：洗净、去皮，把果肉压成泥状

    C. 猕猴桃泥：洗净、去皮、去籽，把果肉压成泥状

    D. 香蕉泥：剥皮，用勺子将果肉压成泥或刮成泥状

17. 下列不是膳食搭配的原则是（　　）。

    A. 米面搭配   B. 荤素搭配

    C. 粗细搭配   D. 蔬菜水果搭配

18. 选一选，哪项不是"深色蔬菜"？（　　　）

    A. 菠菜　　　　　　B. 黄瓜　　　　　　C. 牛心菜　　　　　　D. 卷心菜

二、简答题

1. 简述辅食食材选择及制作的要求。

2. 简述蔬菜汁、蔬菜泥制作的注意事项。

3. 简述鱼泥的制作方法。

4. 简述面食和营养粥制作的基本原则。

三、论述题

1. 为0—3岁婴幼儿制作辅食时，对辅食食材的选购和制作应符合哪些要求？

2. 结合日常生活，为1—3岁幼儿春季的营养配餐提出合理建议。

四、材料分析题

最近乐乐妈妈发现乐乐的胃口变小了，没有食欲，睡觉时身子不停在扭动，有时还咬牙，肚子也常常胀胀的，有时还喊"肚肚疼"……妈妈带乐乐到医院去看医生，医生诊断说乐乐是食积。

请结合材料给乐乐的父母提出一些合理建议，并为乐乐制作一份助力消化的膳食。

五、活动设计题

近期，天天妈妈发现2岁大的天天体重增长较快。在社区医院的常规体检中，根据身高、头围、胸围的测量结果筛查出天天已经出现超重的现象。天天妈妈担心这样下去会对天天的身体健康造成影响。

请以小组为单位，请针对上述问题，为天天妈妈设计一份家庭配餐工作方案，要求写出对问题的分析、工作目标，以及解决各类问题的方法。

资 源 拓 展

中国饮食文
化的传承与
发展

5

0—1岁婴儿的科学喂养

学 习 目 标

素质目标

☐ 树立科学喂养的观念，关爱婴儿生命，支持和引导婴儿健康发展。

知识目标

☐ 了解母乳喂养对母亲与婴儿的益处，辅食添加的重要性及过早或过晚添加辅食的危害。

☐ 熟悉母乳喂养的正确姿势及常见问题的处理。

☐ 掌握人工喂养、混合喂养的正确方式及其注意事项，掌握辅食添加的原则与注意事项。

能力目标

☐ 能够正确宣传并指导新生儿家庭等对象进行母乳喂养。

☐ 能够科学地对婴儿进行人工喂养。

☐ 能够科学合理地为婴儿添加辅食。

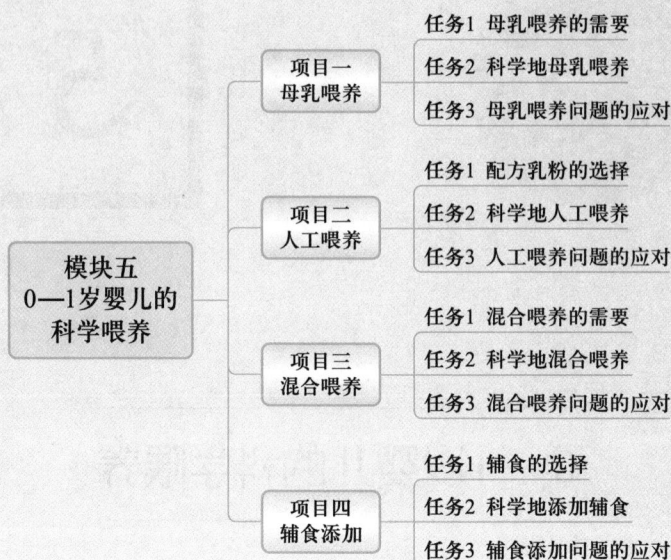

项目一
母乳喂养

任务1 母乳喂养的需要

任务2 科学地母乳喂养

任务3 母乳喂养问题的应对

模块五
0—1岁婴儿的
科学喂养

项目二
人工喂养

任务1 配方乳粉的选择

任务2 科学地人工喂养

任务3 人工喂养问题的应对

项目三
混合喂养

任务1 混合喂养的需要

任务2 科学地混合喂养

任务3 混合喂养问题的应对

项目四
辅食添加

任务1 辅食的选择

任务2 科学地添加辅食

任务3 辅食添加问题的应对

微 课 先 行

母乳喂养

指导母乳喂养

母乳喂养中的常见问题

人工喂养

指导人工喂养

人工喂养不当及处理

婴幼儿饮食习惯概述

0—1岁咀嚼力锻炼

0—1岁婴儿饮食习惯的培养

项目一　母乳喂养

学习目标

一、素质目标

树立正确的婴儿喂养观念，具有关爱母亲与婴儿的良好情感。

二、知识目标

1. 了解母乳喂养对母亲与婴儿的益处，知道母乳的主要组成成分。
2. 熟悉正确的母乳喂养姿势。
3. 掌握母乳喂养的注意事项。

三、能力目标

1. 能够对母乳喂养家庭进行基础的喂养指导。
2. 能够对母乳喂养中的常见问题提出合理的解决方案。

任务情境

　　小丽是一名新生儿的妈妈，她对母乳喂养的相关好处和姿势不够了解，看着新出生的宝宝有些无从下手，她在宝宝的喂养上很纠结，在考虑宝宝是喝母乳还是喝牛乳。给宝宝喂母乳，她既怕自己母乳不够又害怕身材走样；给宝宝喂牛乳，她又觉得营养不够。面对这个问题小丽十分焦虑，希望得到科学的喂养指导。

　　任务：请帮助小丽理解婴幼儿科学喂养的方式及其要点，包括母乳的成分、母乳喂养的益处，指导她科学地进行母乳喂养。

学习任务

任务1　母乳喂养的需要

　　婴幼儿喂养主要是指婴幼儿从出生到3岁期间的母乳喂养、辅食添加、合理膳食和饮食行为培养。我国国家卫生健康委员会在《婴幼儿喂养健康教育核心信息》中强调，儿童生命中最初的1 000天对其进行科学良好的喂养有利于促进儿童健康，能为其一生发展奠定良好基础。强化健康教育，向父母、养育人和社会公众传播婴幼儿科学喂养的重要意义，普及相关喂养知识和技能，对改善儿童营养状况、减少和控制儿童营养不良及相关疾病发生有着重要的影响。母乳是婴儿最理想的天然食物，我们将通过本任务一起了解母乳喂养的重要性。

1. 确保儿童健康和生存

世界卫生组织提出，母乳喂养是确保儿童健康和生存的最有效方法之一。然而，世界卫生组织的数据显示，全球近2/3的婴儿没有在建议的出生后最初6个月内获得纯母乳喂养，并且这一比例在过去20年中没有得到改善。中国发展研究基金会2019年调查数据显示，在中国，婴儿6个月内纯母乳喂养率为29.2%，远低于43%的世界平均水平和37%的中低收入国家平均水平。

纯母乳喂养是指不喂给0—6月婴儿除母乳以外的任何食物或饮品。母乳喂养的好处包括健康、营养、免疫、生长发育、心理、社会及环境等多方面。从营养学、经济学和情感需求等多个方面来讲，母乳有得天独厚、无可替代的优势。母乳喂养不仅可以增进母子之间的感情，而且对于孩子和母亲的身体都有好处。

世界卫生大会（WHA）于2012年颁布的"全球营养目标2025"将改善母乳喂养作为全球六大营养目标之一，就是"到2025年0—6个月婴儿纯母乳喂养率至少达到50%"。世界卫生组织和联合国儿童基金会建议，在新生儿出生后1 h内开始母乳喂养，在出生后最初6个月内坚持纯母乳喂养，即不喂任何其他食物或液体，包括不喂水。给婴儿按需进行母乳喂养，无论白天或晚上，婴儿一旦有需要就进行喂养，不使用奶瓶、奶嘴或安慰奶嘴。婴儿从6个月起应开始吃安全且适当的辅食，同时继续母乳喂养到2岁及2岁以上。

2. 母乳的成分

母乳的含水量达到88%，完全满足6个月内婴儿对水分的需要，不需要额外添加水或其他饮品。因为水会占据胃容量，让婴儿产生"水饱"，甚至有可能引起"水中毒"，喂水会减少婴儿的母乳摄入量，使母亲的泌乳量也相应减少，同时在这个过程中，饮用水的安全、喂水工具的卫生很难保证，所以不建议在0—6个月婴儿纯母乳喂养的过程中喂水。养育者通过婴儿的排尿量可以判断婴儿是否获得了足够的水分和营养。如果婴儿每天排尿次数不少于6次，尿液呈淡黄色，说明婴儿获得了足够的水分和营养，不需要太过担忧。

考点1：
母乳的主要成分。

在婴儿出生后的1~7天内，妈妈分泌的乳汁颜色发黄，质地也比较黏稠，有些人认为要挤掉，实际上，这是"初乳"，除了能提供全面的营养之外，还含有大量的抗体和免疫细胞，可以保护婴儿免受有害菌伤害。母乳分为初乳、过渡乳和成熟乳，其主要成分为：蛋白质（以乳清蛋白为主）、碳水化合物（主要为乳糖）、脂肪（脂肪颗粒小，含脂肪酶）、维生素（除维生素D、维生素K外）、矿物质（钙磷比例为

2∶1，吸收率为50%~70%）、免疫成分（免疫球蛋白、乳铁蛋白、溶菌酶等）。母乳的成分可以供给0—6月龄婴儿所需要的营养物质与能量。此外，婴儿出生后免疫力逐步下降，母乳中的抗体和免疫细胞能提升婴儿的部分免疫力，这是配方乳粉目前无法替代母乳的最主要原因，也是我国乃至世界权威机构大力推广母乳喂养的原因之一。

初乳指的是产后7天内所产出的母乳，产量小，密度高，富含各种营养成分和免疫球蛋白，色泽乳黄。过渡乳指的是初乳向成熟乳过渡时产生的乳汁。成熟乳指的是产后14天左右产出的乳汁，产量高而密度低，色泽乳白。过渡乳和成熟乳依旧富含丰富的营养，喂养人不可根据颜色的变化来判断母乳的营养价值。

3. 母乳喂养对母婴的好处

0—6月龄婴儿提倡纯母乳喂养，因为母乳中含有丰富的营养素、免疫活性物质和水分，能够满足0—6月龄婴儿生长发育所需全部营养，任何配方乳粉都无法替代。0—6月龄的健康婴儿提倡纯母乳喂养，不需要添加水和其他食物，有助于婴儿达到最佳的生长发育和健康状态，早产儿、低体重儿更加提倡母乳喂养。

考点2：母乳喂养对婴儿与母亲的好处。

研究证实[①]，母乳喂养可以减少感染性疾病的发生，或降低各种感染性疾病的严重程度，包括细菌性脑膜炎、腹泻、呼吸道感染、坏死性小肠结肠炎、中耳炎、泌尿道感染，以及早产儿的晚发性败血症。

母乳喂养还可以减少过敏性疾病的发生，纯母乳喂养持续4个月以上，有助于降低2岁内幼儿特应性皮炎及牛乳过敏的发病率。同时，有研究发现，母乳喂养持续时间长对哮喘儿童的肺功能亦有保护作用，特别是非特异性哮喘患儿[②]。

母乳喂养可以降低婴儿患感冒、腹泻、肺炎等疾病的风险[③]。同时有研究显示，母乳喂养可以减少婴儿猝死的发生率，减少后期甚至成年期的胰岛素依赖型和非胰岛素依赖型糖尿病、淋巴瘤、白血病、霍奇金病、超重和肥胖、高脂血症等疾病的发生。

母乳喂养能促进婴儿神经与认知能力的发育[④]，这种能力的提高可以延续至青少年甚至成年。甚至有巴西的研究结果认为，母乳喂养的时间与母乳喂养的总量与成年后的智商、情商、免疫能力及社会收入等均成正比。

母乳喂养可以减少母亲产后出血，促进子宫复原，使母亲迅速恢复孕前体重，减少乳腺癌、卵巢癌的发生风险，降低肥胖、糖尿病等疾病的发生，改善更年期心

---

① Chen AI, Rogan WJ. Breastfeeding and the risk of postneonatal death in the United States [J]. Pediatrics, 2004, 113（5）: e435-439.

② Feldman-Winter L. The AAP updates its policy on breastfeeding and reaches consensus on recommended duration of exclusive breastfeeding [J]. J Hum Lact. 2012, 28（2）: 116-117.

③④ 刘喜红. 母乳喂养与儿童健康 [J]. 中国儿童保健杂志. 2016, 24（7）: 675-677.

血管健康状况。母乳喂养的母亲在激素分泌、生理和心理方面都更占优势。

母乳喂养除了可以有效促进母婴健康，降低母婴患病风险外，还有着经济方便、省时卫生等好处。配方乳喂养的各个环节：调配乳粉的水、奶瓶和奶嘴还有乳粉本身都可能受到污染，或出现质量问题。

绝大多数母亲能成功实现母乳喂养，母亲和家庭应树立母乳喂养的信心，家庭成员，尤其是父亲，需要给哺乳期母亲更多的关怀与支持。婴儿配方乳粉是无法纯母乳喂养时的无奈选择。

【阅读卡片5-1】世界母乳喂养周[①]

2021年的8月1日至7日是第30个世界母乳喂养周，主题是："保护母乳喂养，共同承担责任"。对于一个家庭而言，是否成功地进行母乳喂养不仅仅是妈妈的责任，爸爸也是非常重要的参与者。如果爸爸支持母乳喂养，承担起做家务的重任，母乳喂养成功的可能性将更大，并可以坚持更长的时间。爸爸可以和妈妈一起学习母乳喂养知识。爸爸不仅要了解母乳喂养的益处，成为母乳喂养的支持者，还应学习一些母乳喂养技巧，为妈妈的母乳喂养提供帮助和支持，创造良好的母乳喂养环境，比如，在宝宝练习衔乳技巧时帮助妈妈调整哺乳姿势，学会给宝宝换尿布，充分利用各种机会参与到母乳喂养中来，这些对宝宝的成长都有很大的益处。母乳喂养对下一代近期和远期都会产生重要的影响，应尽量提前了解多方面的信息，夫妻双方共同参与到母乳喂养的过程中，建立一个适合自己家庭生活方式的母乳喂养模式。

8月5日，由中国营养学会母乳喂养促进工作委员会主办，联合国儿童基金会驻华办事处支持的世界母乳喂养周主题研讨会在北京举行。中国营养学会理事长杨月欣教授在会议上致辞，她表示世界卫生组织和联合国儿童基金会推荐婴儿出生后的第一小时内尽早开始母乳喂养，并坚持纯母乳喂养6个月，随后开始添加辅食并继续母乳喂养至两岁或更长的时间，中国也高度重视。2019年6月，国务院正式成立健康中国行动推进委员会并发布《健康中国行动（2019—2030年）》，在其合理膳食行动中特别关注生命早期1 000天营养，明确提出了关注母乳喂养和辅食添加。中国营养学会在《中国居民膳食指南》等很多重要文件中，不仅提出并呼应了世界卫生组织这一重要的号召，还专门成立了中国营养学会母乳喂养促进工作委员会，进行了母乳喂养的实际指导和宣传。日前，由国家卫生健康委妇幼健康司、联合国儿童基金会驻华办事处共同组织编写的《婴幼儿喂养咨询——基层卫生人员培训教程与实践指导》正式发布，中国营养

---

① 中国营养学会召开2021世界母乳喂养周主题研讨会［OL］［2021-08-05］. 根据网络资料整理。

学会作为该培训教程的技术支持单位，将推广针对注册营养师和营养指导员等营养专业人员的婴幼儿喂养咨询培训，提升他们提供婴幼儿喂养咨询的服务能力。

任务2 科学地母乳喂养

母乳喂养不是一个静态的过程，从怀孕的那一刻起，女性的身体就开始发生变化，这些变化是为了生产和母乳喂养做准备。在怀孕五六周时，女性的乳房开始变得丰满，乳头变得敏感，乳头和乳晕会变大，颜色也变深，乳晕上的小颗粒（即乳晕腺，也称蒙格马利腺）会变得突出；到了孕中期，在血液和尿液中可以检测到乳糖，意味着身体已经完全做好分泌乳汁的准备；至分娩时，乳房中的泌乳细胞已经开始工作，当婴儿吮吸乳房时，刺激母亲身体分泌催乳素，引起乳汁的分泌。

1. 母乳喂养的阶段

乳房的大小不会影响母乳的分泌量。泌乳量取决于宝宝的需要量，如果乳房里的乳汁没有被及时排空，乳汁中的抑制因子会阻止乳房分泌更多的乳汁，因此，宝宝吃得越多，乳汁分泌得越多，吃得越少，乳汁分泌得就越少。初乳很少时，哺乳期母亲也不要惊慌，绝大多数母亲有足够的乳汁喂养宝宝，因为宝宝的胃容量是逐步变大的，刚出生1—2天仅为7~13 ml；出生3—7天为30~60 ml；7天—6个月约为100 ml；6个月—1岁为90~480 ml；成人约为950 ml。

考点3：
0—1岁婴儿
胃容量变化。

在母乳喂养的过程中，我们建议母亲和婴儿早接触、早开奶。这是世界卫生组织倡导的《促进母乳喂养成功十条标准》之一和母乳喂养的重要影响因素。世界卫生组织建议，应在婴儿出生后尽快帮助和鼓励母亲与婴儿进行早期和不间断的皮肤接触，帮助所有母亲在分娩后第一个小时内尽快开始让婴儿吮吸乳房。新生儿生命的最初几个小时和几天是建立泌乳关系和为母亲提供成功母乳喂养所需支持的关键时期。研究显示，出生后不久母亲和婴儿之间的皮肤接触有助于早开奶，并提高在婴儿出生后纯母乳喂养的可能性及增加母乳喂养的总持续时间。2019年，中国发展研究基金会调查数据显示[①]，新生儿在出生后1 h内开始吮吸母亲乳房的比例为11.3%；在出生后24 h内能够开始吮吸母亲乳房的婴儿占73.2%。

6个月以后，随着婴儿所需营养和能量的变化，可以开始逐步给婴儿添加辅食，这个阶段应继续母乳喂养。具体来说，婴儿6—9个月时，每日需要添加辅食1~2次，此时仍需要哺乳4~5次，辅食与哺乳交替进行。待婴儿9—12个月时，每日添加辅食的次数增多，变为2~3次，同时哺乳次数降为2~3次。1—2岁幼儿鼓励尝试家庭膳食，每日与家庭成员共同进食3餐，期间加餐2次，并继续母乳喂养。

---

① 根据网络资料整理。

【阅读卡片5-2】全国母乳喂养宣传日①

在中国，每年的5月20日是全国母乳喂养宣传日，2022年，全国母乳喂养宣传日的主题为"促进母乳喂养　携手向未来"。从母亲怀孕到宝宝两岁期间的1 000天，是增强宝宝免疫力、预防成年期疾病的关键窗口期。母乳喂养不仅有利于宝宝的体格生长和智力发育，还可以减少成年后慢性病的发生。母乳是母爱传递的重要纽带，是母亲给宝宝的珍贵礼物。母乳是由泌乳素通过乳房分泌而形成的。女性怀孕后，雌激素及孕激素会对乳腺造成刺激，导致乳腺快速发育。当进入怀孕后期和哺乳期时，垂体会生成泌乳素，然后通过血液循环到达乳腺合成乳汁，最后分泌出乳汁，由输乳管到达乳头。生产后，由于宝宝的吮吸，身体会产生更多的泌乳素，而乳汁排出得越多，产奶量就会越多。

2. 母乳喂养的姿势

考点4：
正确的母乳
喂养姿势要
点。

正确的喂养姿势会给婴儿上下牙骨带来一定的功能性刺激，促进上下牙骨的发育。但如果母亲的喂养姿势不对，婴儿的吮吸运动会对牙骨的生长发育有负面引导，导致颌骨畸形。婴儿的胃不像成年人那样垂向下方，而是呈水平位，胃的容量很小，存放食物也少，而且胃收缩功能也没有完全发育健全，所以很容易发生吐奶。不正确的哺喂姿势和衔乳姿势有可能让婴儿更容易吐奶。

母乳喂养的姿势主要包括母亲哺喂姿势和婴儿衔乳姿势。母乳喂养的正确姿势总结起来就是以下几点：胸贴胸，腹贴腹，下颌贴乳房。

考点5：
常见的母乳
喂养姿势。

母亲哺乳时的姿势有多种选择，如摇篮式、足球式、交叉摇篮式、侧躺式等（图5-1），这些姿势的选择需要根据母亲和婴儿的情况而定。母亲和婴儿经过一段时间的磨合之后，能找到最适合自己的方式。总体来说，需要注意做到以下几点：①母亲应该采用放松舒适的坐姿或者卧位；②婴儿身体贴近母亲，脸向着乳房，鼻子对着乳头；③婴儿头与身体呈一直线，下颌紧贴乳房；④如果是新生儿则母亲应用手托住其臀部。

3. 婴幼儿正确的衔乳姿势

考点6：
婴幼儿衔乳
姿势要点。

哺乳时，要让宝宝的下颌贴近母亲的乳房，同时保证宝宝呼吸顺畅，防止宝宝头部与颈部过度伸展造成吞咽困难，还要尽可能让宝宝张大嘴，上下嘴唇外翻，并衔住乳头和大部分乳晕，而非浅浅地衔住乳头，宝宝的吮吸声应该是深长且缓慢的（图5-2）。婴儿的衔乳姿势要注意做到以下几点：①婴儿嘴张大，下唇外翻；②舌呈勺状环绕乳房；③面颊鼓起呈圆形；④可见到上方的乳晕比下方多；⑤慢而深地吮吸，有吞咽动作和声音。

---

① 根据网络资料整理。

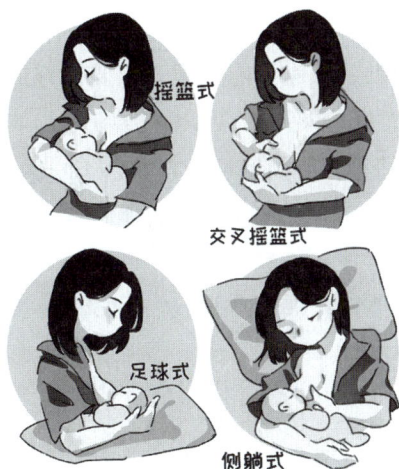

图5-1　母亲哺乳时的姿势

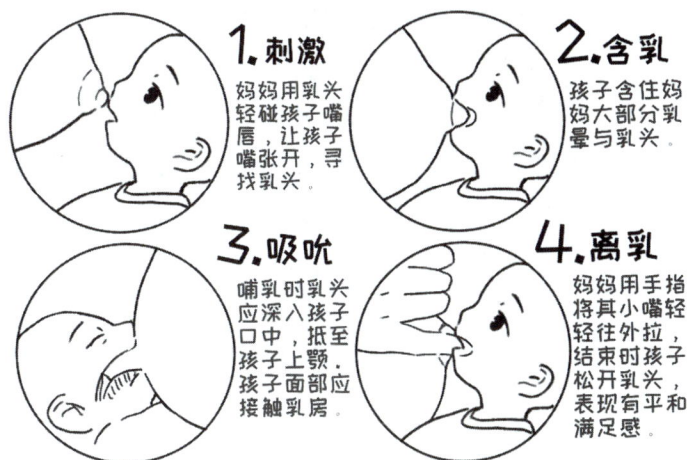

图5-2　婴幼儿正确的衔乳姿势

　　婴儿不当的衔乳姿势会让母亲乳头皲裂或者乳头疼痛。当婴儿在用力吮吸的时候，会把乳头一起吸入然后吐出，期间敏感的乳头会来回摩擦婴儿的口腔和上腭，发生皲裂和破皮，从而导致母亲疼痛难忍。衔乳姿势不正确还有可能会造成输乳管堵塞，进而增加吃奶的难度。当母亲输乳管被堵塞后，婴儿无法吮吸到母乳，只能用更大的力气，这也是母亲感到婴儿越吸越疼的原因。与此同时，婴儿由于长时间喝不到足量的母乳，会使身体发育所需营养得不到满足，最终耽误成长。同样，如果衔乳姿势不当，婴儿有可能因为挫败感加上肚子饥饿，从而渐渐抗拒吃奶。有时候还会导致母亲泌乳减少，母亲可能也没有意识到婴儿不吃奶和自身产乳量减少的根本原因，觉得该尽快断奶了，从而停止母乳喂养，这样母乳中的营养就会被浪费。此外，依然有很多母亲在调整了衔乳姿势后仍感疼痛难忍，乳头反复皲裂、出血。这时候我们就要注意检查婴儿的口腔结构，尤其是舌系带有没有过短。

考点7：婴幼儿衔乳姿势不当的后果。

4. 母乳喂养的频率

　　母亲应当按需哺乳，一般每日8~10次，确保婴儿摄入足够乳汁。母乳喂养是按需喂养，所以并不能像配方乳粉喂养那样保持时间规律。按需喂养的最佳哺乳时间是由婴儿自己决定的。在产妇和新生儿健康允许的情况下，分娩后立即开始母乳喂养成功率最高（分娩后1 h内）。母乳喂养的婴儿吃奶习惯差异非常大。母乳喂养的婴儿吃奶的频率通常比吃配方乳粉的婴儿高。母乳喂养的婴儿通常每24 h吃8~12次奶，有的甚至更多。婴儿能对饥饿信号迅速发出回应，所以母乳喂养属于按需喂养，而不是定时喂养。如果刚开始哺乳经验不足无法把握时间，或者乳汁不充足，也可以一侧乳房喂10~15 min，吸空后给婴儿拍嗝，再换另一侧继续喂。

考点8：按需哺乳的含义。

　　家长想做好按需哺乳就要了解和识别婴儿的饥饿信号与吃饱表现。婴儿需要母乳喂养的前期会出现烦躁、咂嘴、吐舌、寻觅、吮吸手指或拳头等进食信号，需要喂养者细心观察、及时哺喂，啼哭是婴儿饥饿情况较为明显时的表现，不应等到婴

考点9：饥饿信号与吃饱表现。

儿饥饿哭闹时再哺喂。啼哭实际上是"饿过头"的表现，此时的婴儿很难平静下来，是不利于喂奶的。当然，并不是每次啼哭都是因为饥饿，也可能是因为想要拥抱或者受到了过多刺激，比如，太热或太冷，家长要注意区分。

另外，每次哺乳过后都可以通过观察婴儿的表情是否心满意足来判断是否吃饱，通过记录、观察婴儿的排便与生长发育曲线也可以帮助家长判断婴儿的喂养是否处于合理状态，减少过度喂养发生概率。

【阅读卡片5-3】母乳库的建立[①]

母乳被人们称为"黄金液体"。母乳喂养，对早产儿、病患婴儿来讲，不仅是食物，更是一种治疗的药物，是降低死亡率的重要干预手段之一。一滴母乳，拯救一个生命，为了给宝宝们最好的37℃母乳爱，母乳库的建设需要全社会更大的支持。我国每年约有117万名早产儿出生。"对早产儿来说，母乳不仅是食物，也可以看作是药物。"广州市妇女儿童中心临床营养科主任、母乳库负责人刘喜红表示，早产儿各个器官发育不全面，各种并发症多，母乳里含有大量乳粉中所没有的抗体，对伤口愈合、抗感染等非常有效。有了母乳库，这些早产儿就能喝到足量母乳，为脆弱的小生命提供保护。

1909年，世界上第一家母乳库在奥地利维也纳建成。2013年3月，广州妇女儿童中心的母乳库诞生，这是中国大陆第一家母乳库。随后，南京、上海、重庆、西安、北京等城市也相继建立。8年间，全国母乳库数量增至26家。

母乳促进工作委员会委员苏宜香教授指出，大量权威指南建议，早产儿首选母乳，可以是亲生母亲的母乳，也可以是捐赠的母乳。这就需要对捐赠母乳的安全性进行特别管理，包括母乳捐赠者的健康状况、捐赠母乳的留样培养、消毒问题、冷冻保存时长等各种具体问题。

任务3 母乳喂养问题的应对

哺乳期女性可通过母乳喂养排空乳汁来促进产后泌乳。前文所述，泌乳量取决于宝宝的需要量，如果乳房里的乳汁没有被及时排空，乳汁中的抑制因子会阻止乳房分泌更多的乳汁，因此，哺乳期任何时候泌乳不足时可以通过挤奶的方法排出残余母乳，从而增加泌乳量。

1. 排出母乳的适应证

考点10：排出母乳的适应证与科学的手法。

在哺乳期母亲遇到乳胀、输乳管堵塞或者乳腺炎等乳汁淤积的情况，或是母亲住院或哺乳期使用了禁止哺乳的药物时，都必须排出残余在体内的母乳。为了在母

---

① 周丽婷.母乳库，一颗破土的芽苗［N］.中国妇女报，2021-03-29（5）.

婴分离条件下刺激和维持泌乳，如婴儿住院无法直接哺乳时，或者因早产儿、低体重儿吮吸能力弱甚至没有吮吸能力时，为了维持或增加乳汁分泌，都可以吸出乳汁供给婴儿。为母乳库捐赠母乳也是需要排出母乳的。部分母亲会在哺乳期内重返职场，那么利用吸奶器、储奶袋等工具为婴儿储备母乳是坚持母乳喂养的解决方案，吸出来的母乳储存后会分层或者有颜色变化（稍微偏绿），这是由于脂肪和蛋白质分离后导致的，只要晃动一下奶瓶，即可恢复，并不是变质的现象。在这个过程中需要注意母乳的储存条件，通常冷藏（0~4℃）可以保存48 h，冷冻（−16℃）可以保存3个月。如果是解冻的母乳，一定要在24 h内食用，不可再次冷冻，如果未能一次喝完，剩余部分要在1~2 h内喝完。

2. 排出母乳的科学手法

排出母乳的次数与婴儿哺乳次数相同，每日8~12次，因为一般情况下母乳的产生与母乳喂养、婴儿进食的频次相当。排出母乳除了采取机械的吸奶器以外，还可以采取更为轻柔的方式，具体操作方法为：①洗净双手，采取舒适的体位，站或立位均可。②将接奶容器靠近乳房，产妇将拇指及食指放置在距乳头根部2 cm处，拇指与食指相对，其他手指托着乳房，用拇指及食指向胸壁方向轻轻下压，手指反复地一压一放；各个方向按同样的方法挤压乳晕，挤压时，手指不可在乳房上滑动。③每侧乳房每次挤压3~5 min，至乳汁减少再去挤压另一侧乳房，两侧乳房可交替挤压，以20~30 min为宜。

【阅读卡片 5–4】母乳库的捐献与管理[①]

秦皇岛市妇幼保健院新生儿科护士长刘芳对记者说："母乳库的母乳主要靠无偿捐赠，但为了保证母乳安全，母乳库要对捐赠者进行一定的筛选：6个月内哺乳期女性；12个月内无慢性疾病；不吸烟、不饮酒；不曾长期服用大量药物；近期没有做身体穿孔或文身等。我们对每一位捐赠妈妈，不仅要详细了解她和家人的身体状况和生活环境、生活习性，还要做医学检测。"石家庄市妇产医院新生儿科护士长李会敏也介绍了一些筛选要求：候选捐献者必须是健康的哺乳期女性，有充足的母乳满足自身需要；需要提供由她和婴儿的责任医师签署的健康/医疗风险声明；提供6个月内体检结果，项目包括人类免疫缺陷病毒−0（HIV−0）、HIV−1、HIV−2、人类T细胞白血病病毒1/2型（HTLV1/2）、丙肝、乙肝、梅毒，血清检查应由有资质的专业实验室进行，血清检验结果在捐献期都有效，等等。

母乳库安全风险，贯穿母乳捐献、受捐的各个环节，从对母乳质量的把控、收集、

---

① 周丽婷.母乳库，一棵破土的芽苗［N］.中国妇女报，2021–03–29（5）.

检测，到运输、储存、分发，都可能出现意外。两位护士长都向记者强调，"在无菌条件下，对每批混合母乳消毒前和消毒后均取样进行细菌培养检测。""出现一点儿不合格，这一批次全部弃掉。"

2017年，中国营养学会妇幼营养分会成立了人乳研究与应用工作组，经过3年努力，正式发布了《医疗机构人乳库建立与管理规范》（T/CNSS 2020—003）团体标准，对人乳库的建筑和设施、设备管理、人员管理及质量管理都提出了明确要求。捐赠母乳的妈妈要在护士和义工协助下填写完成知情同意书，接受免费的HIV、乙肝、丙肝、巨细胞病毒和梅毒血清共5项健康检查，并在合格后进行采奶。乳汁经过消毒后放入冰柜专业储存，或送入新生儿科。

3. 母乳喂养的注意事项

（1）判断婴儿是否摄入足够的奶量：正常妇女产后6个月内每天泌乳量随婴儿月龄增长逐渐增加，成熟乳量平均可达700~1 000 ml/d。婴儿吃饱后自己会放开乳房，看上去满足并有睡意，哺乳前母亲乳房饱满，哺乳后变软，这都提示婴儿吃到了足够的母乳。但判断婴儿是否摄入足够的母乳最重要的是观察婴儿的体重增长及排尿次数。

① 体重增长：婴儿出生6个月内，体重增长平均不小于每月500 g。如婴儿每月体重增长低于500 g，则为体重增长不足。只要婴儿体重增长正常，则说明摄入了足够的母乳。需要注意的是，新生儿出生后2~3日开始，会出现生理性体重下降，体重下降幅度不超过出生体重的10%，且在10日内恢复到出生时的体重。如果新生儿从出生第1日开始按需哺乳，则生理性体重下降的恢复比晚开奶的婴儿快，甚至生理性体重下降过程不明显。如果婴儿在出生后2周，体重仍低于出生时体重，则说明体重增长不良。

② 排尿次数：检查婴儿的排尿情况是判断婴儿是否摄入足够母乳的一个快速有效的办法。纯母乳喂养而且奶量足够的婴儿，通常24 h内排尿6~8次。奶量不足的婴儿，则每日排尿少于6次（通常每日少于4次），其尿常很浓并且尿味重，色深黄或深橙。如果纯母乳喂养的婴儿排出大量稀释尿，说明他（她）吃到了足够的母乳。如果婴儿排出浓缩尿，而且每日少于6次，说明他（她）没有吃到足够的母乳。

（2）婴儿体重增长不足。

① 原因：如果婴儿无疾病，其体重增长不足的最主要原因是未吃到足够母乳。而母乳不足主要有母乳喂养因素、母亲心理因素和母亲身体状况3方面的原因（表5-1）。其中，母乳喂养因素是最常见的也是最主要的因素。

表5-1 母乳不足常见的原因

母乳喂养因素	母亲心理因素	母亲身体状况
开奶迟	信心不足	服避孕药、利尿剂
哺乳次数少	忧虑，紧张	妊娠
夜间不哺乳	不愿意母乳喂养	严重营养不良
哺乳持续时间短	婴儿咀嚼乳头	胎盘滞留（罕见）
衔乳姿势不良	疲劳	饮酒
用奶瓶或安抚奶嘴	—	吸烟
喂辅食	—	乳房发育不良（罕见）

具体表现如下。

开奶迟：如果婴儿没有在出生后1日内开始哺乳，则母亲开奶时间推迟，婴儿体重增长也会推迟。

哺乳次数少：在最初4周内每日哺乳少于8次，大一点的婴儿每日哺乳少于6次。

夜间不哺乳：如果母亲在婴儿未适应之前就停止夜间哺乳，乳汁分泌量就会减少。

哺乳持续时间短：哺乳持续时间太短或哺乳太匆忙，婴儿不能吮吸到含有丰富脂肪的乳汁，有时母亲只喂1~2 min就把婴儿从乳房处挪开，这可能是由于婴儿暂停吮吸，而母亲却认为他（她）已吃完了，或者母亲很匆忙，或为了换喂另一侧乳房而停喂这侧乳房。

衔乳姿势不良：婴儿无效吮吸，就无法摄入足够的乳汁。

用奶瓶和安抚奶嘴：给婴儿用奶瓶或者吸安抚奶嘴会减少其吮吸乳房的频率，致使乳汁减少。

②处理原则：询问喂养史，了解母亲对自己乳量的看法；观察母亲喂养的体位和婴儿衔乳的姿势是否正确并给予相应的帮助；检查婴儿是否生病、有无畸形及其生长情况；检查母亲营养状况、健康状况、乳房有无问题；鼓励母亲始终坚持母乳喂养，帮助母亲让婴儿吃到更多的母乳，使其相信自己的乳房条件可以有足够的母乳。

（3）早发型母乳性黄疸。

①原因：出生后最初7日内，在母乳喂养的过程中，如乳汁的产生及婴儿吮吸、吞咽等，其中某一环节出问题，导致婴儿母乳摄入不足，包括母乳喂养的次数减少和补充水或葡萄糖水过多。由于婴儿母乳摄入不足，肠蠕动减少，肠道正常菌群建立晚，使肠道结合胆红素排泄减少，肠道未结合胆红素增加；同时，食物摄入不足

使得胎粪排出延迟，胆红素的重吸收增加，故而加重黄疸。某些母乳喂养的婴儿胆红素过高，也可能与母亲患糖尿病及早产等有关。

②临床特点：多见于初产妇，母乳少的原因是开奶晚，哺乳前后添加葡萄糖水，使婴儿对母乳需求降低；也可见于喂养次数少的婴儿。早发型母乳性黄疸高峰常在出生后3~4日，如诊断及治疗不及时，黄疸可持续6~12周；非溶血性未结合胆红素增高，如诊断治疗不及时可发展为重度黄疸，血清胆红素 >342 μmol/L（20 mg/dL），有引起胆红素脑病的危险。

③鉴别诊断：应除外溶血性因素、感染、围生因素（呼吸性酸中毒、低血糖、颅内血肿）及红细胞增多症等引起的黄疸。

④防治原则：提倡早开奶，于出生后1 h开始，按需哺乳，每侧乳房的哺乳时间不受限制。出生后第1日开始，每日10~12次哺乳（至少8~9次/d），夜间勤喂，限制摄入辅助液体。血清胆红素 >257 μmol/L（15 mg/dL），或有其他高危因素时应间隔光疗。

（4）迟发型母乳性黄疸。

①原因：可能是由于母乳中未识别因子使新生儿胆红素代谢的肝肠循环增加所致。增加吸收的确切机制目前尚不清楚，可能与以下因素有关：母乳中含有孕二醇较多，抑制了肝中葡萄糖醛酰转移酶活性；母乳中脂肪酶活性较高，使乳汁中甘油三酯水解增加，游离脂肪酸较多，抑制了肝酶或取代蛋白质结合点上的未结合胆红素；人乳中含有的较高浓度的葡萄糖醛酸苷酶（R-GD）在发病机制中起重要作用，它能分解胆红素-葡萄糖醛酸酯链，产生未结合胆红素，后者从小肠吸收进入肝肠循环，使血中未结合胆红素增高引起黄疸。

②临床特点：大约2/3母乳喂养的婴儿胆红素水平持续升高至第三周，其中半数是临床黄疸，胆红素浓度 >85 μmol/L（5 mg/dL）。黄疸在母乳喂养的婴儿中可能持续数周，在2个月开始消退，无任何临床症状，生长发育良好；黄疸程度以轻至中度，胆红素浓度在205.2~342.0 μmol/L（12~20 mg/dL）为主；血清胆红素主要为未结合（间接）型，肝功能正常，无贫血。暂停母乳2~3日，黄疸即可明显减轻，如再喂母乳可有反复，但不会达到原来的程度。

③鉴别诊断：迟发型母乳性黄疸需与感染、肝病相鉴别。

④治疗原则：最理想的是既保证母乳喂养，又将黄疸降到最低程度。一般不需要特殊治疗，黄疸可逐渐减退；预后一般良好，很少引起胆红素脑病。当胆红素超过342 μmol/L（20 mg/dL），或28日后仍在257 μmol/L（15 mg/dL）以上时，可暂停母乳3日，代以配方乳（或将母乳挤出加热到56℃，15 min）。胆红素于2~3日后可下降50%，以后再喂母乳，胆红素仅轻度升高，不会达到原有水平，然后等待黄疸自然消退。如因某些原因不能暂停母乳或停母乳后胆红素下降不满意，则可应用短

期光疗使黄疸消退。

（5）乳头疼痛与乳头皲裂。

①原因：乳头疼痛最常见的原因是衔乳不良。倘若婴儿身体扭曲，离乳房太远，衔乳时没有把乳晕衔住，而只衔住乳头，嘴闭着，唇向前突，则不能有效地吮吸出乳汁，吮吸时就会来回牵拉乳头，这样母亲就会觉得很疼。起初乳头没有裂口，当婴儿松开乳房时，可看见乳头顶部有压痕。假如婴儿继续这样吃奶，就会破坏乳头皮肤，乳头周围会出现裂口，产生皲裂。此时可以看到乳房肿胀。另一个原因是产妇分娩后没有早开奶或者没有让婴儿频繁吮吸，而是在已开奶后，才让婴儿吃奶，这样乳房皮肤就会绷得很紧，将乳头拉平，且乳房伸展性差，婴儿只能吸着乳头，损伤了乳头皮肤。

②处理原则：如果母亲乳头疼，应及时帮其改善哺乳体位，使婴儿正常衔接。通常只要衔接良好，疼痛就会减轻，婴儿可继续吃奶。预防乳头皲裂，强调生产后不久就要开奶，早开奶可防止乳汁淤积在乳房内而产生压力，从而预防肿胀形成。当乳房还很软时，婴儿易衔接，也减少了乳头皮肤损伤的机会。

（6）母亲外出时的母乳喂养：母亲外出或上班后，应鼓励母亲坚持母乳喂养。每天哺乳不少于3次，外出或上班时挤出母乳，以保持母乳的分泌量。

4. 母乳保存的方法

母亲外出或母乳过多时，可将母乳挤出存放至干净的储奶袋，妥善保存在冰箱或冰包中，不同温度下母乳储存时间参见《儿童喂养与营养指导技术规范》中的规定（表5-2），母乳食用前用温水（温奶器）加热至40℃左右即可喂哺。

表5-2　母乳储存时间

储存条件	最长储存时间
室温（25℃）	4 h
冰箱冷藏室（4℃）	48 h
冰箱冷冻室（-20℃）	3个月

5. 不宜母乳喂养的情况

正接受化学治疗或放射治疗，患活动性肺结核且未经有效治疗，患有严重疾病（如慢性肾炎、恶性肿瘤、精神病、癫痫或心功能不全等），乙肝表面抗原（HBsAg）、乙肝e抗原（HBeAg）、乙肝核心抗体（抗-HBc）3项阳性（大三阳）的母亲，或存在人类免疫缺陷病毒（HIV）感染，乳房上有疱疹，吸毒等情况时，不宜母乳喂养。母亲患其他传染性疾病或服用药物时，应咨询医生，根据情况决定是否可以哺乳。

项目二 人工喂养

学习目标

一、素质目标

树立婴儿人工喂养的正确观念，关注和支持婴儿的健康发展。

二、知识目标

1. 了解人工喂养的含义及配方乳粉的种类。

2. 熟悉科学的人工喂养姿势。

3. 掌握乳粉冲泡和奶具消毒的方法。

三、能力目标

1. 能够对人工喂养家庭进行基础的喂养指导。

2. 能够依据人工喂养阶段为婴幼儿选择合适的配方乳粉。

3. 能够科学地完成配方乳粉的冲泡。

任务情境

亮亮妈妈在亮亮出生后因身体特殊原因无法哺乳。亮亮妈妈想为孩子寻找适合的婴儿配方乳粉。看着五花八门的品牌和标准，亮亮妈妈感到十分苦恼，之前她听说有家长被销售误导后错将固体饮料当成配方乳粉给孩子食用，造成"大头娃娃"的事件，害怕自己选择不当会影响了亮亮的生长发育。

任务：请教会亮亮妈妈如何选择合适的配方乳粉，指导她科学地进行人工喂养。

学习任务

任务1 配方乳粉的选择

考点11：
人工喂养的
含义与优缺
点。

人工喂养是指哺喂者或婴儿本身因为各种原因无法进行母乳喂养时，利用配方乳粉替代母乳对婴儿进行喂养。无法进行母乳喂养的因素多种多样，有可能是母亲泌乳不足、需要回归工作等，也有可能是因为母亲患有急性传染病等疾病，或者婴儿自身有疾病如苯丙酮尿症、其他氨基酸代谢病需要特殊的乳粉喂养。

1. 人工喂养的含义与优缺点

人工喂养与母乳喂养并不冲突，可以混合进行，也可以单独进行。人工喂养主要是使用婴儿配方乳粉来替代母乳进行喂养。婴儿配方乳粉又称母乳化乳粉，是指以动物乳汁，或其他动植物提炼成分为基本组成，并适当添加营养素，能供给婴儿生长与发育所需要的一种人工食品。

一般情况下，我们推荐采取母乳喂养，母乳中的许多成分是配方乳粉无法替代的，母乳喂养对母亲和婴儿均有好处，并且经济方便，省时卫生。但是人工喂养也有一定优势，母乳喂养只能由母亲一人完成，长时间哺喂容易导致哺乳期女性腰背酸痛，人工喂养可以由家庭成员共同分担，减轻母亲劳累感。

尽管人工喂养可以帮助母亲分散一部分喂养压力，但是我们必须明确，在身体条件允许的情况下，母乳喂养是对婴幼儿最好的喂养方式，代乳品不含免疫物质，而且相较于母乳更容易引起过敏及消化不良。此外，人工喂养所使用的奶瓶、奶嘴等器具消毒不严格容易被细菌污染，从而引起婴儿腹泻、败血症等。

2. 人工喂养的配方乳粉

理想的人工饮食应当能满足健康婴儿一般情况下的营养需要。目前市面上用于人工喂养的配方乳粉主要有以下几种。

（1）足月儿配方乳粉（0—6个月适用）：一般以牛乳为基础，对蛋白质、脂肪、微量营养素等组成成分进行改良，使其尽可能地贴近母乳，是足月儿的优先选择，部分早产儿在身体指标达到要求后也可以遵医嘱使用足月儿配方乳粉进行人工喂养。

（2）较大婴儿配方乳粉（6个月以上）：适用于6个月以上的婴儿，也是以牛乳为基础的乳粉。

（3）早产儿配方乳粉：早产儿较足月儿而言需要更为精细的照料，早产儿配方乳粉是根据早产儿的生理特点和营养需要专为早产儿设计的特殊配方乳粉，严格来说，分为早产儿院内配方乳粉及早产儿出院后配方乳粉，前者只能在早产儿住院时由医务人员使用，后者可供早产儿出院后家庭使用。早产儿出院后选择足月儿配方乳粉还是早产儿配方乳粉，以及需要使用多长时间的早产儿配方乳粉，均需要遵循医务人员的建议。

（4）豆基配方乳粉：基底为植物蛋白，适用于半乳糖血症及乳糖酶缺乏的婴儿，腹泻时也可使用，能够支持婴儿的正常生长和骨骼矿化，但因含铝高等问题不适宜作为婴儿营养的常规选择。

（5）特殊配方乳粉：全称为特殊医学用途配方食品，又分为适用于0—12月龄婴儿的特殊医学用途婴儿配方食品和适用于1岁以上人群的特殊医学用途配方食品。特殊医学用途婴儿配方食品指针对患有特殊疾病或医疗状况等特殊医学状况婴儿的

考点12：特殊配方乳粉的选择。

营养需求而设计制成的粉状或液态配方食品，1岁以内婴儿特殊医用配方乳粉见表5-3。该配方乳粉必须在医生或临床营养师的指导下单独食用或与其他食物配合食用，其能量和营养成分能够满足0—6月龄特殊医学状况婴儿的生长发育需求。例如，水解蛋白配方乳粉，能促进婴儿生长和营养素的储存，但渗透压高，主要适用于治疗和预防过敏性疾病。

表5-3 1岁以内婴儿特殊医用配方乳粉[1]

制剂	适应证/用途	禁忌证/注意事项
早产儿配方乳粉	胎龄在34周以内或体重<2 kg早产/低出生体重儿	出生时为早产儿的婴儿根据需要可推荐母乳+母乳强化剂
基于牛乳的免乳糖配方	腹泻导致的乳糖酶缺乏或乳糖不耐受及肠道功能不全的患儿	牛乳蛋白不耐受；半乳糖血症
基于牛乳的高MCTE配方	严重脂肪吸收障碍，乳糜胸、乳糜腹和乳糜泻	长期使用应监测有无必需脂肪酸缺乏
大豆蛋白配方	半乳糖血症；遗传性或一过性乳糖酶缺乏；IgE介导的牛奶蛋白过敏；素食者	出生体重<1 800 g，预防肠痉挛或对牛奶蛋白过敏所致小肠结肠炎或肠病
水解蛋白配方	整蛋白过敏；肠道功能不全（如短肠和小肠造瘘）	注意：严重牛奶蛋白过敏者，可能对乳清蛋白水解配方乳有反应
氨基酸配方	严重牛奶蛋白过敏，吸收障碍（胃肠道或肝病）	
特殊氨基酸配方	先天代谢性疾病（如苯丙酮尿症、枫糖尿病等特殊代谢病患儿）	营养不均衡，必须在医生指导下使用

　　我国对特殊医学用途配方食品的管理有着完整且完善的规定，尤其是针对蛋白质过敏的婴儿配方食品更是严上加严，对于蛋白质水解的要求、氨基酸的组成等内容都有营养完整的配方要求，在成品标签标注中也有严格的规定。经过严格审批后上市销售的特殊医学用途配方食品是值得信赖的。

　　如有需要，家长在选择特殊医学用途配方食品时，需仔细识别。首先应关注产品名称，特殊医学用途配方食品有统一的规定通用名称，如×××特殊医学用途全营养配方食品（粉）、×××特殊医学用途婴儿无乳糖配方食品（粉）、×××特殊医学用途婴儿氨基酸配方食品（粉）等。同时，外包装上还带有"特殊医学用途"字样。其次需要关注产品注册号，格式为"国食注字TY+8位数字"。家长在选购时需要特别留意这些信息，避免被个别不良商家的虚假宣传所误导。

---

① 根据网络资料整理。

总的来说，正常母亲所生的正常足月儿选择足月儿配方乳粉，6个月后选择较大婴儿配方乳粉，足月小于胎龄儿及早产儿选择何种乳粉，需要根据婴儿年龄、体重增长情况由医务人员来确定，腹泻患儿可选择豆基配方乳粉，对牛奶蛋白过敏的婴儿可使用水解蛋白乳粉。

【阅读卡片5-5】鲜牛乳能代替母乳吗？ ①

鲜牛乳是一种营养丰富的食物，于是就有家长想要给婴儿喝鲜牛乳，甚至想要用鲜牛乳代替乳粉，这种方法是不可取的。

在婴儿1岁以前，最好不要给其喝鲜牛乳，并且不可用鲜牛乳替代母乳和配方乳粉。与母乳和配方乳粉相比，鲜牛乳中的蛋白质、钠、钾、氯化物的含量都要更高一些，而身体代谢这些物质是需要肾的，但是1岁以内婴儿的肾尚未发育完善，如果要代谢如此多的物质，就会增加肾的负担。鲜牛乳相对于母乳和配方乳粉来说，在营养上还是有一些差异的，鲜牛乳不能够满足婴儿的营养需求。如果家长用鲜牛乳代替乳粉给1岁以内的婴儿喝，那么婴儿容易出现贫血或者引起过敏等情况，严重的甚至可能会出现肠胃出血的情况。

任务2　科学地人工喂养

1. 人工喂养的阶段与乳粉冲泡

（1）喂养阶段：人工喂养需要给婴幼儿选择合适的婴幼儿配方乳粉，不同的配方乳粉生产厂家对于乳粉的分段有些不同，有分两段的（0—12个月为一段，12—36个月为二段），有分三段的（0—6个月为一段，6—12个月为二段，12—36个月为三段），有分四段的（0—3个月为一段，3—6个月为二段，6—12个月为三段，12个月以上为四段）。

依据我国卫生健康委2021年3月最新发布的《婴儿配方食品》（GB 10765—2021）、《较大婴儿配方食品》（GB 10766—2021）和《幼儿配方食品》（GB 10767—2021），婴幼儿食品分为三段：为0—6个月（婴儿）、6—12个月（较大婴儿）、12—36个月（幼儿）。配方乳粉要根据婴幼儿的月龄和身体情况进行选择，购买时要检查产品是否由合格的生产厂家生产、是否在保质期内、包装是否密封完好无损等。正规婴儿配方乳粉的注册号为"国食注字YP+4位年代号+4位顺序号"，且在"产品类别"项中标明"婴幼儿配方食品"。此外，普通牛乳中的营养成分与母乳区别较大，并不适宜有胃肠道缺陷的婴幼儿消化吸收，也无法提供满足婴幼儿健康生长发育的

考点13：
婴幼儿配方
乳粉的选择。

———————
① 沈榜.宛署杂记［M］.北京：北京出版社，2018.

所有营养素，因此，在1岁之前，请尽量不要使用牛乳或成人乳粉（全脂乳粉、调制乳粉等）代替婴儿配方乳粉。

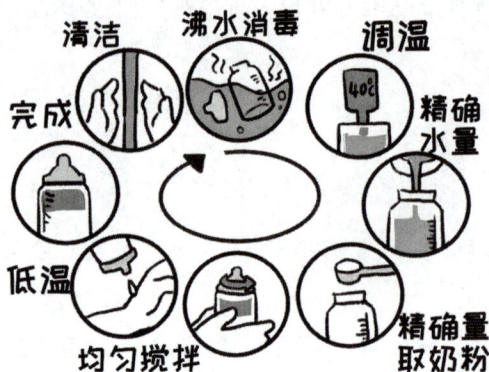

图5-3 乳粉冲泡

（2）乳粉冲泡：配方乳粉购买后还应注意冲泡乳粉的过程与奶具的清洗消毒。具体操作如下（图5-3）。首先，冲泡前要保证使用的乳粉在有效期内，建议尽量用罐装乳粉，开罐后保存在阴凉、干燥的地方，每次打开取用乳粉后要盖紧盖子。其次，配奶用物如奶瓶、奶嘴、奶勺等最好用高温消毒，用过的这些物品应清洗干净后重新消毒再用。最后，每次配奶前应先洗净双手，取出冲泡乳粉所用的奶具，根据所需奶量，将事先准备好的温度适宜的等量温开水倒入奶瓶中，再用本罐乳粉所配备的奶勺按说明加入相应的乳粉量，盖上瓶盖后适当晃动奶瓶使其充分溶解。此过程切记要按照所购买乳粉的说明来配制，不可自行增加或降低乳粉的浓度。有的家长认为冲泡时乳粉放得越多，泡出来的奶越浓，婴儿喝了以后越容易吸收更多的营养，会长得更快更强壮。实际上不是越浓越好，高浓度乳粉会让婴儿的肠道渗透压失衡，最终导致小肠缺乏水分与营养，甚至出现肠坏死的情况。

乳粉冲泡好后可以滴一滴奶于成人手背上测试温度，感觉合适即可喂哺婴幼儿。哺喂婴幼儿应采取正确的姿势，以免窒息。喂奶的间隔时间以3 h左右为宜。给吮吸、吞咽不太协调的早产儿进行家庭喂养时，宜让其吃几口休息一会儿，再继续喂奶，否则易导致误吸，发生意外。

（3）奶具消毒

奶具主要包括婴儿的奶瓶和奶嘴。所有喂奶用具在使用前均需消毒，奶瓶消毒应该从婴儿出生持续到1周岁以上。常见的消毒方法有高温消毒和蒸汽消毒，但是清洗过程中不建议使用含有消毒剂的清洁液，因为残留在奶瓶内壁上的消毒剂很难完全冲洗干净，而消毒剂会损伤婴儿的肠道菌群。

奶嘴清洗不彻底，细菌就会侵袭口腔，婴儿就特别容易患上鹅口疮或造成鹅口疮反复。奶嘴的消毒步骤：餐后先将奶嘴里外及配件洗刷干净，再用清水冲洗干净，需要特别留意清洗奶嘴孔，并用水冲过洞孔，确保没有食物残余。高温消毒法是消毒奶嘴的常用办法。在消毒婴儿奶嘴前，先用温水将奶嘴冲刷干净，再用沸水消毒，通常在沸水中煮15 min即可。另外，还可以使用蒸汽消毒法。奶嘴蒸12~15 min即可杀死大多数致病细菌，而不会被损坏。市面上有许多奶瓶消毒锅便是蒸汽消毒原理，可以在消毒奶瓶的时候一同放入奶嘴进行消毒。另外，还要注意奶嘴的开裂和老化，建议两个月更换一次。

　　奶瓶的消毒主要采取沸水煮开或蒸汽消毒的方法，也可以使用紫外线和臭氧杀菌的奶具消毒柜。特别要注意的是婴儿的免疫能力比较弱，为防止细菌在奶瓶上滋生，最好用一个就清洗一个，可以积攒洗好的奶瓶一起消毒。塑料材质的奶瓶会随着清洗时奶瓶刷的反复刷洗，内壁变毛糙，易滋生细菌，产生安全隐患，建议最多6个月就要换一次。

【阅读卡片5-6】冲泡乳粉小心阪崎肠杆菌[①]

　　阪崎肠杆菌（又称阪崎氏肠杆菌）是肠杆菌科的一种，1980年由黄色阴沟肠杆菌更名为阪崎肠杆菌。目前，微生物学家尚不清楚阪崎肠杆菌的污染来源，但许多病例报告表明，婴儿配方乳粉是目前发现的主要感染渠道，已被世界卫生组织和许多国家确定为引起婴幼儿死亡的重要条件致病菌，可导致任何年龄层人群的疾病，尤其是对早产儿、出生体重轻的婴儿或免疫受损婴儿的威胁最大，严重者可导致败血症、脑膜炎或坏死性小肠结肠炎。

　　即使很多配方乳粉的罐子包装上写着用40~50℃的开水冲泡，但根据联合国粮食及农业组织与世界卫生组织合编的《安全制备、贮存和操作婴儿配方奶粉指导原则》，应使用温度不低于70℃的水来冲调婴儿配方乳粉，以杀死乳粉中的阪崎肠杆菌（即可使用待凉不超过30 min的沸水）。冲调好的奶应冷却至可喂哺的温度，然后立即饮用。冲调好的奶若在冲调后2 h内仍未被饮用就应该倒掉。

2. 人工喂养的姿势

　　不当的人工喂养姿势会造成一些潜在危害，人工喂养的婴儿需要用奶瓶进行喂养，当我们给婴儿喂奶时，如果总是让奶瓶处于斜向下的状态，瓶口就会对婴儿的下唇和下颌造成一定的压迫，婴儿用力吸奶时，会导致上颌骨前伸，易造成上牙前突、开唇露齿的畸形。如果让奶瓶过度上扬，瓶口则会压迫上唇和上颌，从而导致下颌骨向前伸，婴儿乳牙就容易发展成"地包天"。

　　此外，由于婴儿在早期时耳并未发育完善，咽鼓管较短，且位置低而平直，其生理峡部又未形成，故管腔相对宽大，加上咽鼓管肌肉收缩力较弱，在鼻咽部开口较低，致使鼻咽部的液体容易流入中耳。母乳喂养的几种姿势，婴儿都是"侧躺"或者是"侧身"的姿势，所以较少存在此类姿势错误。但是用奶瓶进行喂养的婴儿，

考点16：人工喂养姿势要点。

---

　　① 根据网络资料整理。

很容易变成仰卧。如果喂养姿势不当，让婴儿平卧喝奶，乳汁过多，婴儿来不及吞咽会发生呛咳，使乳汁逆流入鼻咽部，那么乳汁有可能从咽鼓管进入中耳而导致急性中耳炎，影响听力发育。婴儿完全平躺着喝奶，还有可能增加窒息的危险，所以使用奶瓶喂奶要特别注意这个问题。

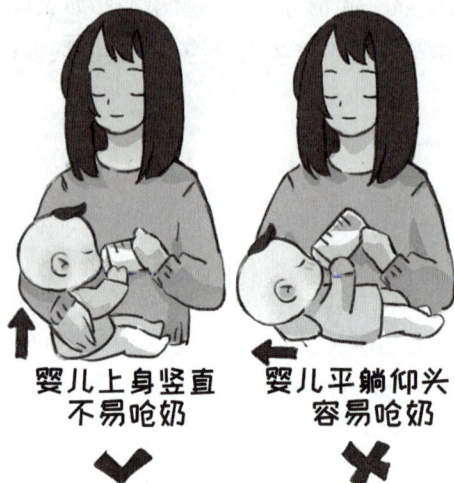

婴儿上身竖直
不易呛奶

婴儿平躺仰头
容易呛奶

图5-4 人工喂养的姿势

在使用奶瓶喂奶时，家长应采取半坐位，让婴儿的身体呈45°，奶瓶与面部宜呈90°，不要用奶瓶口压迫嘴唇（图5-4）。给婴儿用的奶瓶，最好选择宽口径奶瓶，奶嘴质地和大小尽量接近真实乳房状态。这样的奶瓶既可满足婴儿对哺乳的心理要求，同时也可以使口周肌肉协调运动，促进婴儿上下牙颌骨的正常发育。另外，奶嘴孔的大小要适当，以奶瓶倒置时，乳汁能一滴一滴地滴出为宜，若乳汁滴不出则是奶嘴孔径太小，而乳汁呈线状流出即为奶嘴孔径太大。随着婴儿的生长发育，吮吸能力提升，奶嘴的孔径也应有所变化，需要喂养人注意选择、及时更换。

3. 人工喂养的频率

母乳喂养时应当按需哺乳，每日8~10次，确保婴儿摄入足够乳汁。配方乳粉的冲调也是一样，很多家长认为配方乳粉喂养可以采取3~4 h一次的定时喂养方式，不需要考虑婴儿的需求，这样是不可取的。配方乳粉喂养也应该按需哺乳，同时喂奶后要给婴儿拍奶嗝。

任务3 人工喂养问题的应对

人工喂养过程中应注意不能用矿泉水冲泡乳粉，因为矿泉水中增加的微量矿物质元素是根据成人的标准设计的，其含量和比例不适用于婴儿，会增加婴儿的肾负担。冲泡乳粉最好选用煮沸冷却到适宜温度的自来水。有些家长担心自来水里会有氯化物残留，实际上自来水煮沸3 min，便可除氯。

泡好的奶在常温下保存不要超过2 h，在冰箱里不要超过24 h。在适当时间内的奶，可以加热至45℃左右给婴幼儿喝，切忌煮沸或者直接冲兑开水。已经冲调好的乳粉再煮沸会降低营养价值。当婴幼儿喝奶断断续续时，可以使用温奶器进行保温。喝不完的奶应弃去，不能留到下次再喂。

也不要将药物加入奶中给婴幼儿服用。有的婴幼儿喝奶后出现便秘、口臭等情况，家长认为这是"上火"了，要往乳粉里加点"料"。一般不建议这样做，尤其是月龄较小的婴儿，以免增加肠道负担。家长可适当给婴幼儿喂水，或者改换其他的配方乳粉。此外，婴幼儿患病服药时，除非医嘱说明，否则家长不可擅自将药物混到乳粉中给婴幼儿服用。

【阅读卡片5-7】特殊医学用途配方食品不是固体饮料且不能长期作为营养来源[①]

　　2020年，曾有媒体报道某企业将蛋白固体饮料的食品当作特殊氨基酸配方乳粉销售给牛乳过敏体质的患儿，致使患儿发生营养不良，甚至存在不同程度的脏器损伤。该次"假奶粉"事件中的产品，在包装上有"蛋白固体饮料"的标识，它在注册管理中并不是作为婴儿配方乳粉，而是普通食品。同样，带有"含乳饮料""植物蛋白饮料"等含有"饮料"二字的产品也不属于婴儿配方乳粉。所以，家长在选择乳粉时，最好在正规商店选择品牌产品，并重点关注其是否有"注册号"。

　　当目标人群无法进食普通膳食或日常膳食无法满足其营养需求时，虽然特殊医学用途配方食品可以作为单一来源的营养补充途径，对其治疗、康复及机体功能维持等方面起着重要的营养支持作用，但其多数是短期应用，目标是满足此阶段的特殊营养需求，只是暂时的。仍需尽早向普通食物过渡，使婴幼儿逐步从正常的食物中摄取所需营养素，不再依赖特殊医学用途配方食品。当然，这一步需要在医生或临床营养师的帮助下完成。

---

① 根据网络资料整理。

项目三　混合喂养

学习目标

一、素质目标

树立在特殊情况下进行婴儿混合喂养的正确观念，关注和支持婴儿的健康发展。

二、知识目标

1. 了解混合喂养的含义，知道乳头错觉的成因与预防措施。
2. 掌握科学的混合喂养方式。

三、能力目标

能够对混合喂养家庭进行基础的喂养指导。

任务情境

　　小米是一位新手妈妈，小米在生了宝宝后，乳汁分泌比较少，而且小米的宝宝在吃奶的时候虽然很饿，但就是不愿吮吸母亲的乳头，或者刚吮吸一两口就不愿意继续了。当母乳喂养不能满足宝宝的需要时，需要考虑母乳喂养与人工喂养相结合的混合喂养模式，但是小米缺乏相关知识，不知道该怎么样混合喂养才能保障宝宝的营养。

　　任务：请教会小米妈妈如何选择混合喂养的方式，指导她科学地进行混合喂养。

学习任务

任务1　混合喂养的需要

1. 混合喂养的含义

　　混合喂养是在母乳不足的情况下，用其他代母乳制品补充喂养婴儿的一种方法。混合喂养和人工喂养的主要区别是混合喂养依旧进行母乳喂养且尽可能以母乳喂养为主。

　　混合喂养主要有两种方案。一种是"补授法"，主要是在母乳按需喂养的基础上，用配方乳粉来补足母乳的不足部分，既保证婴儿可以得到一定的母乳又保障婴儿可以摄入足够营养与能量。另一种是"代授法"，指的是使用配方乳粉和其他乳品替代一次或两次母乳喂养，常见的是两次母乳喂养中间加一次代乳品，母亲重返职场后这种混合喂养方式使用得较多。

2. 混合喂养的优缺点

混合喂养的优点是使婴儿在母乳不足的情况下能吃到足够奶量，不影响生长发育；使哺乳期妈妈的乳房能够按时接受刺激，保障甚至是提高乳汁分泌量，有可能回归至纯母乳喂养；混合喂养的婴儿比纯母乳喂养的婴儿更容易断奶。

混合喂养的缺点是对于婴儿肠胃负担比较大，容易使婴儿消化功能紊乱；容易产生乳头错觉，让婴儿不吃母乳或者瓶喂配方乳粉。

【阅读卡片5-8】乳头错觉[①]

乳头错觉是指婴儿在接受母乳喂养或人工喂养的过程中，对乳汁的流速、压力、味道等产生特殊的感受和反应，并从中选择一种舒适的进食方式，拒绝其他类型的喂养。

尤其是在喂哺新生儿的时候，较容易出现这种异常现象，新生儿虽然很饿，但就是不愿吮吸母亲的乳头，或者刚吸一两口就不愿意再吸。这种现象通常发生在新生儿出生后1~2天，因母亲乳汁分泌不足，用配方乳粉补充喂养。这类新生儿大多有过吮吸奶嘴的经历。

任务2　科学地混合喂养

采用混合喂养的方式时，应让婴儿先吮吸母乳，并尽可能多地吮吸母乳，将母乳的作用发挥到最大。如果先喂配方乳粉，不仅很容易让婴儿有饱腹感从而减少对母乳的摄入量，而且还可能由于使用奶瓶时婴儿更容易获得乳汁，而不喜欢费力地去吮吸母亲的乳房，导致婴儿只用奶瓶吃奶，造成乳头错觉。所以混合喂养的时候，尤其是较小的婴儿一定要采取先喂母乳的补授法（建议4个月甚至是6个月以下的婴儿采用补授法）（图5-5）。

如果使用补授法，那么在喂奶时应先让婴儿吮吸母乳，如吸完两侧乳房后仍没有吃饱，再添加配方乳粉补喂。补授法添加的代乳品要从少量开始，比如，刚开始一次30 ml，观察婴儿是否吃饱了，没吃饱可再适当增加到50~60 ml，以此类推，直到婴儿吃饱后能安静或持续睡眠1 h以上。如果下次母乳量够了，就不必添加了。补授法的优点是保证了吮吸对乳房足够的刺激，有的母乳分泌最终可能会因吮吸刺激

---

① 章悦. 新生儿乳头错觉原因分析及对策［J］. 科技视界, 2019（15）: 194–195.

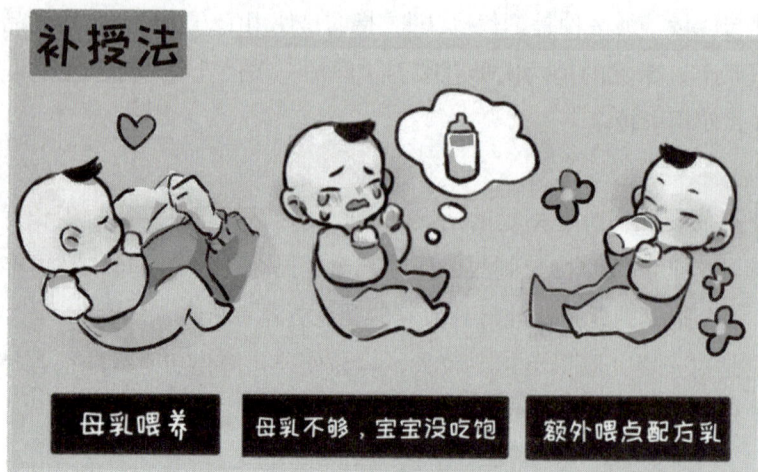

图 5-5　补授法

而逐渐增加，又重新回归到纯母乳喂养。

任务 3　混合喂养问题的应对

有的家长认为母乳很有营养，又害怕婴儿对配方乳粉的味道不喜欢，就想把母乳吸出来和配方乳粉混在一起喂养婴儿，这种方法不可取。

不建议采用这种方法的原因如下：首先，婴儿直接吮吸母亲的乳房要比人工挤奶更能促进母亲乳汁的分泌，而且母乳喂养的过程中通过母婴皮肤间的接触、眼神与情感等交流，可以使婴儿的心理得到极大满足，利于建立良好的亲子关系，混在一起后减少了母婴间的亲密接触；其次，如果冲调配方乳粉的水温较高，会破坏母乳中含有的免疫物质，降低母乳的营养价值；最后，添加母乳后的配方乳粉在冲泡时可能会影响配方乳粉的冲泡浓度，也不容易掌握需要额外补充的配方乳粉量。

项目四　辅食添加

学习目标

一、素质目标

树立正确的辅食添加观念，关注和支持婴儿的健康发展。

二、知识目标

1. 了解辅食添加的重要性，以及辅食添加的合适时间。

2. 熟悉自制辅食与市售辅食的优缺点。

3. 掌握婴儿辅食添加的原则及注意事项。

三、能力目标

1. 能够对有婴幼儿的家庭进行辅食添加喂养指导。

2. 能够科学合理地添加辅食并且可以控制辅食的浓稠度。

任务情境

　　彤彤的父母一直采取混合喂养的方式喂养彤彤，现在彤彤已经6个月了，彤彤的父母准备为她添加辅食，但是不知道该如何添加，是替代一顿母乳还是替代一顿配方乳粉，从哪些食物开始尝试比较好。

　　任务：请教会彤彤的父母如何选择要添加的辅食，指导他们在科学地进行混合喂养的情况下添加辅食。

学习任务

任务1　辅食的选择

1. 自制辅食与市售辅食的比较

（1）自制辅食的优缺点。

● 优点：

① 选材丰富。能做辅食的原料多种多样，如谷类、蛋类、蔬菜、水果、鱼虾

类、肉类等，而且风味各异，婴儿能吃到各种不同味道和质地的食物，有利于培养其接受多样食物的习惯，不容易出现偏食的毛病。同时，食物多样化符合婴儿对营养的需求，使婴儿的营养能够全面。

② 现做现吃更放心。家长可以亲自选择放心的食材，质量有保证，每顿都能做到现做现吃，不用担心食物变质的问题。

③ 容易引起吃的兴趣。自制辅食看起来和成人的饭菜差不多，婴儿会更乐意接受，而且自制辅食颜色丰富，容易引起婴儿的注意，可以增进食欲。

④ 加深亲子感情。自制辅食有家的味道，其中满含着家长对孩子的爱，而且做饭、喂饭的过程也是亲子交流的好机会。

● 缺点：

① 量不好控制。婴儿每顿吃的辅食量很少，在制作时很难把握，家长一般本着"宁多勿少"的原则，宁可多做一点儿，也不能让孩子不够吃。这样做的结果往往是做多了婴儿吃不完，导致浪费或者造成过度喂养。

② 费时费力。做辅食不是一件轻松的事，比给成人做饭更麻烦，因为辅食必须要精细加工，很考验辅食制作者的耐心。

（2）市售辅食的优缺点。

● 优点：

① 可强化营养素。辅食配方是根据各年龄段婴儿的营养需求特别制定的，可以防止出现营养不均衡。如在米粉中强化铁、锌、钙及维生素A等，对预防贫血、生长发育迟缓、免疫力低下等很有好处。

② 加工精细。像牛肉、海藻之类质地比较粗糙的食材，如果加工不够精细，对消化能力弱、咀嚼能力弱的婴儿来说，吃着非常困难，容易引起呕吐、消化不良。市售辅食加工精细，质地细腻，便于婴儿食用。

③ 即开即食，方便携带。成人有时工作繁忙或带婴儿外出时，不便于制作辅食，市售辅食很方便。

④ 便于保存。菜泥、肉泥、肝泥等市售辅食一般放在有密封盖子的小玻璃瓶中，每次用干净的小勺盛出一些，然后盖紧盖子放在冰箱里，保存方便。

● 缺点：

① 品种不够丰富。辅食产品种类有限，且味道比较单一，如果经常给婴儿吃，他（她）会因厌烦而拒绝。

② 价格相对高。

（3）两类辅食巧搭配。

以家庭自制辅食为主，对于比较难加工的食材，可以偶尔搭配一些市售辅食产品。外出时可以给婴儿带上几种市售辅食。未开封的一般可以常温保存，如果已经开封，要按说明书的规定保存。

2. 如何选择合适的市售辅食

（1）看食品添加剂：仔细看清楚食品标签上的说明，有些添加剂是不能添加在婴儿食品里的。允许使用的食品添加剂有：天然甜味剂、天然食用色素、抗氧化剂、酸度调节剂、水分保持剂。②不能使用的食品添加剂有：人工甜味剂、防腐剂、着色剂。

（2）看营养成分：看营养成分表中标明的营养成分是否齐全，含量是否合理，尤其是钙、铁的含量，有无对婴儿健康不利的成分。营养成分表中一般要标明热量、蛋白质、脂肪、碳水化合物等基本营养成分，维生素类如维生素 A、维生素 D、部分 B 族维生素，微量元素如钙、铁、锌、磷，其他被添加的营养物质也要标明。如好的营养米粉营养成分全面，含有多种氨基酸，并有许多人体必需的特殊营养物质，如碘元素、高质量蛋白质等，能完全满足婴儿正常生长发育的需要。

（3）看包装情况：按国家标准规定，外包装上必须标明厂名、厂址、生产日期、保质期、执行标准、商标、净含量、配料表、营养成分表、适于食用的婴儿月龄及食用方法等项目，若缺少上述任何一项都不规范。不同材料和工艺的包装，其保存期限不同。

（4）注意品牌：尽量选择规模较大、产品质量和服务质量好的品牌企业的产品。

（5）看色泽和闻气味：质量好的米粉应是大米的白色，颗粒精细、均匀一致，易消化吸收，有米粉的香味，无其他气味。

（6）尝口味：成品辅食应该没有特殊味道，不添加盐、香精、防腐剂和过量的糖，以天然口味为宜，不能用成人的口味来衡量。经常吃口味重的食物会使婴儿养成不良的饮食习惯，影响健康发育。

（7）观察婴儿的适应情况：要选择正规厂家生产的，达到科学配方水平，并且已通过国家检测标准的合格产品。给婴儿食用的市售辅食要注意观察婴儿的反应，如果婴儿有过敏等不良反应，应立即暂停喂食。

任务2　科学地添加辅食

1. 辅食的含义

对于辅食的定义，目前观点不完全一致。世界卫生组织认为，除母乳以外，任何的食物或饮料均是辅食（因此水和配方乳粉也是辅食）。美国儿科学会则认为，除了母乳以外任何含有营养素的食物或饮料都是辅食，水不含营养素，所以配方乳粉是辅食，水不是辅食。

中国营养学会则把辅食定义为除母乳或配方乳粉以外，其他各种形状的食物，包括各种天然的固体、液体食物及商品化的食物，其中配方乳粉是母乳的替代品，不是辅食。本任务中我们提到的辅食主要采用中国营养学会的概念，把辅食看作婴儿从液体食物向固体食物过渡的、与母乳或配方乳粉相配合一起为婴儿供给能量与营养的食物。

2. 辅食添加的时间

考点17：
婴幼儿辅食
添加的时间。

6个月后单一母乳喂养已不能完全满足婴儿生长发育需求，应在继续母乳喂养的基础上引入其他营养丰富的食物。这一时期，婴儿进食能力日渐完善，是添加辅食的最佳时机。所以一般情况下，婴儿满6个月起应当添加辅食，在添加辅食的基础上，可继续母乳喂养至2岁及以上，保障婴幼儿获取足够的营养素和能量。混合喂养及人工喂养的婴儿满6个月也要及时添加辅食。

此外，6个月前后也是婴儿行为发展的关键时期，添加辅食能够帮助婴儿逐步适应不同食物，促进味觉发育，锻炼咀嚼、吞咽和消化功能，培养良好饮食习惯，避免日后挑食和偏食。

3. 过早或过晚添加辅食的危害

考点18：
过早或过晚
添加辅食的
危害。

过早或者过晚添加辅食均会影响婴儿生长发育。过早添加辅食会增加婴儿代谢负担、影响消化和吸收、影响婴幼儿正常发育。出生后6个月内建议母乳或配方乳粉喂养，乳类中的营养物质能够保证婴儿正常的生长发育。一方面，如果在婴儿胃肠功能还不完善的情况下添加辅食，可能会加重胃肠道和肾的负担，造成消化不良以及脾胃虚弱，婴儿会出现食欲不振、体重不增、不爱吃辅食的现象，有的婴儿还会出现呕吐、腹泻、腹胀等消化方面的问题。另一方面，过早引入固体食物会影响母乳中铁的吸收，增加婴儿食物过敏、肠道感染的机会，所以一般建议婴儿在6个月，体重超过6.5 kg后，依据情况逐步添加辅食，首先引入的是不容易过敏的淀粉类食物，首选强化铁的米粉。

不及时添加辅食有可能使婴儿出现营养不良的现象，如身高、体重不达标或者头发枯黄。过晚添加辅食还容易导致婴儿发育迟缓，尤其是咀嚼和吞咽的能力、消化吸收的功能也会更弱。另外，不添加辅食也容易造成婴幼儿偏食的现象，由于平时饮食的品种太单一（为母乳或配方乳粉），所以对于其他食物的接受相对比较困难。

【阅读卡片5-9】进食顺序[①]

如果婴儿平时采用混合喂养，喝母乳和配方乳粉，又已经到了开始添加辅食的月

---

① 谭琴.不同月龄宝宝的辅食添加技巧［J］.家庭生活指南，2019（5）：132.

龄，那么该如何安排母乳、配方乳粉和辅食这三者之间的进食顺序呢？

婴儿刚开始添加辅食时可以在两次喂奶之间加一次辅食，因为此时辅食添加的量比较少，所以不会影响婴儿的喝奶量。到了辅食添加的中后期（7—12个月），可以渐渐由辅食代替一顿配方乳粉，不要用辅食代替母乳，要尽量让婴儿多吃一些母乳。如果婴儿不太喜欢吃辅食或者吃得不多，那么就要把下一次喂母乳的时间相对提前一些，保证婴儿的营养摄入。

4. 婴幼儿辅食添加的原则

辅食添加的过程中应注意以下几点。

（1）质地上坚持由泥糊状过渡到带小颗粒再到团块状固体食物。6个月至2岁婴幼儿生长发育迅速，营养和能量需求高。这个阶段婴幼儿胃容量有限，因此辅食质地需要保持足够稠度，最初添加的辅食应该首选含强化铁的米粉，之后逐渐添加肉泥、肝泥、动物血等，以补充铁。随着婴幼儿咀嚼、吞咽能力的发展，辅食的质地应该与其匹配，婴幼儿的辅食应当从泥糊状逐步过渡到团块状固体食物。具体来说，婴儿6个月之后添加泥糊状食物，9个月过渡到带小颗粒的稠粥、烂面、肉末、碎菜等，10—12个月时食物应当更稠，并可尝试块状食物。1岁以后吃软烂饭，2岁左右接近家庭日常饮食。

（2）分量上坚持由少到多，每餐从10~20 ml（约1~2勺），逐渐增加到约125 ml（约1/2碗）。再增加到约180 ml（约3/4碗），再到250 ml（约1碗）。调味上坚持保持原味，1岁前不加盐、糖和调味品。

（3）种类上坚持由一种到多种：从单一食物开始，每次只添加一种新食物，逐次引入，引导婴儿逐步适应。首先补充含铁丰富、易消化且不易过敏的食物，如稠粥、蔬菜泥、水果泥、蛋黄、肉泥、肝泥等，逐渐到每天能均衡摄入蛋黄、肉类和蔬果类。

（4）频次上由少到多：添加辅食从每日一次开始。尝试在一餐中以辅食替代部分母乳，逐步过渡到以单独一餐辅食替代一次母乳。随着婴儿的生长发育，辅食的次数会增加，哺乳次数减少。国家卫生健康委办公厅组织编写的《婴幼儿喂养健康教育核心信息》中特别指出，"6—9个月婴儿，每日需要添加辅食1~2次，哺乳4~5次，辅食与哺乳交替进行。9—12个月婴儿，每日添加辅食增为2~3次，哺乳降为2~3次。1—2岁幼儿鼓励尝试家庭膳食，每日与家庭成员共同进食3餐，期间加餐2次，并继续母乳喂养。"

（5）添加辅食应在婴儿身体健康状态良好时进行：父母和养育人要耐心鼓励婴儿尝试新的食物，留意观察婴儿的反应。有的婴儿很快接受新的食物，有的则需要多次尝试。待婴儿2~3日习惯一种新食物口味后，再添加另外一种，逐步刺激味觉

考点19：婴幼儿辅食添加过程中应遵循的原则。

发育。引入新食物1~2日内，婴儿若出现皮疹、腹泻、呕吐等轻微不适，应当暂停添加，待症状好转后再次尝试少量喂食。若仍出现不适或症状严重，应当及时就医。食物供应不够丰富的地区，婴幼儿不能从食物中获得充足营养和微量元素时，应当在医生指导下给予辅食营养补充剂（如营养包）。

【阅读卡片5-10】把握辅食稠度

辅食添加的一个原则是"由稀到稠"，所以一开始很多妈妈会给婴儿喂米汤、菜汤、很稀的粥等，而且刚开始的一两个月或者更长的时间都是以这些为主。其实这样的做法是不可取的。世界卫生组织推荐"辅食应该是稠的食物"，包括泥糊状的固体或半固体食物，而不是液体（包括米汤、菜汤、稀粥等）。因为稀的食物无法为婴儿提供足够的能量，会导致营养不良，浓稠的食物有助于补充能量。

首都儿科研究所附属儿童医院的专家提醒各位新手家长，婴儿的胃容量较小，8个月婴儿的胃每餐能容纳大约200 ml。如果食物过稀，就会含有大量水分，很容易将胃充满。此外，含水多的食物中含有的营养素被稀释，总量不足，导致婴儿营养摄入不足。因此，食物浓度或稠度在满足婴儿能量需要方面有很大的差别。辅食应该稠到能停留在勺子里，不会掉下来，通常越稠的食物，含有越多的能量和营养素。

食物的稠度需要逐渐增加，让婴儿有一个适应过程。最开始添加辅食的几天可以稍微稀一些，等婴儿适应了就应该喂稠的辅食，这个过渡期大概为1周。

5. 婴幼儿辅食添加的注意事项

（1）食材要求。制作辅食的食材包括谷类、薯类、豆类、乳类及乳制品、坚果类、动物性食物（鱼、禽、肉及内脏）、蛋、蔬果等类型。为婴儿添加辅食时，辅食种类每日应当不少于4种，并且至少要包括一种动物性食物、一种蔬菜和一种谷薯类食物。在保障卫生的前提下鼓励家庭选择新鲜、营养丰富的食材，自制多样化辅食，为婴幼儿提供丰富的味觉体验，促进味觉发育。

（2）调味品及卫生要求。清淡口味的辅食有利于婴幼儿感知和接纳不同食物的天然味道，降低偏食、挑食风险。过早地加入糖、盐等调味品不利于控制糖和盐的摄入，不利于降低儿童期及成人期发生肥胖、糖尿病、高血压、心脑血管疾病的风险。1岁以内婴儿的辅食应当保持原味，不加盐、糖等调味品。1岁以后辅食要少盐少糖。2岁以内婴幼儿辅食宜单独制作，保持制作工具的洁净、保证食物清洁卫生。同时，要注意进食安全，婴幼儿进食要有成人看护，不逗笑打闹，防止发生进食意外。易吸入气管引起窒息的食物，如整粒花生、坚果、果冻等，婴幼儿时期都应当避免食用。

（3）添加辅食的顺序要求。

刚开始添加辅食时，可尝试在一餐中以辅食替代部分母乳，然后逐步过渡到以一餐辅食替代一次母乳。照料者要耐心鼓励婴幼儿尝试新的食物，并留意观察婴幼儿的反应。有的婴幼儿接受新食物很快，有的则需要多次尝试。待婴幼儿习惯一种新食物的口味后，再添加另一种食物。辅食的添加顺序如表5-4所示。

表5-4　婴儿辅食的添加顺序 [1]

月龄	频次（每天）	母乳之外食物每餐平均进食量	食物质地（稠度/浓度）	食物种类
6个月之后（6月龄）开始添加辅食	继续母乳喂养 + 从1次开始添加泥糊状食物逐渐推进到2次	从尝一尝开始逐渐增加到2~3小勺	稠粥/肉泥/菜泥	辅食主要包括以下7类：1. 谷薯/主食类（稠粥、软饭、面条、土豆等）2. 动物性食物（鱼、禽、肉及内脏）3. 蛋类 4. 奶类和奶制品（以动物乳、酸奶、奶为主要原料的食物等）5. 豆类和坚果制品（豆浆、豆腐、芝麻酱、花生酱等）6. 富含维生素A的蔬菜和水果（南瓜、红心红薯、杧果等）7. 其他蔬菜和水果（白菜、西蓝花、苹果、梨等）* 添加辅食种类每日不少于4种，并且至少应包括一种动物性食物、一种蔬菜和一种谷薯类食物
6—9月龄	继续母乳喂养 + 逐渐推进（半）固体食物摄入到1~2次	每餐2~3勺逐渐增到1/2碗（250 ml的碗）	稠粥/糊糊/捣烂/煮烂的家庭食物	
9—12月龄	逐渐推进（半）固体食物摄入到2~3次 + 继续母乳喂养	1/2碗（250 ml的碗）	细细切碎的家庭食物/手指食物/条状食物	

————————————
[1] 国家卫生健康委办公厅关于印发3岁以下婴幼儿健康养育照护指南（试行）的通知（国卫办妇幼函〔2022〕409号）

【阅读卡片5-11】营养评价和健康指导①

营养评价和健康指导，是儿童健康检查服务的重要内容。1岁以内婴儿应当在3,6,8和12个月时，1—3岁幼儿在18,24,30和36个月时，到乡镇卫生院、社区卫生服务中心（站）或妇幼保健院接受儿童健康检查，评价生长发育和营养状况，在医生指导下及时调整喂养行为。

任务3　辅食添加问题的应对

1. 辅食添加要及时，品种要多样化

青青10个多月了，目前吃过的辅食只有米粉和蛋黄，还有一点香蕉泥和苹果泥。因为奶量大，青青长得胖嘟嘟的，全家都很得意，只是青青经常性四五天才大便一次，而且检查有缺铁性贫血。

（1）案例分析：1岁前的辅食添加期，是让婴儿适应各种口味的黄金时期，如果这个时期没把握好，孩子味蕾接触的食物种类过于单一，容易导致以后的挑食、厌食。各种蔬菜，尤其是叶类蔬菜如菠菜、芹菜，还有动物肝等有些"味道"的食物都要让婴儿在辅食添加期逐渐习惯，这样才能为以后接受多种口味打下基础。此外，喂养过于单一会导致婴儿营养素、膳食纤维的缺乏，造成便秘、贫血等问题，甚至影响到婴儿的正常生长发育。

（2）应对策略：从婴儿开始添加辅食时，就按照原则逐渐让他（她）品尝和适应各种蔬菜、水果、肉、肝等的味道。从8—10个月开始，给婴儿提供约2餐辅食，尽可能把谷类、蔬菜、肉蛋等搭配齐全，如菜肉粥、蔬菜鸡蛋面条等，一方面给婴儿多种口味的刺激，另一方面补充足够的能量和营养素。如果错过了辅食添加的关键期，婴儿的接受程度会大大降低，但是家长不能放弃，可以逐步给婴儿添加多样化的食物，慢慢纠正婴儿挑食的不良习惯。

2. 婴儿辅食要清淡，无盐、少油

亮亮刚满9个月，是个胖嘟嘟的小男孩，每次看到大人吃饭都会流着口水，伸手去抓。爷爷奶奶笑嘻嘻地用筷子蘸一点菜汁或者挑一点饭菜粒想塞进亮亮的嘴巴："来，尝尝味道。"妈妈制止："1岁前不能给宝贝吃这些。""有什么关系啊！不就是碰碰嘴巴嘛。"爷爷奶奶不以为然。亮亮对成人的饭菜明显有好感，但是轮到吃自己的粥和面就不喜欢了，爷爷说："没油没盐当然不好吃！"

（1）案例分析：1岁以内经常尝试成人食物，用成人吃过的筷子喂食，这件事不是碰碰嘴巴、尝尝味道这么简单。首先，成人口腔里含有很多细菌，唾液

---

① 摘自《婴幼儿喂养健康教育核心信息》，见《国家卫生健康委办公厅关于印发婴幼儿喂养健康教育核心信息的通知》（国卫办妇幼函〔2020〕649号）。

里也含有大量抗菌活性成分，这些细菌对成人可能没什么影响，却会让抵抗力低下的婴儿患病。如果成人感染了幽门螺杆菌，通过碗筷接触就会直接传染给婴儿。其次，婴儿1岁前不能吃盐，因为天然食物里所含的钠已经足够1岁前婴儿的需求，无须额外摄入钠盐，过多的钠反而会给婴儿的肝、肾代谢带来负担。最后，婴儿的味蕾比成人敏感得多，即使不放调味品，也能区分出不同食物之间的味道，并不会感觉索然无味。成人的饭菜除了盐，还有其他各种调味品，这些对婴儿敏感的味蕾都是巨大的刺激。经过这些刺激后，婴儿会自然地偏好"重口味"，因此就会拒绝自己的清淡食物，但是清淡饮食才能保证婴儿的身心健康。

（2）应对策略：1岁前不但不在婴儿的食物里添加盐、糖等调味品，也不要随手把成人的食物塞进婴儿嘴巴，要维护婴儿敏感的味蕾。婴儿的碗筷等餐具和成人要完全分开，防止成人口腔和胃肠道的细菌、疾病传染给婴儿。

3. 辅食添加要鼓励自主进食，避免强迫

11个月大的团团，看见妈妈拿碗和勺子喂饭就会抓狂、尖叫哭闹，反而对自己手抓的食物没有戒备，可以吃下去一些。但是团团妈妈总是觉得他自己抓得乱七八糟，"你看隔壁壮壮吃了一碗米饭，你才吃半碗，所以他比你长得高！再多吃两口，来，妈妈喂。"团团每顿饭都要被妈妈逼着吃，现在都开始恐惧吃饭这件事了，肚子总感觉不舒服，食量也是一降再降。

（1）案例分析：成人也有食欲不好的时候，饮食量也不会总维持不变。这种对婴儿食量的过度担忧，不考虑每个孩子的需求和消化情况的差异，长期逼迫、硬喂的结果就是导致孩子积食，无法正确感知饥饱，影响肠胃正常运转，甚至造成心理上的伤害。

（2）应对策略：家长应尊重孩子，给婴儿提供健康、均衡的食物，而吃多少交给婴儿决定。如果婴儿食量过少、饮食习惯不好，家长必须找出原因，对症解决，而不是一味强迫婴儿进食。婴儿的发育受很多因素影响，如身高发育受遗传影响，除此之外还有饮食、睡眠、运动、心情等多方面的综合作用，并非多吃两口饭就能解决。婴儿也不是越胖越好，如爱吃洋快餐、油炸食品、高糖食品、过多肉类和过多饮奶的婴儿通常比较肥胖，但是并不意味着其发育情况良好。家长应学会分阶段（如婴儿阶段每1个月，幼儿每3个月）给婴幼儿测量身高、体重数据，绘制其身高、体重曲线图，对照世界卫生组织的儿童成长标准，如果数据在最上限和最下限之间有规律地增长，同时食欲好、睡眠好、精神好、免疫力强，就说明孩子发育良好，无须互相攀比，过于追求高、大、壮。

岗 位 应 用

实训5-1 母乳喂养指导实训作业单

实操目的	1. 掌握母乳喂养的基础知识 2. 掌握正确的母乳喂养方法
实操准备	1. 母亲准备 清洁卫生。哺乳前母亲要用清水和肥皂清洗自己的双手，同时以清水轻擦乳头和乳房，避免病菌感染婴儿 促进乳汁分泌。用湿热毛巾敷双侧乳房3~5 min，从外侧边缘向乳晕方向轻拍或按摩乳房，通过乳房感觉神经的传导促进泌乳 2. 婴儿准备 哺乳要在婴儿睡醒、情绪愉快或饥饿想要进食，并已更换干净尿布的时候进行，此时婴儿的神经系统、消化系统都为进食做了充分准备，消化液分泌，胃肠蠕动，使婴儿处于最佳的进食状态
实操步骤	1. 母亲坐在高度适中、软硬适宜、直背、没有把手的座椅上，靠紧椅背，放松背部和双肩，也可在脚下添加小凳，帮助母亲保持体位松弛、舒适。夜间或母亲劳累休息时，可采用侧卧或仰卧的方法哺喂婴儿，注意哺喂时母亲一定要保持清醒，以免压到婴儿，造成婴儿窒息 2. 稳定婴儿头部。婴儿和母亲身体相贴，母亲将婴儿的头靠在自己弯曲的胳膊里，用手掌根部托住婴儿的颈背部，使婴儿的头朝向乳房，嘴和乳头处于同一水平位置 3. 稳定乳房位置。用一手的拇指和食指放在乳房的上、下方，柔和地握住乳房 4. 正确衔吮。将乳头从婴儿嘴的上唇掠向下唇引起觅食反射，当婴儿张大嘴时，将乳头塞入婴儿嘴内，注意使婴儿衔住大部分乳晕，而不仅仅只衔住乳头
实操结果	

实训 5-2　奶瓶的清洗和消毒实训作业单

实操目的	掌握家用奶瓶清洗和消毒的原理和方法
实操准备	奶瓶刷（泡沫型、刷子型），奶瓶夹，大瓷碗，奶嘴刷（泡沫型、刷子型），吸管刷，小不锈钢锅，奶瓶清洁液，家用电子或微波蒸汽消毒锅，不锈钢大锅（口径 20 cm 左右）

实操步骤

1. 奶瓶的清洁

（1）操作者用肥皂和水清洗双手，然后用干净的毛巾擦干

（2）准备好清洗奶瓶的各种工具，如奶瓶刷、奶瓶夹、奶嘴刷、吸管刷、锅、碗等

（3）拿起奶瓶将奶嘴、吸管等各部件拆开

（4）将较大的容器装上适量的温热水，然后将拆开后的奶瓶各部件泡在容器里

（5）清洗奶嘴：用奶嘴刷刷洗奶嘴内外，确保清除各个死角残留的奶液

（6）清洗吸管：将吸管刷插入吸管，旋转吸管刷，则可将吸管清洗干净

（7）清洗奶嘴盖和奶瓶：用奶瓶刷仔细地刷洗奶瓶内部，如奶瓶里奶垢较多，可适量使用奶瓶清洁液，然后用刷子型奶瓶刷仔细清洗，此时不宜用泡沫型奶瓶刷，否则不易将清洁液清洗干净

（8）用干净的水彻底冲洗奶瓶的各个部件，等待消毒

2. 奶瓶消毒

（1）蒸汽消毒

① 将清洗好的奶瓶准备好

② 使用市面上的消毒器，按照说明书的操作要求进行消毒

（2）沸水消毒

① 在大锅内注入水

② 把清洗后的塑料奶瓶、奶嘴、吸管等哺喂和冲调工具放入水中，确保工具完全没入水中，内部没有残存的气泡

③ 盖上锅盖，煮至沸腾，注意水不能烧干，煮沸开始计时，一般煮沸 10 min 左右

注意：待水开后将塑料部件放进锅内，不要贴在锅壁或者锅底，以免高温烫坏配件

3. 奶瓶存放

（1）清洗并擦干双手，然后接触消过毒的工具，建议用消过毒的镊子来处理这些工具

（2）消完毒后将奶瓶、奶嘴、吸管等分别用奶瓶夹夹起来，放置在奶瓶架上，或倒扣在干净的桌上（桌上放置消过毒的干纱布），将水沥干，并将奶瓶全部组装好

（3）水沥干后则将奶瓶部件组装好，这样可以防止奶瓶内部及奶嘴内外再次受到污染。组装好的奶瓶放在桌上备用

实操结果

实训5-3　鉴别乳粉质量实训作业单

实操目的	能通过物理和化学的方法鉴别过期变质乳粉
实操准备	全真实操（随意取样乳粉）+模拟实操（模拟掺假和变质乳粉）。 150 ml烧杯（每组4个）、汤匙（每组4个）、温水壶、筷子或小木棒（每组4根）、碘伏1瓶、pH试纸每组1板、白醋每组约20 ml装入滴瓶、小天平1台
实操步骤	每组对取样乳粉按以下步骤鉴别 1. 看 肉眼观察乳粉颜色，白色或略带浅黄色的乳粉是新鲜乳粉，颜色很深或呈灰色的乳粉则品质不佳 2. 闻 用汤匙取少量乳粉，凑近鼻子闻，气味正常的、品质优良的乳粉具有清淡的乳香味。若带有霉、腥、酸等异味，则说明这种乳粉存放时间已久，或已变质，异味严重者则不能食用 3. 晃 乳粉很容易吸湿，如乳粉包装不好或保存不当，吸湿而结块不大，晃动一下就散开了，说明乳粉品质尚未发生改变，仍可食用；如果乳粉结块大且坚硬，说明已经变质，不能食用 4. 听 用铁罐包装的乳粉，可将铁罐上下摇晃，如听到清晰的沙沙声，说明乳粉品质新鲜优良，无结块；如果声音不清晰，说明乳粉已有结块 5. 溶 将取样乳粉各取一汤匙放于不同的烧杯中，用温水冲调后静置5 min，看其溶解状况 （1）溶解度高、无沉淀的为品质优良的乳粉 （2）有细粒沉淀或有油浮在表面上的乳粉，说明失效时间已经很长了 （3）如果冲调后水和乳粉分开，说明乳粉已经变质
实操结果	

实训5-4　使用奶瓶哺喂婴儿实训作业单

实操目的	1. 掌握奶瓶选择和消毒的相关知识 2. 能使用奶瓶哺喂婴儿
实操准备	消毒后的奶瓶、凉水杯、电水壶、乳粉、仿真娃娃
实操步骤	1. 乳粉冲调 （1）对冲调乳粉的表面进行清洁和消毒 （2）用肥皂和水清洗双手，然后用干净的或者一次性毛巾擦干 （3）使用电水壶将自来水煮沸 （4）阅读配方乳粉包装上的说明，了解开水和乳粉的调配比例 （5）将适量的温水倒入消过毒的奶瓶中，水温一般在50~70℃，并且水烧开后不能搁置30 min以上 （6）用乳粉勺，取一勺乳粉，并将冒出勺外的乳粉轻轻刮平加到盛有温开水的奶瓶中 （7）轻微摇动和转动奶瓶，使其充分混合 （8）使用干净或一次性毛巾擦干奶瓶表面 （9）将少量乳汁滴到手腕内侧，试温，感觉温热不烫即可 2. 婴儿奶瓶哺喂 哺喂者坐在椅子上，将仿真娃娃斜抱在怀里，用刚冲调好的乳粉哺喂婴儿 3. 学生自评和互评 4. 教师评价总结
实操结果	

真 题 模 拟

扫码获取
答案

一、单项选择题

1. 下列关于母乳喂养的说法，不正确的是（　　　）。

　　A. 母乳喂养可以促进母亲产后恢复　　B. 母乳含有丰富的免疫抗体

　　C. 母乳喂养会让母亲身材走样　　　　D. 母乳是6个月以内婴儿食物的首选

2. 满6个月的婴儿初次添加辅食，下列食物适宜的是（　　　）。

　　A. 软烂米饭　　　B. 软烂面条　　　C. 含铁婴儿米粉　　D. 米汤

3. 过早添加辅食可能产生的不良影响主要有（　　　）。

    A. 使婴儿咀嚼功能发育迟缓

    B. 使婴儿身体更强壮，生长发育更好

    C. 使婴儿更早断奶

    D. 增加婴儿内脏负担，使婴儿更容易过敏，发生腹泻、呕吐等

4. 母乳喂养时托乳房的正确方法是（　　　）。

    A. 母亲在非常接近乳晕的地方托着乳房

    B. 母亲以"剪刀式"托着乳房

    C. 母亲以"C"字形托起乳房

    D. 母亲在婴儿吃奶时边吃边挤

5. 母乳喂养进行良好的时候，观察婴儿情况，下列不会出现的行为是（　　　）。

    A. 若饥饿，婴儿接近乳房，有觅食反应

    B. 婴儿用舌头探找乳房

    C. 婴儿在乳房部位很安静，很机敏

    D. 婴儿滑离乳房

6. 正常母乳喂养时，以下表现错误的是（　　　）。

    A. 婴儿的舌呈勺状环绕乳房

    B. 婴儿嘴张大，面颊鼓起

    C. 哺乳时，乳房瞧起来呈圆形

    D. 衔接时可见到下方的乳晕比上方的多

7. 母乳喂养时，婴儿吃饱的表现，错误的是（　　　）。

    A. 婴儿自己放开乳房，看上去满足并有睡意

    B. 哺乳前乳房饱满，哺乳后变软，说明婴儿吃到了母乳

    C. 婴儿的体重增长、大小便次数符合一般性要求

    D. 哺乳过程中乳房一直充盈饱满

8. 母乳喂养姿势，错误的是（　　　）。

    A. 母亲放松觉得舒适   B. 婴儿身体贴近母亲，面向乳房

    C. 婴儿的头及身体在一直线上   D. 母亲托着婴儿的头

9. 评估母乳喂养情况时观察乳房条件，乳房条件好的表现不包括（　　　）。

    A. 哺乳后乳房变软   B. 乳头突出伸长，皮肤表现健康

    C. 在哺乳时乳房看起来为圆形   D. 乳房被牵拉或拉长

10. 2001年5月世界卫生大会向全球倡议（　　　）。

    A. 至少纯母乳喂养6个月，并在添加辅食的基础上坚持哺乳24个月以上

    B. 至少纯母乳喂养8个月，并在添加辅食的基础上坚持哺乳24个月以上

C. 至少纯母乳喂养3个月，并在添加辅食的基础上坚持哺乳24个月以上

D. 至少纯母乳喂养6个月，并在添加辅食的基础上坚持哺乳12个月以上

11. 不进行母乳喂养的风险，以下不正确的是（　　　）。

A. 增加6倍因呼吸道感染住院的危险性

B. 增加10倍因胃肠道感染住院的危险性

C. 增加儿童期罹患糖尿病的概率

D. 增加青少年犯罪率

12. 新生儿（1周内）每24 h哺喂次数一般为（　　　）。

A. 10~16次　　　　B. 6~8次　　　　C. 8~12次　　　　D. 6~10次

二、简答题

1. 试述辅食添加的适宜月龄、原因、基本原则。

2. 试述过早或过晚添加辅食的危害。

3. 有的新手家长对于乳粉冲泡和奶具的清洗消毒还不够熟练，请简述相关步骤。

三、论述题

有人说，既然母乳中的能量和营养素对婴儿的生长发育这么重要，那么1岁之前婴儿只吃母乳就行了，食用果蔬肉类又担心农药残留和激素超标，因此不要太早给婴儿做辅食。这样的观点对吗？

四、材料分析题

新手妈妈小李对于母乳喂养缺乏自信，孩子总是吮吸几口母乳就停下来哭闹，不愿意继续吮吸了，用奶瓶会更愿意喝奶，请分析原因后帮助小李树立母乳喂养的自信心。

五、活动设计题

请收集各省市发布的《母乳喂养促进行动计划实施方案》，根据世界母乳喂养周的宣传主题，为托育机构设计母乳喂养宣传日活动方案。

资 源 拓 展

反哺效应

6

1—3岁幼儿的饮食行为指导

学 习 目 标

素质目标

□ 关注幼儿的健康成长，树立科学的喂养意识，乐于积极探索幼儿的饮食行为。

知识目标

□ 了解幼儿饮食的营养搭配与科学烹饪方法。

□ 熟悉幼儿饮食行为问题。

□ 掌握幼儿良好饮食习惯的培养方法。

能力目标

□ 能够识别幼儿喂养问题并及时采取正确的处理策略。

□ 能够对幼儿家长进行饮食行为宣教与指导。

模块导学

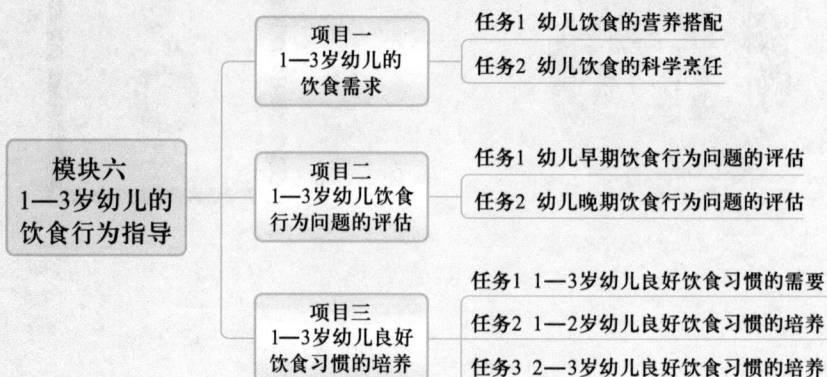

模块六
1—3岁幼儿的饮食行为指导

项目一
1—3岁幼儿的饮食需求

任务1 幼儿饮食的营养搭配

任务2 幼儿饮食的科学烹饪

项目二
1—3岁幼儿饮食行为问题的评估

任务1 幼儿早期饮食行为问题的评估

任务2 幼儿晚期饮食行为问题的评估

项目三
1—3岁幼儿良好饮食习惯的培养

任务1 1—3岁幼儿良好饮食习惯的需要

任务2 1—2岁幼儿良好饮食习惯的培养

任务3 2—3岁幼儿良好饮食习惯的培养

微课先行

1—2岁幼儿饮食习惯的培养

2—3岁幼儿饮食习惯的培养

1—2岁练习使用勺子吃饭

2—3岁幼儿使用筷子的训练

2—3岁"文明进餐"

婴幼儿常见的不良饮食习惯及应对策略

项目一　1—3岁幼儿的饮食需求

学习目标

一、素质目标
关注幼儿的饮食心理特点，树立科学的喂养意识。

二、知识目标
1. 了解幼儿饮食的科学烹饪方法。
2. 熟悉幼儿饮食的营养搭配方法。
3. 掌握幼儿的饮食心理特点。

三、能力目标
1. 能够平衡婴幼儿膳食。
2. 能够合理安排幼儿进餐。

任务情境

亮亮已经1岁6个月了，总是不爱吃饭，每次吃几勺饭就不吃了，一直吃乳粉，现在每次都还喝200 ml左右，一天喝4～5次。每次不给他喝奶就哭，喂他吃饭就往地上滚，要么就把脸转来转去，不张嘴巴。醒着的时间就吵着要出门，要到外面转一转。在家里待着时不停地东翻西找，家里每天收拾不停还是乱七八糟。亮亮妈妈非常发愁，该怎么办呢？

任务：假如你是亮亮的老师，请帮亮亮妈妈分析亮亮为何不爱吃饭，家长可以从哪几个方面解决亮亮不爱吃饭的问题。

学习任务

任务1　幼儿饮食的营养搭配

1. 幼儿进餐时间安排
幼儿每日饮食一般安排三餐两点，即三次正餐两次点心。两次正餐之间的间隔

考点1：
幼儿进餐时间的安排。

211

时间为 3.5~4 h。间隔时间太久，会引起饥饿感，消耗机体所储备的能量，影响幼儿生长发育；间隔时间太短，会影响食欲，增加消化系统负担。可参照以下时间安排进餐。

早餐：8：00—8：30

午餐：11：30—12：00

午点：下午3：00

晚餐：下午5：30—6：00

晚点：晚上9：00—9：30

1—2岁幼儿可在上午9：30增加一次早点。

2. 幼儿食物的种类及数量

根据"食物多样"的原则，在安排幼儿一日膳食时，应兼顾各种营养素的比例，将食物恰当地分配在每餐中。另外，让幼儿每周吃1~2次动物肝或血，2~3次海带、紫菜、黑木耳等菌藻类食物，含钙、铁丰富的芝麻酱也可经常食用。根据《中国居民膳食指南（2022）》的13—36个月幼儿喂养指南，幼儿每天食物的建议摄入量详见表6–1。

表6–1　1—3岁幼儿各类食物每天建议摄入量

单位：g

食物	1—2岁	2—3岁
谷类	50~100	75~125
薯类	—	适量
蔬菜类	50~150	100~200
水果类	50~150	100~200
畜禽肉鱼类	50~75	50~75
蛋类	25~50	50
大豆	—	5~15
坚果	—	—
奶类	400~600 ml	350~500
油	5~15	10~20
盐	0~1.5	<2

3. 餐点的热量分配

（1）早餐：提供的热量应达25%，以谷类食物为主，蛋奶类为辅，配以适量蔬菜水果。

（2）午餐：提供的热量应达30%~35%，主、副食并重，主食种类要经常交换，副食要有荤有素，优质蛋白质（如鱼肉、禽畜肉等）丰富（图6–1）。

（3）午点：提供的热量达5%~10%，一般是水果、牛乳、豆浆或小点心。

（4）晚餐＋晚点：提供热量不超过30%。晚餐宜吃易于消化的乳类、米面、蔬菜等，晚点多为水果或牛乳。

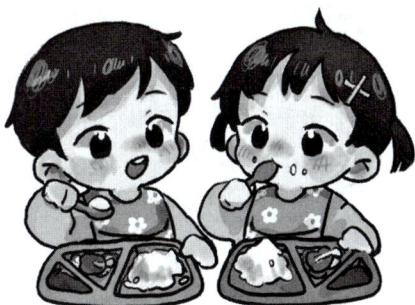

图6-1　午餐

4. 食物口味的变化和交换

每天的主食各地的情况变化不大，以米、面为主，但也有一定差异。例如，南方主要是大米，北方面食较多，也常加些杂粮杂豆。副食在每日不同种类食物之间进行等部位等量交换，即叶菜和叶菜交换，茎菜和茎菜交换，豆荚和豆荚交换，蛋和蛋交换，肝和肝交换，瘦肉和瘦肉交换。例如，第一天吃了100 g菠菜，第二天可以换成100 g小白菜；第一天吃了100 g土豆，第二天可以换成100 g山药；第一天吃羊肉，第二天可以换等量牛肉，以此类推。

任务2　幼儿饮食的科学烹饪

1. 加工膳食时注重科学烹饪

（1）注意食品卫生安全：选材要符合卫生安全标准，保持食材新鲜，清洗干净，不用腐烂发霉的食材。颗粒状食物如豆粒、花生米等食物要捣烂，以免误入气管造成窒息。制作食物前需先洗手、餐具，场所应保持清洁，食物应煮熟、煮透。制作好的食物应及时食用或妥善保存。

考点2：幼儿食物加工的烹饪科学。

【阅读卡片6-1】宝宝的有机食品安全吗[①]

1. 什么是有机食品？

有机食品是一种国际通称，是从英文organic food直译过来的。这里所说的"有机"不是化学上的概念，而是指按照有机农业生产方式生产和加工的，产品符合国际或国家有机食品要求和标准，并通过独立的认证机构认证的一切农副产品及其加工品，包括粮食、蔬菜、水果、乳制品、禽畜产品、蜂蜜、水产品、调味品等。

2. 有机食品和绿色食品及无公害食品有什么区别？

这几类食品都是以无污染，安全、优质为特征的，但是达到此目的的方法与途径不尽相同，要求的严格程度也不同。

有机食品的生产、加工标准与其他无污染食品不同。有机食品生产过程强调以生

---

① 楼明.食品卫生与安全［M］.杭州：浙江工商大学出版社，2011.

态学原理为基础，建立一个种养结合、循环再生的完整体系，尽量减少对外部物质的依赖，禁止使用一切人工合成的农用化学品；而其他无污染食品则强调通过减少农药化肥的使用与规范使用的方法、时间、次数来降低农用化学品的污染。

有机食品的检查认证与管理方法不同于其他无污染食品。有机食品强调生产全过程的管理，其理论依据是有好的过程必定有好的结果；而绿色食品非常注重生产环境和产品的检测结果。有机食品认证主要是对生产方法、生产过程的认证，同时包括产品的加工处理。像其他认证那样也对产品进行测试，但测试结果只能用来证明某种产品是不是按标准进行生产的。另外，在认证管理上也有区别，有机食品要求每年都要接受至少一次检查认证，而绿色食品一次认证有效期为3年。

有机食品开发除与食品质量、人类健康相关外，还包含对环境保护、生态道德、社会公正等系列问题的考虑。

3. 到商场或者超市选购有机食品时，应该如何辨别？

到商场或者超市选购有机食品时，首先要看产品包装上是否有国家统一的有机产品标识或中国有机转换产品认证标识。另外，还要看有机产品销售专区是否摆放有有机产品认证证书复印件。

4. 在一些大型超市，标注"有机食品"的只是少部分的蔬菜，标注"纯天然"字样的食品却随处可见。纯天然食品是有机食品吗？标注着纯天然食品，就一定是纯天然食品吗？

纯天然食品当然不能等同于有机食品。"纯天然"并非行业标准，而是商家认为自己的产品来自无污染的自然环境而加注的。有一些标注纯天然的产品来自良好的自然环境或是一些野生天然产品，而有些则不尽然。

5. 有机食品对婴幼儿的健康和生长发育到底有什么好处？

关于有机食品的质量，国外开展了大量的研究，但尚无一致性的科学证据来证明有机食品拥有常规产品所不具备的益处，也不能断定常规产品就一定比有机食品更不安全。但可以肯定的是，有机食品受农药、化肥、动植物生长激素等农用化学品污染的风险更小。目前，德国等欧盟国家针对婴幼儿、孕妇的有机食品比较流行。

6. 有机食品比其他食品有更高的营养价值吗？

一般食品种植以化学肥料为主，大多只提供氮、磷、钾3种植物最需要的元素。其他养分植物只能在泥土里吸取，而没有外界的输入就容易缺乏，使植物的健康生长受到限制；而生产有机食品以循环使用各类有机肥料为主，能够平衡供给植物所需要的多种营养元素，使植物的养分更加全面，所以有机食品的味道比较浓郁而又天然。

7. 有人说，有机农业不仅仅是商业，更是一种生活方式。那么过"有机生活"仅仅是吃有机蔬菜、水果吗？

吃有机蔬菜、水果等有机食品只是有机生活方式的一部分。有机生活方式代表着一种生活理念和价值观，主要体现在关爱自然与尊重生命，提倡社会公平与公正，致力于可持续发展等，如非常注重动物福利和保护环境，反对使用童工，关注农民的劳动环境与获得公平的收入，节约资源与能源等。

（2）尽量减少食物营养素在烹调过程中的损失：在烹饪时，粮食不要淘洗得太干净，以保留表面的矿物质和维生素；蒸米饭比沥米饭更有利于B族维生素的保存；蔬菜先洗后切，以免其中的营养素过多流失；旺火急炒蔬菜可减少蔬菜中维生素C的损失。

（3）尽量减少因烹饪加工产生的不良作用：在烹饪过程中，尽量少用油炸、烧烤、烟熏等加工方法，豆浆务必熟透，土豆必须去皮，不吃发芽的土豆等。

（4）针对幼儿生理特点合理加工膳食：这个阶段幼儿摄入的食物从以乳类为主的半流质食物转变为以谷类为主的半固体、固体食物。幼儿咀嚼功能弱，消化、进食能力较弱，在膳食制作上要做到细、软、烂、碎，饭菜力求简单，富于营养。

（5）合理使用调味品：控制食盐用量，尽可能少用或不用味精或鸡精、色素、糖精等调味品。可选天然、新鲜调味品（如葱、蒜、洋葱、柠檬、醋、香草等）和新鲜蔬果汁（如番茄汁、南瓜汁、菠菜汁等）进行调味。

（6）合理用油：幼儿膳食烹调用油应以植物油为主，且要适宜，每日用油量以20 g左右为宜，注意必需脂肪酸的供给。

2. 加工制作食物时考虑幼儿的饮食心理特点

这个阶段的幼儿心智有了飞跃发展，消化功能也有其特殊性，因此，在制作幼儿食物时，既要注意食物的全面丰富，又要照顾幼儿对食物色、香、味、形的膳食心理特点。

考点3：幼儿的饮食心理特点。

（1）探索期：在2岁前，幼儿处于对外界毫不疲倦的探索阶段，什么东西都会放到嘴巴里尝尝。家长不妨让幼儿多尝试不同的食物味道，扩充味觉，在大脑记忆中或者味觉记忆中储存各种不同的味道。2岁后，当幼儿自己选择食物时，就会觉得很多味道都是熟悉的，熟悉即安全。很多时候，幼儿不吃一些食物，是由于没有接触过这些食物，因害怕而拒绝，这是人的自我保护。如果幼儿之前尝试过很多味道，对很多味道有记忆，就不太会很抵触了。对于尝过的食物，幼儿会更有心理准备，也更少排斥。因此，应尽量给幼儿准备不同种类的食物，如鳕鱼、鳜鱼等，同时注意保持新鲜的、原味的食材。因为人对味道重的东西有天然的偏爱，如果习惯了咸味，就不容易再恢复清淡口味了，清淡口味对幼儿的味蕾也是一种训练与保护。

（2）建立食物偏好期：2岁左右幼儿自主意识建立，开始出现饮食偏好，有自己的选择了，不会再把所有东西往嘴巴里塞了。此时，可以尝试把健康食物，特别是幼儿不太喜欢的食物，通过语言功能转移关联到积极的意义上，从而让幼儿喜欢。

比如，给蔬菜和水果这些健康的食物赋予快乐、美丽、有力量等积极正面的意义，增强幼儿的自我认同。由于认知和情感的发展，幼儿对食物色、香、味、形的要求更高，喜欢味道鲜美、色彩分明、刀法规则、形态特别的食物，如肉丸子、包子、饺子、馅饼等带馅食物。

（3）保持合适的食物大小，以免幼儿排斥：因口型和吞咽能力有限，3岁以下的幼儿往往对食材大小和软硬程度有特别要求。很多时候，他们会因为一口塞不进去，或者吞咽困难而对某些食物甚至吃饭这项活动产生排斥和厌恶。因此，对食物的加工尤为重要。蔬菜、肉类等需要切成适合幼儿口型大小的尺寸；坚硬难咬的饼干、糕点，可以用温水泡软后给幼儿食用；选择水果的时候，可以挑细腻软糯、容易入口的水果，如奇异果、草莓等。

项目二　1—3岁幼儿饮食行为问题的评估

学习目标

一、素质目标

树立科学喂养的理念，具有热爱幼儿的职业情怀。

二、知识目标

1. 了解不同年龄阶段幼儿的饮食行为问题。
2. 掌握幼儿饮食行为问题的处理策略。

三、能力目标

1. 能够对早教机构、托育机构中1—3岁幼儿的饮食行为问题进行预防与纠正。
2. 能够对1—3岁幼儿的家长进行饮食行为预防与纠正的家庭教育指导。

任务情境

　　健健今年2岁10个月，马上要去上幼儿园了，但是他只喜欢吃肉，蔬菜一点也不碰。吃饭的时候只有手里玩着玩具才肯吃，拿走玩具就哭闹、发脾气并将碗勺丢在地上，给他玩具他又要一边吃一边玩，一口饭含在嘴里很久才咀嚼，一顿饭常常要吃一个小时甚至更久。爸爸妈妈很担心他去幼儿园后吃不饱。

　　任务：请帮健健家人分析一下为什么会出现这种现象，应该要如何改进呢？

学习任务

　　1—3岁幼儿生长发育速度快，营养要求高；牙齿咀嚼功能尚未发育完善，消化酶分泌相对少，胃肠消化功能仍未完善；对蛋白质需求增加，以满足骨骼、肌肉、大脑的生长发育；独立性强，探索能力增强，饮食、睡眠、排便等生活习惯正在形成。此期影响幼儿良好营养的因素较多，如挑食、贪玩、乱吃零食、咀嚼不充分、食欲不振等。喂养不当将导致营养不良，并使幼儿养成挑食、偏食等不良习惯。

任务1 幼儿早期饮食行为问题的评估

1—2岁为幼儿早期，此时的幼儿已经会走、跑、跳等，更加好动，活动量明显增加；进食相对稳定，开始向普通膳食过渡；语言能力迅猛发展，处于语言的爆发期；喜欢参与生活事务，善于和乐于模仿；出现独立心理，会有理解行为，会发脾气，开始表现出对食物的偏好，会尝试自己用勺子吃饭。1—2岁幼儿的饮食行为问题多为家长喂养不当所致，而这些喂养问题往往会影响到幼儿的生长发育和身体健康。

考点4：
幼儿早期喂养问题及处理。

（1）重哺喂轻教育：许多家长在幼儿喂养过程中只注重哺喂本身，不重视或者不懂得在喂养过程中的教育契机。凡事包办替代，剥夺幼儿自主选择和学习的机会。在共同就餐时以幼儿为中心，忽视对幼儿就餐礼仪的培养。

（2）重内容轻形式：一些家长在给幼儿制作饮食时，注重食物内容的搭配，但不注意其色、香、味、形及口感与幼儿兴趣的契合性。

（3）重营养轻口味：一些烹饪方法可能会降低一些营养素的营养价值。家长为了避免营养价值的破坏，不顾幼儿对口味的要求，杜绝所有"不当"的烹饪方法。

（4）重吃饱轻习惯：有些家长在喂养幼儿时，以吃饱为目标，怕幼儿饿着，填鸭式、追赶式、乞求式、讨好式、恐吓式喂饭。还有一些家长在幼儿看电视、看书或玩耍时喂饭，忽视幼儿进食行为习惯的培养。

（5）宁愿多不可少：有的家长认为幼儿吃得多、吃得快不是问题，吃少了、吃慢了才是问题，结果导致幼儿肥胖或消化不良。

（6）宁愿胖不可瘦：有些家长认为幼儿越胖越好，瘦了不行。幼儿体重超标，家长不仅不感到焦虑，反而有些得意，一旦体重低了，就会焦虑不堪。在这样的观念影响下，在喂养过程中，一些家长不注意对幼儿体重的监控，认为即使肥胖也没关系，将来可以瘦下去，殊不知这是不利于幼儿健康成长的。

（7）饭不够零食凑：幼儿正餐没有吃饱，有的家长随意用零食补充，这种做法不仅容易让幼儿养成不良的进餐习惯，也影响其身体健康。

任务2 幼儿晚期饮食行为问题的评估

考点5：
幼儿晚期喂养问题及处理。

2—3岁幼儿乳牙已出齐，可以独立进食，饮食以普通膳食为主；可以用语言较好地表达和交流思想；逐渐掌握一些基本生活技能；进入第一逆反期，常常把"不"或"不要"挂在嘴边；大脑的神经细胞正在广泛联结，需要DHA的参与帮助神经细胞更多的联结，以提高自身的学习能力。幼儿晚期饮食行为偏差有多种表现形式，有些是生理的原因，有些是心理的原因，家长和老师要善于识别，正确应对，避免不良后果，促进幼儿身心健康。下面列举几种常见的饮食行为偏差。

1. 偏食、挑食

（1）原因。

① 食物本身特点：幼儿大多偏好甜食，不喜欢苦瓜等带有异味的食物；软烂的食物比脆硬的食物更受幼儿欢迎。

② 生理原因：幼儿偏食、挑食的生理原因常见于胃肠道疾病、咀嚼功能弱、味觉异常、食管狭窄、寄生虫病、某些微量元素缺乏（如缺铁、缺锌）等。

③ 心理原因：幼儿拒绝某种食物往往是因为有与该种食物相关的不愉快经历，如某幼儿因为亲眼见到自己心爱的小兔子被杀而拒吃兔子肉。幼儿过于偏爱某种食物，从精神分析的角度看，可能是因为该食物具有某种特别的象征意义，如偏好甜食可能与其跟母乳的味道接近有关，幼儿可以通过吃甜食得到心理安慰。

④ 家长行为的影响：家长偏好某些食物，在做饭时食谱狭窄、变化小，致使幼儿养成了偏食的习惯；家长一餐准备的食物内容太多，各餐变化空间小，幼儿难以选择，反而固定摄入某一种食物，对其他食物视而不见；家长宠爱幼儿，把幼儿最爱吃的放在面前，使其养成偏食的习惯；家长偏食，幼儿模仿；家长的不良暗示、不恰当的评价和体罚都可能造成幼儿偏食。

（2）影响。偏食、挑食可引发的生理问题包括以下几个方面：一是因为营养素缺乏或过剩造成营养性疾病和生长发育不良；二是爱吃甜食可引发龋齿；三是食物过分软烂导致咀嚼吞咽功能障碍；四是膳食纤维摄入过少导致肠道菌群失调、自主神经功能紊乱等。偏食、挑食导致的心理问题主要表现在3个方面：一是生理问题造成的心理不适；二是因行为偏差受到责骂和嘲笑，导致自信心弱，人际交往有障碍；三是身体肥胖造成的心理问题（图6-2）。

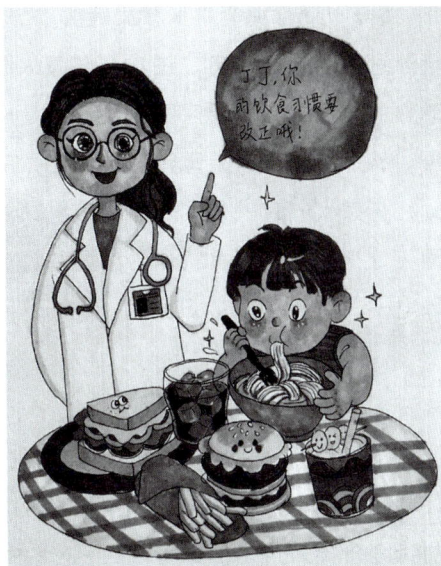

图6-2　偏食、挑食

（3）处理：养成良好的饮食习惯，定时定量进餐，培养吃饭的兴趣；注意均衡饮食，荤素搭配，必要时可以补充营养素，如钙、铁、锌等；可添加益生菌和锌来改善消化功能和促进食欲；如有疾病要及时治疗相关疾病。

2. 吃饭能力弱

（1）原因：当幼儿过度关注外部因素时，如表扬、奖励、强制性进餐要求等，他们感受内部饥饿和饱腹信号的能力就会下降,以至于减弱自我调节、自我决定的能力,逐步丧失自主性;家长代劳喂饭,不常锻炼幼儿的吃饭能力,也会导致幼儿吃饭能力弱。

(2)影响:影响自主进餐能力,容易养成厌食、饮食不当习惯,影响健康。

(3)处理:培养良好的饮食习惯,定时定量进餐,养成规律;锻炼幼儿自己动手的能力,放手让幼儿自己尝试用勺、碗吃饭,感受吃饭的快乐,让其建立吃饭是自己的事情的习惯。

【阅读卡片6-2】婴幼儿喂养健康教育核心信息[①]

婴幼儿喂养主要包括婴幼儿从出生到3岁期间的母乳喂养、辅食添加、合理膳食和饮食行为培养。这一时期是生命最初1 000天中的重要阶段,科学良好的喂养有利于促进婴幼儿健康,为其一生发展奠定良好的基础。通过强化健康教育,向父母、养育人和社会公众传播婴幼儿科学喂养的重要意义,普及喂养知识和技能,是改善婴幼儿营养状况、减少和控制婴幼儿营养不良和疾病发生的重要措施。

准则8:耐心鼓励婴幼儿进食、培养良好的饮食习惯

婴幼儿6个月至2岁添加辅食,2—3岁基本独立进食,喂养方式发生变化。从哺乳逐渐过渡到喂食、自主进食、与家人同桌吃饭,这个过程可促进婴幼儿大动作、精细动作的发展,有利于家庭亲子关系建立,促进婴幼儿情感、认知、语言和交流能力发展。父母和养育人要营造快乐、轻松的进食环境,鼓励但不强迫婴幼儿进食。引导婴幼儿与家人一起就餐,自主进食。关注婴幼儿发出的饥饿和饱足信号,与婴幼儿面对面充分交流,不以食物作为奖励和惩罚手段。婴幼儿进餐时不观看电视、电脑、手机等电子产品,每次进餐时间控制在20 min左右,最长不超过30 min。

3. 龋齿

(1)原因:喂养不当,进食甜食过多,不注意口腔卫生,缺钙。常见于婴儿期代乳品口味太甜,没有及时全面添加辅食,断奶过晚,导致幼儿不能适应其他口味。甜味零食摄入过多。

(2)影响:幼儿过分喜好甜食,对其他味道的食物不感兴趣,以致影响正常进食。龋齿影响外貌,引起心理创伤导致人格退行或固结,寻求甜味带来的心理安慰。睡眠不好,直接影响健康及性格。

[①] 摘自《婴幼儿喂养健康教育核心信息》,见《国家卫生健康委办公厅关于印发婴幼儿喂养健康教育核心信息的通知》(国卫办妇幼函〔2020〕649号)。

（3）处理：保持口腔卫生，进餐后喝适量温开水，3岁幼儿可以训练正确漱口和刷牙。适当补钙，日常饮食多摄取含钙量高的食物，如鱼、肉、蛋、乳类和豆制品等，必要时可以遵医嘱补充钙剂及鱼肝油。少吃过甜食物，尤其睡前不要吃甜食，平时多吃粗纤维的食物，如玉米等。在应对甜食依赖时，家长要给予足够的重视，改变喂养方式，调整饮食结构，逐渐减少糖的摄入，给予幼儿恰当的心理抚慰。

4. 进食出现腹痛、呕吐

（1）原因：有的幼儿一吃饭就出现腹痛，这可能是由生理的原因引起的，如胃肠炎症、肠道寄生虫等；也可能是心理问题，如想引起家长关注、不愿意进食、条件反射、不愉快的回忆、恐惧等。一般来说，生理性腹痛有明显的病因，如受凉、饮食不洁、吸入过多空气等，有时伴有腹泻呕吐，医学检查有相应表现，使用医疗方法可以得到缓解。有的幼儿吃饭容易呕吐，家长要注意其进食是否过多、过快、过凉，如果经常发生，要检查是否有幽门狭窄。此外，幼儿厌恶某些食物也可能发生呕吐。

（2）影响：进食出现腹痛、呕吐是一种饮食行为偏差，对幼儿的身心健康都有较为严重的影响。

（3）处理：对于幼儿进食出现腹痛、呕吐的现象，家长应检查有无相应的临床指征。家长要注意甄别，如果是生理性腹痛，要寻求医学帮助，精心护理，合理安排膳食；而心理性腹痛往往是关注的人越多，表现越明显，所以对于心理性腹痛，家长不要表现出过分的关注，忽略、转移注意力是最好的办法。要尊重幼儿的意愿，不强迫其进食。心理性腹痛如果得不到及时纠正，会导致厌食症等问题。

5. 吃脏东西

（1）原因：在2—3岁的幼儿中常常有这样的现象：在地上捡起一些不干净的东西就往嘴里塞，如小石块、果核、瓜子壳等，如果大人干涉，幼儿反而塞得更快，并且表现得很得意。这主要是由于此时幼儿的好奇心强，喜欢探索一些未知的事物，自我意识增强，不愿意受大人控制，出现最初的逆反心理和行为。也有一些幼儿是由于身体的疾病，如缺乏某些营养素、寄生虫病等，出现味觉异常所致。还有一些幼儿是因为缺乏卫生习惯的教育和培养。

（2）影响：吃脏东西，不小心吃进细菌，可能会导致肠炎等相关疾病，还有可能出现安全问题，对幼儿的身心健康都有较为严重的影响。

（3）处理：首先排除生理的疾病，注意卫生习惯教育。如果是因为逆反心理或好奇，可以转移幼儿的注意力，和他一起做一些探索性的游戏，或耐心、温和地讲道理，切忌简单粗暴地处理。

6. 厌食

（1）原因：幼儿摄食兴趣下降，甚至拒绝进食，称为厌食（图6-3）。幼儿厌食

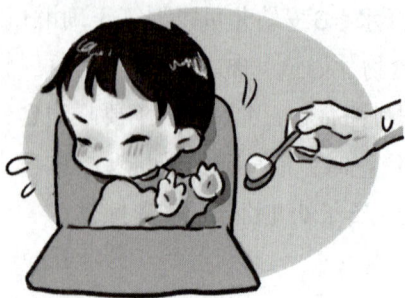

图6-3　厌食

的原因多见于身体疾病，如消化系统功能障碍、缺铁、缺锌等；还有一些幼儿厌食是由于心理创伤（如突然离开第一抚养人、野蛮断奶、受到惊吓）所致；抚养方式不当，如娇宠包办、烹饪不当等，也是较为常见的原因。

（2）影响：长期厌食可导致消瘦、营养缺乏症、体格发育不良、免疫功能下降等。

（3）处理：一是治疗身体疾病；二是调理胃肠功能；三是注意合理搭配营养素；四是改善食物的烹饪方法；五是逐渐增加食物量，循序渐进；六是心理抚慰。

7. 不良进食习惯

（1）原因：进食时间过长，超过半小时，大人追逐进食，饭菜含在嘴里（图6-4），这些现象在2—3岁的幼儿中比较多见。

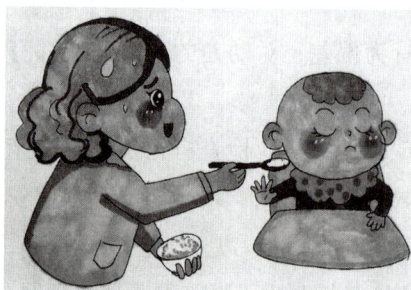

图6-4　不良进食习惯

婴儿期没按要求及时添加辅食和断奶，娇宠包办式抚养，填鸭式哺喂，幼儿没有受到自主吃饭和咀嚼功能的训练，饭菜做得不符合幼儿的口味要求，零食较多，不感到饥饿，吃饭时看电视、玩玩具、玩手机等，都是导致这种习惯的原因。

（2）影响：吃饭不认真不仅导致消化不良，还可能引起呛咳、窒息等。经常在吃饭时做其他事情还会引起幼儿注意力不集中、学习困难等。其后果不仅会影响身体健康，也不利于幼儿养成良好的学习习惯和形成独立的人格。

（3）处理。家长需要注意以下几点：一是培养幼儿独立自主进食；二是按要求及时添加辅食和断奶；三是控制零食；四是烹饪食物注意色、香、味、形符合幼儿的喜好；五是让幼儿感受饥饿。

8. 吃饭哭闹

（1）原因：一是消化道疾病，食欲不佳，或进食出现腹痛或其他不适；二是食物口味不好，就餐环境不良；三是溺爱娇宠，习惯不良。

（2）影响：幼儿吃饭哭闹不仅会导致消化不良，还容易引起呕吐、呛咳、窒息等。

（3）处理：一是检查幼儿是否有身体疾病；二是改善食物口味和就餐环境；三是如果没有身体疾病，哭闹时安慰和劝说无效，应立即中止幼儿进餐，且下一餐前不给任何食物。

项目三　1—3岁幼儿良好饮食习惯的培养

学习目标

一、素质目标

树立科学喂养的理念，具有良好的职业信念，发自内心尊重、爱护婴幼儿。

二、知识目标

1. 了解不同年龄阶段幼儿饮食习惯培养的重点。
2. 熟悉培养幼儿良好饮食习惯的内容及应遵循的原则。
3. 掌握幼儿良好饮食习惯的培养方法。

三、能力目标

1. 能够对早教机构、托育机构中1—3岁幼儿进行分年龄阶段的饮食习惯培养。
2. 能够对1—3岁幼儿的家长进行饮食习惯培养的家庭教育指导。

任务情境

　　跳跳今年1岁6个月了，他的吃饭问题一直令家人头疼不已。跳跳不仅挑食，面对不喜欢的食物还会大发脾气，就算是很喜欢吃的食物也要一边看电视一边玩玩具才肯吃，还经常跑来跑去要家人追着喂饭。

　　任务：请指导跳跳家人在家如何培养跳跳良好的饮食习惯。

学习任务

任务1　1—3岁幼儿良好饮食习惯的需要

　　我国教育家陈鹤琴先生曾说："习惯养得好，终生受其益，习惯养不好，终生受其累。"好的习惯必须从小抓起，饮食习惯的好坏，直接影响幼儿的身体健康。幼儿进入1岁以后，从单一进食母乳及乳制品到逐步学吃辅食，经历断奶、进而尝试学吃各种食物，这对幼儿是一个巨大的挑战，也是其成长的必经之路。这个阶段正是幼儿建立良好的饮食行为、养成良好饮食习惯的最佳时机，合理的饮食行为和良好的饮食习惯是幼儿健康成长的保证。在幼儿习惯养成的过程中，家长起着关键性的作用。

1. 幼儿的进食特点

考点6：幼儿的进食特点。

（1）进食相对稳定：1岁以后幼儿体格生长逐渐平稳，进食相对稳定，较婴儿期旺盛的食欲相比略有下降。

（2）心理需求发生转变：幼儿神经心理发育迅速，由婴儿期对食物的巨大兴趣转向玩耍，对周围世界充满好奇心，表现出探索行为，有强烈的自我进食欲望。家长应允许幼儿主动参与，满足其自我进食欲望，培养独立的进食能力。

（3）受家庭成员的影响：家庭成员进食的行为和对食物的反应可作为幼儿的榜样。幼儿在积极的社会情况下（如奖励或与愉快的社会行为有关的情况下）进食，对食物的偏爱会增加；相反，被强迫进食可能导致不喜欢有营养的食物。

（4）进食技能发展：学习自己用勺；18个月—2岁的幼儿已可以独立进食。幼儿的进食技能发展与婴儿期的训练有关，如果错过训练吞咽、咀嚼的关键期，长期食物过细，则幼儿期可能会出现不愿吃固体食物或"含在口中不吞咽"的现象。

【阅读卡片6-3】婴幼儿进食技能的发展[1]

自人出生始，进食技能便在出生后两三年内迅速发展，尤其在出生后第一年，口腔动作有序发展，使得进食技能不断成熟，进食能力和效率不断提高。正常口腔运动和进食技能发展如下。

0—3个月：婴幼儿存在与进食相关的原始反射，如觅食反射、吮吸反射、吞咽反射、张力性咬合反射、伸舌反射；以喂吸模式吸奶，舌呈前伸、后缩的活动模式，与下颌、唇呈整体模式活动；相互间无分离活动，舌两边上翘卷曲呈杯状，将乳汁引向咽，以吮吸、吞咽反射的模式进食。

4—6个月：婴幼儿在等待勺子喂入食物或接触勺子时有啜吸动作反应，会用上下方向咬，舌和下颌间无分离运动，吮吸、吞咽、呼吸协调，5个月后觅食反射、张力性咬合反射消失，咽反射存在。

7—9个月：婴幼儿舌的活动范围明显增大，活动模式增多，会前后上下方向活动，即吮吸动作、唇活动增多，用杯饮水时下颌稳定性较弱，吞咽时仍可见舌前伸，咬食物时可见舌、唇、下颌有少量分离运动，能在口腔内移动食物，从两侧到中间，从中间到两侧，吞咽半固体食物时可见合唇动作，咽反射减弱。

---

[1] 宋媛.0—3岁婴幼儿营养与喂养［M］.上海：华东师范大学出版社，2021.

10—12个月：婴幼儿表现出真正的吮吸动作，会用牙齿清洁下唇上的食物，吮吸、吞咽、呼吸协调性提高，吞咽时仍可见舌外伸，咬软食时下颌稳定性好，能自我控制咬食动作，吞咽乳汁等流质食物时唇闭合能力提高，口腔内食物移动范围增大，能超越中线，出现滚动式咀嚼动作，咀嚼时有较好的唇和颊活动参与。

13—15个月：有的婴幼儿通过咬住杯沿提高下颌稳定性，舌和唇能分离活动，吮吸、吞咽、呼吸协调性良好，能合唇咀嚼，咬固体食物时有少量自控能力。

16—18个月：婴幼儿开始发展下颌主动控制能力，吞咽时舌外伸减少，能很好地控制流质食物，能主动良好地控制咬合，不需转头辅助，吮吸、吞咽、呼吸协调性趋于完善。

19—24个月：婴幼儿会用舌清洁唇部食物，能连续饮，能用吸管吸，吞咽时舌后缩，能自如地咬肉类食物，能在口腔内超过中线移动食物，动作自如。

25—36个月：婴幼儿能很好地主动控制下颌，吞咽时舌尖上抬，咬食物时下颌分级控制好，咬食物时头部分离活动好，食物在口腔内能平稳移动，从一侧转移至另一侧，舌的活动度和灵活性发育逐步完善。

（5）食欲波动：幼儿有准确判断能量摄入的能力。这种能力不是一餐偶尔表现出来的，连续几餐都可被证实。幼儿可能一日早餐吃得多，次日早餐什么也没吃；也可能一天中早餐吃得少，中餐会吃较多，晚餐又吃较少。变化的进食行为提示幼儿有调节进食的能力。研究显示，幼儿餐间摄入的差别可达40%，但一日的能量摄入比较一致，只有10%的变化。遇到此种状况，家长不必太担心，只要24 h合计营养摄入达到正常量就可以。

2. 幼儿良好饮食习惯的内容

（1）定时定量，场所不变：进入幼儿期后，幼儿胃的容量增加，每次进食量增加，又以固体食物为主，所以进餐的次数减少。在这个阶段，不仅餐次相隔的时间变长，进餐的时间也要相对固定，这样才有利于消化功能和分泌功能规律地形成，顺应幼儿逐渐形成的和成人基本同步的起居活动节奏。只有建立良好的饮食规律，胃肠道功能才不容易紊乱，才利于减少消化系统疾病的发生。

幼儿进食时不仅营养成分的量要符合自身的需要，食物的重量也要符合胃的容量和排空规律，以及消化吸收的速度。若食量过少不仅容易饥饿，也不利于胃容量的增加，有可能引起厌食；食量太多可导致胃容量增大，引起胃病、贪食、肥胖等。

幼儿进餐还需要固定场所，不要让其乱跑、乱动。一方面，固定场所可保证按时、按量顺利完成进食；另一方面，每次在固定场所进食，也利于幼儿条件反射的形成，到了就餐的地方，食欲就会增加，提高就餐的兴趣，利于消化。

（2）合理搭配，不挑不偏：在幼儿期，谷类、薯类、蔬菜、水果、肉、蛋、乳类、豆类要全面摄入，合理搭配，以满足幼儿生长发育的需要。但幼儿对食物有自己的好恶，容易出现偏食、挑食，而偏食、挑食会因为营养素的不平衡造成营养素缺乏或过剩。所以，家长要注意食物的科学搭配，引导幼儿从小养成不偏食、不挑食的习惯。

（3）饭前洗手，饭后漱口：饭前洗手是为了减少病原微生物经口进入，预防疾病；饭后漱口是为了防止食物残渣发酵产酸腐蚀牙齿，造成龋齿，同时避免细菌滋生引起口腔炎症。一般饭前需要用香皂或肥皂洗手，清水冲洗干净。漱口用清水即可，需饭后 3 min 进行，以免冲掉口腔里的唾液淀粉酶。

（4）安静就餐，细嚼慢咽：幼儿就餐需保持安静，细嚼慢咽。这不仅有利于消化，也能防止呛咳、呕吐，甚至气管异物吸入等危险状况的发生。同时，安静就餐，细嚼慢咽也是文明礼貌的表现。

（5）专注吃饭，别的不干：要避免幼儿一边吃饭一边干其他事情，如看电视、看书、看手机、玩玩具等。因为吃饭不专注不仅不利于消化，容易出现呛咳、窒息等危险，还容易导致将来注意力不集中、学习习惯不好等。

（6）食物清洁，卫生安全：幼儿从小就要懂得"病从口入"的道理，杜绝不洁食物和不安全食物，树立拒绝"垃圾食品"和有毒食品的意识。

（7）七八分饱，零食要限：俗话说"要想小儿安，三分饥和寒"，这是民间总结的宝贵育儿经验。主餐进食在七八分饱最合适，其意义在于：一是减少对胃的机械压力和负担；二是留出部分食物用于加餐（零食），幼儿对血糖的调节功能尚不健全，一次摄入过多，餐间时间太长，容易造成血糖浓度不稳定；三是有利于幼儿克制欲望，培养意志品质。

幼儿的零食需要定量，总的能量不超过总量的10%，一般上、下午各一次，和正餐时间的距离不低于 2 h。

（8）讲究礼仪，规矩需严：就餐规矩和礼仪的训练可使幼儿从小养成文明礼貌的习惯，这对其将来成为一个修养良好、情操高尚的人至关重要。要让幼儿懂得在就餐过程中注意遵守长幼次序，学习传统的中国文化礼仪礼节和现代就餐文明礼貌知识，尊重做饭者的劳动，给予赞赏和鼓励，不直接做负面评价。

（9）爱惜粮食，注意节俭：勤俭节约是任何时代都应该坚守的良好品质，培养幼儿节俭的品质就是从节约每一粒粮食开始。爱惜粮食，杜绝浪费，不仅是幼儿成长中的必修课，也是良好饮食习惯的组成部分。

（10）参加劳动，学习体验：幼儿在吃饭前后参与简单的、力所能及的劳动，学习和体验劳动过程，也是良好饮食习惯的内容。

【阅读卡片6-4】健康饮食顺口溜[①]

良好的饮食习惯可以用下面的顺口溜进行概括：定时定量，场所不变；合理搭配，不挑不偏；饭前洗手，饭后漱口；安静就餐，细嚼慢咽；专注吃饭，别的不干；食物清洁，卫生安全；七八分饱，零食要限；讲究礼仪，规矩需严；爱惜粮食，注意节俭；参与劳动，学习体验。

1. 乖宝宝

青青菜，白米饭，红烧鱼，水煮肉。乖宝宝，吃得香，身体健康长得壮。

2. 不挑食

白米饭，桌上放，鱼肉蔬菜鸡蛋汤。荤素搭配不要忘，身体结实真健康。

3. 小妹学漱口

小口杯，手中端，小妹妹，学漱口。口腔牙齿要保健，饭后漱口好习惯。

3. 幼儿良好饮食习惯的培养原则

（1）营造幽静、舒适的进餐环境：为幼儿营造良好的进餐环境尤为重要。安静、舒适、秩序良好的进餐环境，可使幼儿专心进食。环境嘈杂，尤其是吃饭时看电视，会转移幼儿的注意力，并使其情绪兴奋或紧张，从而影响中枢神经系统，影响食欲与消化。进餐时，应有固定的场所，并有适于幼儿身体特点的桌椅和餐具。另外，在就餐时或就餐前不应责备或打骂幼儿，因人体发怒时消化液分泌减少、食欲降低。

为幼儿提供清洁整齐、安静舒适的进餐环境，通过进餐时间和环境的"刺激"，使幼儿建立起固定的条件反射，为就餐做好心理准备。家长要让幼儿保持心情愉快，从小养成专心进餐的习惯，切忌边吃边玩。

考点8：培养幼儿良好饮食习惯应遵循的原则。

（2）合理安排进餐时间：幼儿的胃容量相对较小，且肝储备的糖原不多，加上幼儿活泼好动，容易饥饿，故幼儿每天进餐的次数要相应增加。1—2岁时每天可进餐5~6次，2—3岁时可进餐4~5次，每餐间相隔3~3.5 h。一般可安排早、中、晚三餐，午点和晚点两点。

（3）注意饮食卫生：俗话说"病从口入"，幼儿抵抗力弱，容易感染，尤其是手接触外界物品最多，容易受到污染，指甲缝里的污垢可藏细菌几十种，幼儿在进餐时如不洗手，很容易随食物将细菌吃进体内导致疾病。因此家长应特别注意，要从小培养幼儿良好的卫生习惯。教育幼儿饭前、便后要洗手，不吃不洁的食物，少吃生冷的食物，瓜果应洗净才吃，动物性食品应彻底煮熟、煮透后再吃。

[①] 宋媛，贺永琴.食育从儿童抓起：让食育走进教育视野［M］.上海：上海社会科学院出版社，2015.

（4）做到食物多样化：培养幼儿吃多种多样的食物，避免挑食、偏食及吃单一食物。在安排幼儿膳食时应注意粗细搭配，肉、鱼、乳类、豆制品及各类蔬菜均要安排食用，幼儿不喜欢吃的食物，可变换花样和烹调方法。平时可采取讲故事或念歌谣形式教育幼儿，说明食物营养的重要性并积极诱导幼儿吃各种食物，保证幼儿获得全面的营养。

4. 幼儿进食表现及教育契机

随着幼儿的成长，在进食上他们会有不同的表现。1岁时，自己用手抓取食物但没法准确地送入嘴里，会把食物吃得到处都是，会将嘴里的食物吐出来观察。1岁半时，握着勺子戳食物，可以双手捧着碗喝东西，学会自己拿着勺子吃饭，表现出想自己吃饭的意愿。2岁时，可以一手扶着碗另一手拿勺子吃饭，能够用筷子吃饭，但是拿不稳食物，会吃得到处都是，会有喜欢的和不喜欢的食物，基本可以一个人独立吃饭，经常不好好咀嚼食物就吞咽。3岁时，一些幼儿开始挑食、偏食，喜欢一边玩一边吃饭，吃一顿饭要花很长时间，可以很好地使用筷子和勺子吃饭，对准备食物这件事表现出兴趣，会表现出想要帮忙做饭的意愿。

幼儿进食不仅仅为了满足食欲和营养的需要，也是一个学习的过程。所以，在陪伴和帮助幼儿进食的过程中，家长要抓住这个契机，对幼儿实施教育，促进其心智发展。幼儿进食过程的教育契机体现在如下几个方面。

（1）在认识工具和食物中发展认知：食物色、香、味、形和口感的丰富，工具的变化，增强了幼儿的感知能力、记忆能力；幼儿在自主进食的过程中，更进一步认识物我之间的控制与被控制的关系，发展了思维能力。

（2）在学习使用工具中发展精细动作：随着年龄的增长，幼儿动作的精细程度越来越高，控制能力越来越强。幼儿早期学习使用饭勺，晚期学习使用筷子；从单纯吃自己碗里的食物，到从公盘里将食物取到自己的碗里，这完全符合幼儿的身心发展规律。顺应这个规律，在进食过程中有意识地训练幼儿使用工具，是这个阶段发展精细动作最重要的课程。

（3）在进食的交流中丰富语言表达：幼儿叫出食物和工具的名称，描述进食的感觉，家长的讲解和鼓励等，都是增强语言表达能力的契机。

（4）在了解营养知识中培养科学意识：家长在陪伴鼓励幼儿进食的时候可讲解一些营养知识，如食物的功能、合理的搭配、不挑食、不偏食、注意食品和进食的安全等，培养幼儿的科学饮食意识。

（5）在共同进餐中学会礼仪规矩：一般主张幼儿1岁以后开始和大人共同进餐，2岁以后主餐完全和大人同步同桌。进餐过程中，大人要注意以身作则，教育幼儿学会讲究席位的长幼次序、安静就餐、保持自己面前的整洁、挑夹食物要顾及他人等。让幼儿从就餐中学习礼仪规矩，在生活中养成文明习惯。

（6）在帮助做家务中学会劳动：3岁左右的幼儿已经有了一定的合作意识，身体活动的协调能力也较好，大人要有意识地引导幼儿帮忙收拾餐具、擦桌子等，从小树立劳动意识和合作意识。

（7）在大人引导下学会珍惜：幼儿进食时，家长要引导幼儿尊重别人的劳动，珍惜粮食，杜绝浪费，提倡新兴食尚。

任务2　1—2岁幼儿良好饮食习惯的培养

这个阶段幼儿辅食的品种、花样较1岁前丰富多样，食物的形状也以固体食物为主，该阶段烹制的食物应能引起幼儿的食欲，有利于消化。

1. 确定合适的就餐地点

1岁以后，幼儿就应该有自己固定的就餐位置。2岁前，家长可以在离大人餐桌不远的地方，为幼儿安置一套安全舒适的小餐桌，让其固定在那里就餐。

考点9：
1—2岁幼儿良好饮食习惯的培养。

2. 提供适宜的就餐工具

（1）餐椅的选择：使用餐椅不仅能够让幼儿锻炼自己吃饭的能力，还能培养其良好的进餐习惯，在就餐时保护幼儿的安全，对幼儿的骨骼生长也有一定的帮助，可以纠正以及预防不良的坐姿。

一般选择可拆分餐椅，由小桌子、小椅子和托盘3部分组成，并尽量选择环保的材料。如果选择了带有轮子的餐椅，一定要在幼儿坐进去前检查滚轮，避免发生危险，需要调整座位高度的座椅，一定要根据幼儿的身高及时做出合理的调整。

（2）勺子的选择：幼儿自己吃饭时可以尝试使用勺子。勺子的选择要考虑形状、大小、材质等。勺子的形状要易于使用，勺子顶部大小为幼儿嘴部大小的1/3~2/3比较合适，而且不要太深，这样用起来方便。勺柄要适中，不要太粗或太细，幼儿抓握方便即可。勺子材质可选择无毒塑料的或不锈钢的。圆边的塑料勺舀取食物时容易滑落，当幼儿习惯使用勺子后还是选择不锈钢的勺子为好。

（3）餐盘或碗的选择：幼儿的餐具（图6-5）跟大人的不同。适合幼儿的餐盘或碗要从适用性与安全性方面考虑，要充分体现以下特点：小巧玲珑，不怕摔、不脆化、不怕烫，磕碰中不起毛边等。鲜艳的色彩会刺激幼儿的视觉器官，加上精致的卡通造型，幼儿的注意力很容易被吸引，大大增强了幼儿进食的兴趣。在天生的好奇心与强烈的欲望驱使下，幼儿可能会主动地要求自己进食。幼儿在一种新鲜明快的环境中进食，对身心健康十分有利。拥有一套自己喜欢的餐具，幼儿吃饭的热情会提高很多，家长在一旁看着，并给予一定的鼓励和表扬，有助于幼儿好好吃饭。

幼儿独立吃饭时选择可以吸附的餐盘或碗比较安全，它可以吸在餐桌上，避免打翻。吸盘碗是幼儿专用的餐具，在碗的底部装有一个特质的吸盘，可以将碗吸附于桌面上，不易移动，有益于幼儿练习独立进食。

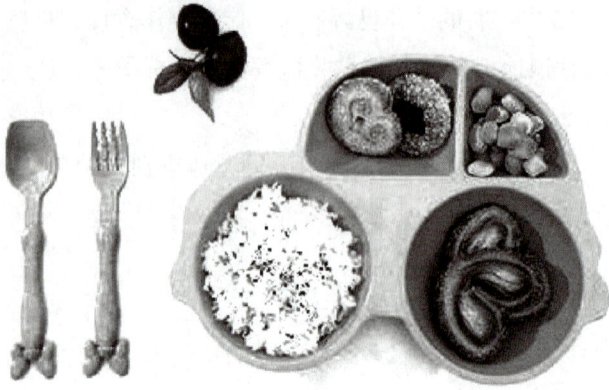

图6-5　幼儿的餐具

3. 食物的选择和搭配

幼儿喜欢鲜艳的颜色，品种多样的餐食能够激发幼儿的食欲和好奇心。因此，家长要克服自己对食物的偏好，食物的购买、选择和烹饪要注意全面丰富，搭配合理。这里说的全面丰富不是说在一天内把各种食物都吃到，而是在一段时间内尽量多换品种。蔬菜不仅要考虑到种类的差别，还要考虑到部位的不同。一天之内粮谷、蔬菜、水果的种类均不少于3种，畜肉、鱼肉、禽肉每周内要进行交换，蛋、奶每天坚持食用。根据幼儿的进食心理，烹调菜肴时，既要杀灭细菌又要保持食物的色香味俱全，做到色诱人、香气浓、味道好、形优美，还要经常变换花样，以刺激幼儿食欲。

4. 注意食物的烹饪方法

在烹饪食物时，要注意两个方面。一是科学烹饪。油盐糖适量，软烂度合适，不用或少用烧烤、油炸等方法。二是给幼儿专做的食物要注意色、香、味、形及口感能满足幼儿的喜好和适应其消化能力，能激起幼儿的进食欲望。这个阶段的幼儿咀嚼能力较弱，肉、菜、谷类等食物的制作应做到切碎、切细、煮烂、炖软，保证嫩滑不柴，宜清蒸、红煨。鱼肉去刺，禽肉除骨，有核的去核，以免幼儿被梗塞或刺伤。硬果类食物如花生、黄豆，应先磨碎，做成泥糊状喂食，以免呛入气管。尽量少用半成品和熟食，如香肠、火腿、红肠等。忌食油炸、油腻、块大、质硬或刺激性食物，如葱、姜、蒜、胡椒、辣椒等。口味宜清淡、低盐，不宜使用味精、色素、糖精等调味品，以免影响幼儿胃肠道的消化和吸收。

5. 鼓励幼儿参与食物制作

在保证安全的情况下，鼓励幼儿参与家庭食物的选择和制作，享受烹饪食物过程中的乐趣和成就，帮助幼儿了解食物的基本常识和对健康的重要意义，增加对食物的认知，对食物产生心理认同和喜爱，减少对某些食物的偏见。家长或教师可带幼儿去市场选购食物，辨识应季蔬果，尝试自主选购蔬菜。在节假日，带幼儿去农田认识农作物，观察植物的生长过程，介绍蔬菜的营养成分及对身体的益处，并亲自动手采摘蔬菜，激发幼儿对食物的兴趣，享受劳动成果。让幼儿参与家庭膳食的制备，参与一些力所能及的加工活动如择菜，体会参与的乐趣。

要注意的是，此时幼儿尚小，参与食物的制作和餐具的收拾只是为了激发兴趣，培养合作和劳动意识，从而懂得珍惜和节俭，并不是要起多少实际作用。家长要保证幼儿参与过程中的安全舒适，不要强迫幼儿做事。同时要不怕麻烦，耐心讲解和指导。

6. 鼓励幼儿自主进食

在引导幼儿自主进食之前，照料者需要准备以下用具：①准备一把稳固的幼儿餐椅。餐椅可以较好地支撑幼儿的头部、躯干、双足，保证幼儿的就餐安全。挑选餐椅时，尽量选择高度可调节的餐椅。②准备一个吸盘碗，吸盘碗可以牢牢地固定在餐椅上，方便幼儿拿取食物。③准备一个干净的围兜为幼儿戴上，这样掉落的饭粒会掉到围兜里，不至于撒到地上。

就餐时，照料者先把幼儿的手洗干净，然后把他抱进餐椅里，就可以让他自主进食了。引导幼儿自主进食，照料者可以从以下几点做起。

（1）提供手指食物：照料者每餐都应提供一些可以供幼儿自己抓吃的手指食物，如切成手指大小的胡萝卜、红薯、土豆、西蓝花等，或者准备一些螺旋状的意大利面、空心粉、小块面包等。

（2）做好示范：发现幼儿开始对勺子产生兴趣时，照料者应向幼儿示范如何使用勺子，让幼儿学习自己拿着勺子进食，照料者可以在一旁协助。如果幼儿不小心将勺子掉在地上，或是将饭粒撒落，照料者也要耐心地引导，不可指责幼儿。

（3）让吃饭变得有趣：让幼儿觉得吃饭很有趣是很重要的，照料者可以用做游戏的方式让幼儿将食物送进嘴里，或者做出享受美食的夸张表情以提高幼儿的进食兴趣。吃饭时，全家尽量围坐在一起，让幼儿有温馨愉悦的体验。注意不要把负面情绪带到餐桌上，这点非常重要。

（4）不强迫喂食：幼儿排斥进食，并将食物吐出来的时候，照料者应停止喂食。应尊重幼儿的进食意愿，不要强迫喂食。

（5）不批评指责：幼儿的进食动作不熟练，可能会导致一片狼藉。照料者不要因此批评幼儿，更不要越俎代庖给幼儿喂食。照料者要坚信，通过不断练习，幼儿很快就可以熟练地自主进食。

（6）别怕幼儿吃得慢：幼儿一开始吃得很慢，可能照料者一顿饭都要吃完了，幼儿还没吃多少。幼儿吃得慢很正常，毕竟幼儿在边吃饭边练习进食技能。当幼儿不好好吃饭、玩餐具时，就应该结束用餐了。

（7）不要边看动画片边吃饭：有些幼儿不好好吃饭，照料者为了让幼儿安静地坐在餐椅上，就为幼儿播放动画片，让其边吃边看。这样做不仅不利于幼儿养成良好的饮食习惯，还会影响幼儿对食物的消化和吸收。

任务3 2—3岁幼儿良好饮食习惯的培养

这个阶段幼儿每天进餐次数一般为三餐两点，接近托幼机构对幼儿膳食的安排。

1. 做好餐前准备

饭前半小时充分进行户外活动和体育锻炼，保持幼儿空腹状态和安定愉快的情绪，营造良好的进餐环境。幼儿对进餐环境很敏感。进餐环境直接影响幼儿的进食心情和进食量，所以创设安静的进餐环境十分重要。进餐环境包括物质环境和心理环境两方面。良好的物质环境是指餐厅光线充足、空气流通、温度适宜；餐桌与餐具清洁美观、大小适宜；室内布置优雅整洁。进餐环境中的噪声、喧闹、拥挤和污染会使幼儿大脑皮质受到抑制，影响进餐质量和消化吸收。幼儿对玩具的声响非常敏感，如果在幼儿视野内有电视或手机声音、玩具等吸引注意力的东西，幼儿是无法集中精神吃饭的。健康的心理环境是指进餐气氛和谐、不强迫幼儿进食、不体罚或批评，让幼儿保持愉快的情绪，在这样的环境中进餐，幼儿食欲旺，消化好。进餐前提示幼儿如厕、洗手，洗完手后不再乱摸东西，安静坐好，等待吃饭。此时，也可让幼儿协助成人摆放碗筷，增加对进食的兴趣，做到按时进餐。

2. 保持正确的用餐姿势

用餐时坐在椅子中间，挺直腰板稳稳坐好；一只手拿勺，另一只手扶碗，两只胳膊自然放在桌子上；不要用肘部压着桌子，也不要用肚子抵着桌子；嘴里有食物时不要说话。

3. 正确使用餐具

教会幼儿使用勺子和扶碗的方法，一只手扶碗、另一只手拿勺，一口饭、一口菜地进餐，减少撒饭现象，保持桌面清洁，餐具齐全、卫生。

4. 引导幼儿正确使用筷子

当幼儿能熟练使用勺子，并对筷子产生兴趣的时候，就可以让其尝试练习使用筷子。使用筷子属于难度较大的精细动作，需要牵动肩、肘、手腕和手指等部位的30多个关节，以及上臂、前臂、手掌和手指等部位的50多条肌肉。在大脑中枢神经系统的指令和协调下，这些关节和肌肉相互配合，才能最终完成夹取食物的动作。反过来，精细动作的发展又会刺激中枢神经系统，有利于幼儿大脑的发育。幼儿的发育情况具有差异性，什么时候开始练习使用筷子没有统一规定的时间。但使用筷子对幼儿手部精细动作的要求很高，因此不建议过早尝试。

（1）挑选合适的筷子：照料者需要为幼儿准备一双专用筷子。幼儿的筷子以稍短、细圆的木筷或竹筷为宜，要求材质轻巧且不易打滑。有些照料者会为幼儿准备辅助筷。对于初学用筷子的幼儿来说，辅助筷使用起来更容易，能帮助他们更快地适应用筷子进餐。但辅助筷不是必需的，如果幼儿不爱用，也不必强求。幼儿学会使用筷子后，照料者要及时为幼儿提供普通筷子，不可让幼儿依赖辅助筷。

（2）示范正确的持筷姿势：能否掌握正确的持筷姿势与幼儿手部动作的发展水平、手指灵活性有关。幼儿刚开始学习使用筷子时，姿势可能不太正确。照料者要多给幼儿做示范，帮助幼儿掌握正确的持筷姿势。要想正确使用筷子，必须在使用前筷尖对齐，使用时只动筷子上侧，用中指、拇指、食指3根手指轻轻拿住，拇指要放到食指的指甲旁边，无名指的指甲垫在筷子下面，拇指和食指的中间夹住筷子将其固定住，筷子后方留1cm左右。

（3）提供大小适宜的食物：幼儿初学使用筷子时，可能会夹不起食物，照料者可以把食材切得稍大一点，方便幼儿夹取。在练习使用筷子时，照料者应鼓励幼儿先夹大块、不易滑落的食物，再夹小块食物。照料者应耐心指导，切不可急于求成或者嘲笑幼儿，这样会挫伤幼儿学习使用筷子的积极性和自信心。

（4）提醒幼儿注意安全：幼儿刚接触筷子时会有新鲜感，有时还会拿着筷子到处敲打。照料者要及时制止，不要让幼儿把筷子当作玩具，更不要让幼儿拿着筷子边跑边玩，以免发生危险。

5. 注重餐桌文化

所谓餐桌文化，简单地说就是全家在一起吃饭时的某些习惯和固定模式。这种文化往往由家长发起，并影响幼儿。例如，家长希望幼儿天天吃蔬菜、均衡饮食，但自己是肉食爱好者，鲜少吃蔬菜，那么，受此影响，幼儿多半不爱吃蔬菜。很多家庭因害怕幼儿吃饭不专注，喜欢一对一看着幼儿吃饭。等幼儿吃完了，大人才上桌，这是一个误区。采取孤独进食的幼儿会更容易挑食，并且不愿意独立进食，他们会强烈要求大人喂饭。孤独进食会让幼儿失去吃饭的乐趣和安全感。

6. 进餐过程中不做无关的事情，养成专心进餐的习惯

进餐过程保持环境安静，不说笑、不看电视、不看手机、不玩玩具。根据幼儿一日营养的需求安排食量，养成定量饮食的习惯；某餐进食量较少时不要强迫进食，以免造成幼儿厌食；进餐时不能催促幼儿，而要让幼儿细嚼慢咽；保持进餐卫生；幼儿咽下最后一口饭菜才能离开饭桌；注意饭后擦嘴和保持桌面干净。

7. 培养幼儿爱吃各种食物，不挑食、不偏食的习惯

按食谱安排每日幼儿的饮食，尽可能根据当地的情况和季节选用多种食物，培养幼儿爱吃各种食物，不挑食、不偏食的好习惯。不管是在家还是在托育机构，餐桌上特别可口的食物应根据进餐人数适当分配，培养幼儿关心他人，不独自享用的好习惯。同时，要注意保持饭菜冷热适度。

8. 培养幼儿独立进食的习惯

在幼儿2岁以后，一定要注意培养其自主进食的习惯，不要因为害怕麻烦而包

办代替。鼓励幼儿自己吃完碗里的食物，对幼儿的进步及时表扬肯定，以增强其学习的积极性和自信心。切忌粗暴处理或包办代替，使幼儿养成依赖性。所盛的饭量要适合幼儿的情况，可以少盛一些幼儿不喜欢吃的食物，并在幼儿全部吃完后予以表扬，这样可以增加幼儿的自信心。针对挑食的情况，家长可以适当少给幼儿不喜欢的食物，如果幼儿把食物都吃掉了可以再给幼儿添加一些他（她）喜欢的食物。如果幼儿不好好吃饭，经过劝说没有效果，可以给予适当的惩罚。

9. 家长须以身作则，有效发挥家教作用

家长是幼儿的榜样，家长要和幼儿一起进餐，为幼儿树立榜样。在进餐过程中，要相互交流，融知识教育、情感交流、行为与习惯的训练于一体，还可播放一些轻松、优美的音乐，以促进食欲。年龄小的幼儿在添加辅食、练习咀嚼时，家长可以坐在他（她）的对面；在练习使用勺子、水杯、碟碗时，家长可坐在幼儿旁边。在培养幼儿养成良好饮食习惯的过程中，家长的示范和鼓励是最为重要和有效的方法。要求幼儿做到的，家长自己必须做到。当幼儿做好了，要给予及时恰当的表扬和鼓励，但不要许诺物质奖励。

此外，不强迫幼儿进食。幼儿正处于生长发育过程中，个体差异比较大，引导幼儿进餐时不能急于求成，要根据每个幼儿的具体情况循序渐进。如果幼儿有生理和心理上的不适，应体谅幼儿，尊重幼儿对食物的选择和吃与不吃、吃多吃少的决定，不予强迫。比起批评责备，夸奖和鼓励更能帮助幼儿进步。

如果可能的话，尽量让幼儿和同伴一起就餐，相互学习、竞争和监督。较小的幼儿受到较大幼儿的指导，较大幼儿在指导较小的幼儿时，强化好的习惯，而且，较多的幼儿一起就餐对食物的多样性、资源的有效利用都有好处。

10. 家园须密切配合，共同关注幼儿进食情况

考点11：
家园合作培养幼儿良好的饮食习惯。

这个阶段一部分幼儿开始进入托育中心、托儿所、幼儿园托班等托育机构进行集体生活，幼儿三餐两点在托育机构完成。如进入托育机构后，家长对幼儿进餐情况不了解、不知情，幼儿又不太会表达自己吃了多少、吃得如何，这就需要家长与托育机构的老师积极沟通，了解幼儿在机构的进食情况以便合理调整幼儿进食。

（1）入园前的沟通：家长向老师详细介绍幼儿在家的进食习惯，如会不会自己吃饭、独立到哪种程度，饭量如何，对食物的喜好，有无食物过敏，尤其是对鸡蛋、牛乳或是一些水果过敏的幼儿，家长一定不要隐瞒，应主动告知老师予以积极预防，方便托育机构老师了解、照顾幼儿，使幼儿更好地适应在园生活。

（2）在园中的交流：幼儿入园后，家长每天接送幼儿时要及时与老师交流幼儿在园情况，如吃饭、饮水、大小便等情况。有特殊情况要及时沟通，有的幼儿回家后看见家人吃晚餐也跟着吃很多，有的幼儿却是什么也不吃了。因此，针对幼儿表现，与老师的沟通就很重要。例如，幼儿在园遇到不太喜欢吃的食物，家长根据情

况适当给幼儿吃一些也是可以的；有的幼儿在园已经吃得很多了，回家再遇上爱吃的食物则是贪吃的表现，家长就要转移其注意力，避免幼儿进食太多。

（3）入园后的配合：良好饮食习惯的培养需要家园一致的配合才能达成目标。进入集体生活，托育机构的老师会把握教育的契机，利用适当的方法教给幼儿独立吃饭、使用餐具的方法，三餐两点有规律地进行。家长一定要积极配合老师的在园要求，比如，过去幼儿在家喝饮料不喝白开水、用吸管杯喝水不用水杯喝水，家长因怕幼儿吃得太脏不让幼儿自己吃饭，由家长喂食等习惯的纠正。托育机构、家庭要求一致，幼儿的好习惯才能逐步地建立和培养起来。家长切忌忽视幼儿在园的培养要求，在家放任幼儿，造成托育机构、家庭要求不一致，为幼儿良好饮食习惯的养成造成困难和麻烦。

【阅读卡片6-5】如何帮助不爱吃饭的强强[①]

3岁的男孩强强，由爷爷奶奶和外公外婆轮流带，各带半个月。爷爷奶奶是北方人，饮食喜浓油重酱；外公外婆是南方人，饮食喜汤汤水水。强强不爱吃饭，每次都要吃40~50 min，一口饭含在嘴里半天不下咽。老人想尽办法哄孩子，边逗边吃，用巧克力等做奖励。强强的饮食种类有限，爱吃肉，不爱吃菜；在外婆家喝了汤，吃得就更少，奶也不喝了。强强的身高正常，但体重增长略缓慢，容易感冒生病。父母担心这样对孩子将来的成长不利，来儿保门诊就诊。针对强强的饮食情况，应如何给予评估？

分析：
强强的饮食行为评估与干预方案

1. 评估

（1）主要的问题：①体重略轻；②不良进食习惯（生活无规律、饮食不合理）。

（2）次要的问题：①挑食；②进餐分心；③进餐时间长。

2. 分步骤解决方案

第一步：①改变养育负责人的观念，建立统一的生活作息规律；②固定餐次，3岁幼儿可以进食与成人一样的饭菜；③家长树立榜样，提供单纯、安静的进餐环境；④增加运动量，让幼儿产生饥饿感。

第二步：①增加食物的能量密度；②使用食物链法，逐渐增加幼儿之前不喜欢的食物，反复尝试；③进餐时间控制在20~30 min，时间一到就撤走餐具；④对幼儿的变化给予鼓励和支持，逐渐增强进餐的信心。

第三步：①巩固和坚持已形成的良好习惯；②学会进餐礼仪；③家长给予良好的进餐示范。

---

① 宋媛.0—3岁婴幼儿营养与喂养［M］.上海：华东师范大学出版社，2021.

岗 位 应 用

实训6-1 婴幼儿进餐行为观察实训作业单

实操目的	能够创设良好的婴幼儿进餐环境；能够营造愉快的心理氛围；能够发现、分析及解决婴幼儿进餐过程中出现的问题；能够排除进餐过程中可能存在的危险因素
实操准备	模拟房间、理实一体化多媒体教室、婴幼儿餐具2套（小碗、勺子、水杯）、婴幼儿餐椅1把、围嘴、手帕、婴幼儿仿真模型笔、本子、消毒剂等
实操步骤	在某早教机构的餐饮区，家长和幼儿三三两两地坐在小餐桌旁，大家都在愉快地吃饭，萱萱（2.5岁）却抬头看着挂在墙上的屏幕里播放的视频，慢慢地嚼着嘴里的饭，边吃边玩，眼看上课的时间就要到了，妈妈只好快速地将剩余的油炸花生米塞进萱萱嘴里。萱萱咽不下去，委屈地哭起来。 任务：请问萱萱出现了什么问题？妈妈的做法有何不妥？ 1. 观察情况 萱萱看着视频，慢慢地嚼着嘴里的饭，边吃边玩。眼看上课的时间就要到了，妈妈只好快速地将剩余的油炸花生米塞进萱萱嘴里。萱萱咽不下去，委屈地哭起来 2. 处理 在初步观察婴幼儿进餐后，下次餐前应注意：①营造良好的进餐环境，为婴幼儿提供无听觉干扰的环境；②为婴幼儿提供相对固定的餐具，有可爱的图案和鲜艳的颜色；首选反差大的对比色，碗宜选容量小、不易碎者，为婴幼儿提供一把小勺，鼓励其自主进食；③准备婴幼儿专用餐桌、餐椅，餐桌、餐椅应高矮适中且置于固定的位置；④加强饮食安全，避免为3岁以下婴幼儿提供容易导致气管异物的食物，以及易引起伤害的带骨、刺的鱼和肉等；⑤食物的制作与保存过程应注意卫生，彻底煮熟，避免长时间烧煮、油炸、烧烤等不健康的烹饪方式，以减少营养素的流失及有害物质的摄入；⑥保存剩余食物时应避免污染，尽量不吃隔顿食物 3. 整理用物，洗手，记录 4. 注意事项 （1）照护者对待尝试自主进餐的婴幼儿应具备耐心、细心和爱心 （2）及时给予婴幼儿积极的鼓励与表扬 （3）及时跟家属或监护者进行沟通，纠正不当行为
实操结果	

实训6-2　婴幼儿进餐习惯培养实训作业单

实操目的	能说出婴幼儿正确进餐姿势；能对照护者提出建议；能按年龄阶段进行进餐习惯训练；能在操作中关心和保护婴幼儿
实操准备	模拟房间、理实一体化多媒体教室、婴幼儿餐具2套（小碗、勺子、水杯）、婴幼儿餐椅1把、围嘴、手帕、婴幼儿仿真模型笔、本子、消毒剂等
实操步骤	容容3岁，入园2天。午餐来了，她从老师手中接过碗，看了看饭菜，没有立即吃，趴在餐桌上，舔着勺子，过一会儿，左手扶着碗，右手拿着勺舀了一勺饭，吃了一小口饭，嚼一口，停一会儿，听到旁边有人说话便立刻跑过去。 任务：请问容容在进餐中可能出现了什么问题？你如何正确处理？ 1. 观察情况 观察婴幼儿进餐姿势，坐姿是否歪斜，是端起碗还是固定碗，勺子使用是否正确，咀嚼吞咽是否正确 2. 处理 处理办法：①进餐时要求桌椅高矮适合，吃饭时脚平放，身体坐正，可略微前倾，靠近餐盘，不向左、右倾斜、不勾腰、不耸肩，前臂可自然地放在餐桌的边缘处。②指导幼儿掌握正确的进餐姿势。吃饭时，一手拿着碗，固定碗的位置，另一手拿勺，如需将碗端起，应双手端碗。③2岁以内的婴幼儿尚未学会熟练地使用勺子，还需要照护者细心的指导。2岁以上的婴幼儿用勺子吃饭，不过分强调抓握姿势，不限制婴幼儿使用左、右手。婴幼儿进餐中用手拿勺，以其习惯的优势手为标准，若在进餐中出现一只手疲劳后，可改用另一只手，不要限制。④咀嚼：要求婴幼儿吃每一口食物时不能过多，一口一口地吃，细嚼慢咽，一口咽下后，再吃另一口 3. 整理用物，洗手，记录 4. 注意事项 （1）照护者对待婴幼儿应具备耐心、细心和爱心 （2）及时给予婴幼儿积极的鼓励与表扬 （3）及时跟家属或监护者进行沟通，纠正不当行为
实操结果	

实训6-3 婴幼儿就餐环境布置实训作业单

实操目的	使学生了解婴幼儿就餐环境的要求，更好地指导家长和保育人员，为将来工作打好基础；增加学生的感性认识，将理论和实践结合，使教学达到更好的效果；提高学生的学习兴趣和动手能力；培养学生的规范意识、合作精神和创造力
实操准备	1. 教师提前告知学生实训内容，分组后通过抽签确定每组所布置的内容。布置内容包括：墙壁和地面、餐桌餐椅、分饭台和洗手台、空中和音响 2. 各组按自己所抽布置内容制作方案，并将所需要的材料工具提前报告实操准备工作人员准备。需要自己准备的提前准备好 3. 实操准备工作人员根据学生报告，提前一天准备好材料、工具，妥善保管备用
实操步骤	1. 分组按计划实操 2. 分组说明：各组派代表说明本组布置设计的意图、特点、作用 3. 讨论与反思 4. 教师评价总结
实操结果	

实训6-4 婴幼儿就餐组织实训作业单

实操目的	使学生了解婴幼儿就餐组织的要求和注意事项，更好地指导家长和保育人员，为将来工作打好基础；增加学生的感性认识，将理论和实践结合，使教学达到更好的效果；提高学生的学习兴趣和动手能力；培养学生对婴幼儿饮食活动的观察和思考能力
实操准备	1. 学生按托育机构常规就餐人员比例分配服务人员的角色：教师、保育员、食堂服务人员、2岁的幼儿 2. 各组根据自己的角色准备物品（主要是"食堂服务人员"饭菜盆、碗盘勺、围嘴、洗手液、餐巾纸等）和模拟问题（"幼儿"设置就餐问题，如哭闹、挑食、呕吐、乱跑等）

续表

实操步骤	1. 分组进行如下事宜： ① 布置餐桌 ② 组织幼儿入座，调整位置，等待就餐 ③ 分发饭菜 ④ 陪伴、观察、引导小朋友就餐 ⑤ 处理就餐中临时出现的问题 ⑥ 组织离开餐桌 ⑦ 收拾餐具和餐桌 2. 讨论与反思 3. 教师评价总结
实操结果	

真 题 模 拟

扫码获取
答案

一、选择题（1~9题为单选题，10~16题为多选题）

1. 婴幼儿饮食每日一般安排（　　　）。

   A. 三餐两点　　　　　B. 三餐三点　　　　　C. 四餐两点

   D. 三餐四点　　　　　E. 四餐三点

2. 早餐提供的热量应达全日总热量的比例为（　　　）。

   A. 45%　　　　　　　B. 35%　　　　　　　C. 25%

   D. 30%　　　　　　　E. 40%

3. 1—3岁婴幼儿每餐间相隔时间合适的为（　　　）。

   A. 6~8 h　　　　　　B. 5~7 h　　　　　　C. 4~5 h

   D. 2~3 h　　　　　　E. 3~3.5 h

4. 进食前应先给婴幼儿（　　　），餐具要选择安全、无毒、小巧玲珑且不易摔破的，教婴幼儿吃饭时要看好婴幼儿，以免发生意外，特别是开始训练用筷子时更要小心。

    A. 洗手　　　　　　　　B. 洗脸　　　　　　　　C. 刷牙

    D. 漱口　　　　　　　　E. 喝水

5. 吃饭的时间不要太长，一般（　　　），如果不想吃了或不好好吃时，可以把饭菜先收起来，等到饿了自然就会吃了。

    A. 30 min 左右　　　　B. 20 min　　　　　　C. 40 min

    D. 10 min　　　　　　　E. 25 min

6. 下列做法中，不利于培养幼儿养成良好饮食习惯的一项是（　　　）。

    A. 要求幼儿定时、定量、定点进餐，细嚼慢咽

    B. 养成幼儿不偏食、不挑食、不剩饭、讲究饮食卫生和礼貌就餐的好习惯

    C. 将每次幼儿进餐时间控制在 1 h 内，但不宜太短

    D. 要求幼儿少喝碳酸饮料、少吃快餐、少吃零食

7. 下列哪个不是幼儿良好饮食习惯的培养原则（　　　）。

    A. 营造幽静、舒适的进餐环境　　　　B. 合理安排进餐时间

    C. 提供适宜的就餐工具　　　　　　　D. 做到食物多样化

8. 婴幼儿进餐时不可以做的事是（　　　）。

    A. 介绍食物　　　　　　　　　　　　B. 逗婴幼儿笑

    C. 听音乐　　　　　　　　　　　　　D. 引导正确使用餐具

9. 以下关于婴幼儿良好饮食习惯的培养，正确的是（　　　）。

    A. 要有良好的进餐环境　　　　　　　B. 饭前可以做剧烈运动

    C. 婴幼儿饿得快，要经常补充零食　　D. 每天定时、定点、定量喂饭

10. 婴幼儿消化系统功能未发育成熟，（　　　　　　），且年龄越小，生长发育越迅速，养成良好的饮食习惯，才能保证满足婴幼儿生长发育需要。

    A. 消化能力弱，胃的容量小　　　　B. 消化能力弱，胃的容量大

    C. 每日需要营养的量又相对较成人多　D. 每日需要营养的量又相对较成人少

11. 婴幼儿进食的环境应该（　　　　　）。

    A. 进食的环境不太嘈杂，以免影响进食情绪

    B. 进食最好一次性喂饱，一次时间不要太长

    C. 不要让其含着嘴儿玩

    D. 进食的位置要固定，不边走路边进食

12. 训练婴幼儿使用餐具可以提高婴幼儿的食欲，锻炼其动手能力，下列哪些做法是正确的是：（　　　　　）。

A. 要从小开始，从开始使用奶瓶起就让婴儿抱着奶瓶吃

B. 到6个月左右可以用杯子喝水、奶、果汁等，开始时总是会呛、洒，只要多练就会慢慢好起来

C. 到10个月就可以自己捧着杯子喝了，刚开始每次在杯里只倒一点水，然后试着用手扶着让婴儿喝

D. 到1岁左右要教婴幼儿自己吃饭，开始手把手教，要耐心，逐渐过渡到让婴幼儿自己拿着小勺舀着吃。开始会很糟，也许吃到嘴里比弄到桌上的多。但也要尊重婴幼儿自己吃饭的热情

13. 下列婴幼儿进食技巧叙述正确的是：（   ）。

A. 7个月应开始从泥糊状食物过渡到碎末状食物，可帮助学习咀嚼

B. 7—8个月用手抓食物，既可提高婴儿进食的兴趣，又有利于促进手眼协调和培养婴儿独立进食能力

C. 进食过程中边吃边玩边看电视，追逐喂养，1岁以后继续使用奶瓶喝奶

D. 2岁后的幼儿应独立进食。幼儿自己决定进食量，不强迫进食

14. 关于幼儿的进食方式，以下说法正确的是：（   ）。

A. 12月龄的幼儿应该开始练习自己用餐具进食

B. 1—2岁幼儿应分餐进食

C. 2岁后的幼儿应独立进食

D. 不用鼓励幼儿自己进食

15. 关于幼儿进食行为，以下说法正确是：（   ）。

A. 应定时、定点、定量进餐，每次进餐时间为20~30 min

B. 进食过程中可以边吃边玩边看电视，追逐喂养

C. 可以继续使用奶瓶喝奶

D. 家长少提供高脂、高糖食物、快餐食品、碳酸饮料及含糖饮料

16. 关于幼儿饮食卫生，以下说法正确是：（   ）。

A. 婴幼儿食物的制备与保存过程需保证食物、食具、水的清洁和卫生

B. 在准备食物和喂食前，幼儿和看护人均应洗手，给幼儿提供新鲜的食物，避免食物被污染

C. 禽畜肉类、水产品等动物性食物应保证煮熟，以杀灭有害细菌

D. 剩余食物再食时宜加热避免污染，加热固体食物应彻底、液体食物应煮沸

二、简答题

1. 婴幼儿进食特点有哪些？

2. 婴幼儿进食表现是什么？有什么样的教育契机？

3. 培养婴幼儿良好的饮食习惯应遵循的原则有哪些?

三、论述题

李红为某高职学校毕业生,进入托育机构工作2年,理论知识扎实,实践技能也在逐步积累。为实现幼儿健康家园共育,让幼儿赢在起跑线上,园长决定让李红给家长做婴幼儿饮食行为指导。

问题:如果你是李红,你会给家长讲授哪些内容?

四、材料分析题

在某早教机构的餐饮区,妈妈追着豆豆喂饭,豆豆边跑边吃。妈妈在身后拿着小勺,笑着说:"小飞机要进洞啦!"妈妈一边说一边往豆豆嘴里塞一大口饭,而豆豆自顾自地玩着,看也不看一眼。

任务:请问豆豆存在什么问题?妈妈的做法有何不妥?

五、活动设计题

1. "孩子能吃是福,胖了不易生病""孩子长得胖说明营养好""小时候胖点没事,长大就抽条了"……逢年过节,更是要想方设法以食物表达对孩子的爱:把大鱼大肉、油炸食物、零食、饮料等堆到孩子面前,劝孩子多吃。

请以小组为单位组织一场辩论赛。正方:良好的饮食习惯从小养成,孩子不该吃的东西绝对不要给他吃。反方:现在物质丰裕,孩子想吃什么就应该尽量满足。

2. 托育园小太阳班有几个幼儿(3岁)总是在吃饭的时候挑食,请根据幼儿的挑食情况设计适合该年龄阶段的饮食习惯教育活动方案。

3. 托育园小星星班的幼儿(2岁6个月)总是在吃饭的时候打打闹闹,老师劝说了也不听,请根据幼儿的情况设计适合该年龄阶段的饮食习惯教育活动方案。

资 源 拓 展

了不起的营
养包

7

婴幼儿营养相关疾病与喂养

学 习 目 标

素质目标

☐ 亲近与关爱婴幼儿，有一定的预防观念，具有科学喂养意识。

知识目标

☐ 了解0—3岁婴幼儿常见营养性疾病类型及病因。
☐ 熟悉0—3岁婴幼儿常见营养性疾病的症状。
☐ 掌握0—3岁婴幼儿常见营养性疾病的喂养方法及预防措施。

能力目标

☐ 能够对0—3岁婴幼儿常见营养性疾病的症状进行初步的辨别，并能提供正确的喂养方法。
☐ 能够根据不同的营养性疾病提供不同的预防措施。

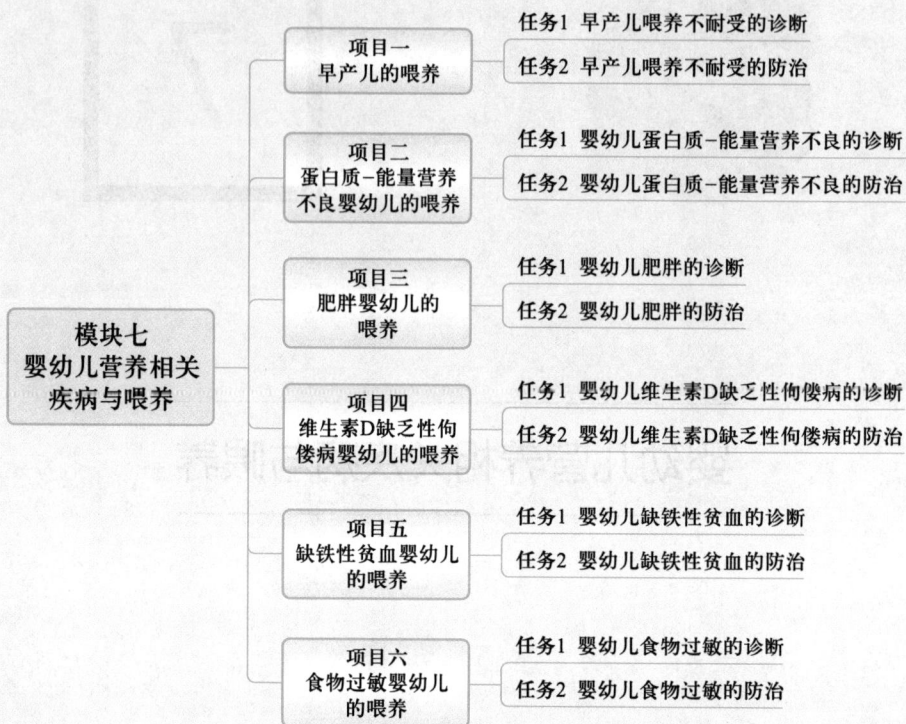

项目一
早产儿的喂养
任务1 早产儿喂养不耐受的诊断
任务2 早产儿喂养不耐受的防治

项目二
蛋白质-能量营养
不良婴幼儿的喂养
任务1 婴幼儿蛋白质-能量营养不良的诊断
任务2 婴幼儿蛋白质-能量营养不良的防治

项目三
肥胖婴幼儿的
喂养
任务1 婴幼儿肥胖的诊断
任务2 婴幼儿肥胖的防治

模块七
婴幼儿营养相关
疾病与喂养

项目四
维生素D缺乏性佝
偻病婴幼儿的喂养
任务1 婴幼儿维生素D缺乏性佝偻病的诊断
任务2 婴幼儿维生素D缺乏性佝偻病的防治

项目五
缺铁性贫血婴幼儿
的喂养
任务1 婴幼儿缺铁性贫血的诊断
任务2 婴幼儿缺铁性贫血的防治

项目六
食物过敏婴幼儿
的喂养
任务1 婴幼儿食物过敏的诊断
任务2 婴幼儿食物过敏的防治

早产儿的喂
养

营养不良小
儿的喂养

肥胖婴幼儿
的喂养

缺铁性贫血
小儿的喂养

食物过敏及
不耐受婴幼
儿的喂养

项目一 早产儿的喂养

学习目标

一、素质目标

亲近与关爱早产儿，有一定的预防观念，具有科学喂养意识。

二、知识目标

1. 了解早产儿喂养不耐受的基本概念和病因。

2. 熟悉早产儿喂养不耐受的症状。

3. 掌握早产儿的喂养方法及预防措施。

三、能力目标

1. 能够对早产儿喂养不耐受的症状进行初步的辨别，并能为婴幼儿家长提供正确的喂养方法。

2. 能够针对早产儿的具体情况为早产儿家长提供科学预防的建议或措施。

任务情境

琪琪是个"急性子"宝宝，妈妈怀孕36周，她就迫不及待地呱呱坠地了，现在已经出生两个月了。家人除了沉浸在迎接新生命的快乐中，也陷入了惆怅，琪琪对吃的挑剔让家人们束手无策。无论是妈妈的母乳还是配方乳粉，她勉强吃几口后又别过头去，不愿意再吮吸，甚至喂得量大一些还会呕吐、腹泻。每次给琪琪喂奶，一家人都如临大敌，如果看着她顺利喝奶，别提多开心了。但更多的时候，琪琪都不愿意配合，而是哭闹，细心的妈妈还发现她拉出的便便有红血丝，肚子经常胀得很大，体重也只有4.3 kg。看着同龄的宝宝长得圆圆乎乎，家人们别提有多着急了，不知道该怎么去帮助琪琪吃奶。

任务：假如你是琪琪妈妈的朋友，请为琪琪妈妈分析该现状并提出一些建议和措施。

学习任务

任务1 早产儿喂养不耐受的诊断

1. 早产儿及喂养不耐受的定义

考点1：
早产儿的定
义及早产儿
喂养不耐受
的含义。

整个妊娠周期约40周，早产儿是指胎龄小于37周的婴儿。早产儿极易出现喂养难题——早产儿喂养不耐受，这种疾病是指早产儿在喂养后出现乳汁消化障碍，导致吃奶困难、腹胀、呕吐、胃潴留等情况。我国古代医学《万氏家藏育婴秘诀》中写道："儿之初生，脾薄而弱，乳食易伤"，这是传统医学对新生儿消化系统特点的描述，即新生儿容易出现喂养不耐受。早产儿的生长发育又有特殊的营养需求，更易发生喂养不耐受。

2. 早产儿喂养不耐受的病因

（1）胃肠道动力不成熟：一是胃肠蠕动弱，胃肠道的蠕动能促进食物的消化，早产儿胃肠动力不成熟，胃肠蠕动往往很弱；二是蠕动幅度低，胎龄小于31周的早产儿，小肠蠕动幅度低，收缩无规律，几乎没有推进性活动，只有随着胎龄的增加、胃肠功能的成熟，蠕动的频率、振幅和时间逐渐增加，才能将食物向下推动。

（2）消化酶分泌少：早产儿消化酶分泌少，且活性低，对营养素蛋白、脂肪、糖的吸收和消化有一定影响。

（3）胃容量很小及胃食管反流：早产儿胃窦和十二指肠动力也不成熟，两者之间缺乏协调的活动；其收缩幅度、传播速度及食管括约肌压力均降低。因此，早产儿胃的排空慢，更易发生胃食管反流。

（4）肠道免疫功能弱：正常胃肠道具有一定的免疫功能，可以防止细菌侵入，早产儿胃酸低、肠黏膜渗透性高、肠道抗体能力弱，因此早产儿容易发生感染及坏死性小肠结肠炎。

考点2：
早产儿喂养
不耐受的症
状。

（5）肺部发育不完善加重喂养不耐受：早产儿各器官发育不成熟，尤其是肺、胃肠道、神经系统和免疫系统。由于肺表面活性物质缺乏而导致肺泡萎缩，无法正常换气，在出生后不久便出现气短、呼吸困难和呼吸暂停等症状。呼吸困难或应用呼吸机时，容易加重胃肠道黏膜的缺氧损伤等，呕吐等情况也随之加重。

此外，在医源性因素中，使用激素、气管插管等，均可导致早产儿感染性疾病发生率增高，出现腹胀、便秘等胃肠道紊乱症状，提高喂养困难的发生率。

3. 早产儿喂养不耐受的症状

早产儿喂养不耐受的症状主要表现在消化系统，症状体征如下。

（1）频繁呕吐、腹胀。

（2）胃内食物残余被胆汁污染，出现胆汁反流。

（3）实验室大便隐血试验阳性。

（4）大便稀薄。

（5）呼吸暂停或心搏过缓的发生明显增加。

（6）奶量不增或减少，体重增加不理想。

总之，腹胀、呕吐，血便或大便隐血试验阳性，奶量增加不理想是判断喂养不耐受的主要指标。

任务2 早产儿喂养不耐受的防治

l. 干预建议

（1）喂养乳类：新生儿肠壁结构松弛，导致肠道黏膜细胞间渗透性高，易漏过食物中的大分子抗原物质；肠腔正常菌群未建立、免疫系统发育不完善，对一些大分子食物易出现过敏反应。为提高喂养耐受性，应注意以下几点。

① 首选母乳：母乳是婴儿最理想的食物，纯母乳喂养能满足6个月以内婴儿所需要的全部液体、能量和营养素。此外，母乳有利于肠道健康微生态环境的建立和肠道功能的成熟，降低感染性疾病和过敏发生的风险。

考点3：
早产儿喂养不耐受的乳类选择。

② 母乳强化剂：母乳强化剂是主要针对母乳喂养早产儿的一种营养强化，因为纯母乳中的某一些营养不能满足早产儿的身体需求，从而需要在母乳喂养的同时使用母乳强化剂，使早产儿既受益于母乳喂养的好处，又能获得满足其快速生长的营养需求。母乳强化剂强化蛋白质、能量、矿物质和维生素，可满足早产儿营养需求。

③ 在不能选择母乳的情况下，使用早产儿配方乳水解蛋白配方也可以减少喂养不耐受。

（2）喂养原则：尽早开始喂养，如果开奶时间超过48 h，将增加喂养不耐受发生率，早期微量喂养有利于早产儿胃肠道血流供应，刺激血清胃肠激素水平，促进胃肠动力，因此在给予静脉营养的同时应该尽早开奶（以24 h以内为宜）。

（3）喂奶姿势：早产儿吞咽功能发育不全，吐奶或者呼吸没有规律都容易让乳汁从咽喉冲到肺部，导致肺炎，情况严重时早产儿会窒息。因此给早产儿喂奶时可以让其半躺着，选择比较柔软、孔大小适中的奶嘴。如果吐奶了，要让早产儿侧卧或者给早产儿拍嗝，以便让奶流出。

（4）喂养次数：要少量多次，由于早产儿的消化功能没有发育完全，胃部容量很小，但是又需要达到每日所需营养，故要给早产儿少量多次喂奶。

（5）喂奶容量：早产儿由于身体虚弱，消化能力也较弱，第一次给早产儿喂奶的量不可过多，如果早产儿的体重在1.5 kg以下，那么初次喂奶量约为4 ml，之后每次增加2 ml，每天最多增加至16 ml，具体根据早产儿的体重情况进行酌情增减。白天在两次喂奶之间，可以喂少量的葡萄糖水。早产儿理想的体重增长每天为

考点4：
早产儿喂养不耐受的喂养原则、姿势、次数和容量。

10~15 g/kg。

此外，为早产儿保暖是治疗喂养不耐受的有效途径。早产儿体温调节困难，因此对温度、湿度的要求非常高。也可以给予早产儿良性刺激，减少喂养不耐受的发生。

【阅读卡片7-1】早产儿需要良性刺激^①

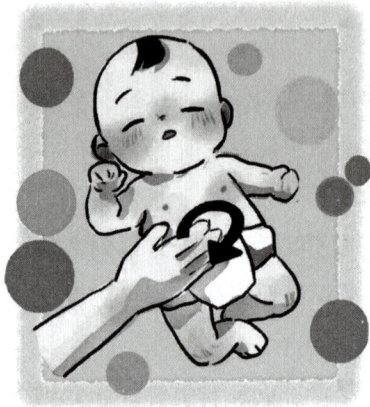

图7-1 抚触

早产儿需要良性刺激，对早产儿良性刺激越多越好。抚触疗法可兴奋迷走神经，使机体胃肠蠕动增加，胃泌素释放增多，加速胃肠排空。抚触时感觉会通过人体体表的触觉感受器和压力感受器，由脊髓传到大脑，大脑发出的信号兴奋迷走神经，促进其消化酶和胰岛素等的分泌，减少残余奶，促进胃肠吸收，有利于体重增加（图7-1）。

（1）胸部抚触：以排除肺内浑气，达到畅顺呼吸的目的。推举胸廓，有利于刺激和锻炼早产儿胸大肌、膈肌等呼吸肌的运动，以增强呼吸，维持正常的血氧饱和度。

（2）腹部按摩：可促进肠道激素分泌，使胃肠蠕动增强，排便次数和排便量均有所提高，进而改善胃肠喂养耐受性。抚触时活动肌肉，使紧缩的肌肉得到舒展，促进血液循环，刺激免疫系统，提高免疫力和应激能力，减轻腹胀、便秘，具有刺激消化功能，促进消化吸收，诱发排便的作用，可减少喂养不耐受等并发症的发生。

2. 预防方法

每年的11月17日是世界早产儿日，早产是新生儿发病和死亡的主要原因，受到社会的重大关注。预防早产儿喂养不耐受问题，还要从根源做起，就是预防早产的发生。在发生早产的各种原因中，大部分为母体因素，其中除了先天性生殖畸形外，大多可以通过孕期保健来预防，这也是国家一直提倡的优生优育政策，具体措施有如下几点。

考点5：早产儿喂养不耐受的预防方法。

（1）提倡育龄夫妇进行孕前医学检查，为生下健康宝宝提供基础保障。

（2）提倡孕妇保持健康的生活方式，提供适宜的居住环境，注意孕期营养和膳食，避免劳累和精神压力。

---

① 根据网络资料整理。

（3）重视产前检查，尤其对高危人群进行早期和适宜的围产期保健。例如，预防和控制妊娠高血压综合征，纠正孕期贫血；对有心脏病的孕妇要加强管理，普及孕期保健常识，采取预防措施，避免感染等。

另外，一些临床医疗技术如使用分娩松解法阻断早产，并提供足够的时间，以便在产前使用糖皮质激素促进肺成熟等，对预防早产也有一定帮助。

【阅读卡片7-2】中国孕期妇女平衡膳食宝塔[①]

妇女怀孕以后，每天所吃的食物除了维持自身机体代谢所需的营养物质外，还要供给体内胎儿生长发育所需。研究表明，孕期营养不良与流产、早产、难产、死胎、畸胎、低出生体重儿、巨大胎儿、钙营养不良、子痫前期、产后出血等相关，所以保证孕妇的营养需要，指导孕妇合理摄入蛋白质、脂肪、碳水化合物、维生素和矿物质等，对优生优育十分重要。中国营养学会妇幼营养分会发布了中国孕期妇女平衡膳食宝塔（图7-2），给予了科学的建议。例如，要注意补充叶酸，怀孕早期叶酸缺乏可增加胎儿发生神经管畸形及早产的危险；要适当补充铁剂，以防孕期贫血；烟草中的尼古丁和烟雾中的氰化物、一氧化碳可导致胎儿缺氧和营养不良、发育迟缓。每日膳食的种类和数量简单明了，可操作性强。

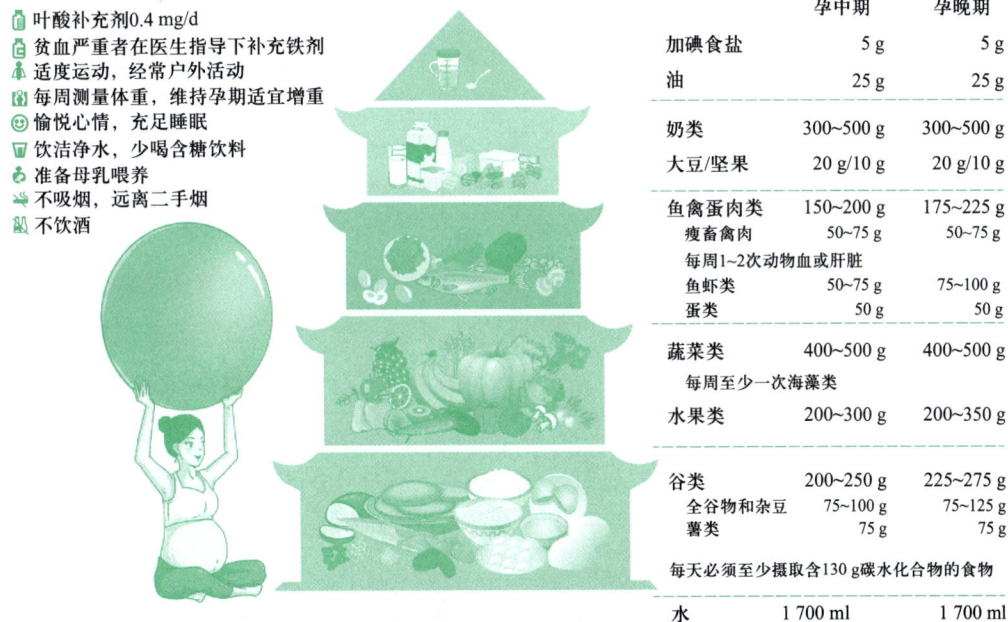

- 叶酸补充剂0.4 mg/d
- 贫血严重者在医生指导下补充铁剂
- 适度运动，经常户外活动
- 每周测量体重，维持孕期适宜增重
- 愉悦心情，充足睡眠
- 饮洁净水，少喝含糖饮料
- 准备母乳喂养
- 不吸烟，远离二手烟
- 不饮酒

	孕中期	孕晚期
加碘食盐	5 g	5 g
油	25 g	25 g
奶类	300~500 g	300~500 g
大豆/坚果	20 g/10 g	20 g/10 g
鱼禽蛋肉类	150~200 g	175~225 g
瘦畜禽肉	50~75 g	50~75 g
每周1~2次动物血或肝脏		
鱼虾类	50~75 g	75~100 g
蛋类	50 g	50 g
蔬菜类	400~500 g	400~500 g
每周至少一次海藻类		
水果类	200~300 g	200~350 g
谷类	200~250 g	225~275 g
全谷物和杂豆	75~100 g	75~125 g
薯类	75 g	75 g
每天必须至少摄取含130 g碳水化合物的食物		
水	1 700 ml	1 700 ml

图7-2 中国孕期妇女平衡膳食宝塔
依据《中国居民膳食指南（2022）》绘制

① 资料来源：中国营养学会妇幼营养分会网站。

项目二　蛋白质－能量营养不良婴幼儿的喂养

学习目标

一、素质目标

重视平衡营养，有一定的预防观念，具有科学喂养意识。

二、知识目标

1. 了解蛋白质－能量营养不良的基本概念和病因。

2. 熟悉婴幼儿蛋白质－能量营养不良的症状。

3. 掌握蛋白质－能量营养不良婴幼儿的喂养方法及预防措施。

三、能力目标

1. 能够对婴幼儿蛋白质－能量营养不良进行初步的辨别，并能为家长或教师提供正确的喂养方法；

2. 能够针对蛋白质－能量营养不良婴幼儿的具体情况给家长或教师提供科学预防的建议或措施。

任务情境

悦悦是个2岁半的小女孩，活泼可爱，可是从小她就非常挑食，平时不喜牛乳、鸡蛋、肉类、豆类食物。妈妈怕她营养不良，想着法子为她补充营养，比如，变换做菜的方式、注意菜品的搭配，可是效果不明显，悦悦甚至喝牛乳都会吐出来，最后，她干脆拒绝喝牛乳。妈妈后来由于工作忙就没太在意了。于是，悦悦挑食得更厉害了，只要碰到自己不喜欢吃的食物就不吃，通常吃的都是蔬菜。渐渐地，悦悦长得比同龄小朋友都要瘦小些，脸色也越发苍白，一运动就气喘吁吁，三天两头开始生病。家人上网查阅资料得知是能量营养不良，长此以往，会影响悦悦的智力发育，于是赶忙寻求帮助。

任务：假如悦悦家长向你寻求帮助，请你针对悦悦目前的表现分析她的基本情况并给出喂养建议。

学习任务

任务1　婴幼儿蛋白质-能量营养不良的诊断

1. 蛋白质-能量营养不良的定义

蛋白质-能量营养不良（PEM）是指膳食中蛋白质和（或）热能摄入不足引起的营养缺乏病，多发生于5岁以下的儿童，尤其是3岁以下的婴幼儿，它是世界范围内最常见的营养缺乏病之一。临床上以体重不增、体重下降、逐渐消瘦或水肿、皮下脂肪减少或消失为特征，常伴有各器官系统的功能紊乱，对婴幼儿身体健康危害性很大。

2. 蛋白质-能量营养不良的病因

蛋白质-能量营养不良，根据营养不良的原因可分为原发性和继发性。原发性蛋白质-能量营养不良主要见于经济落后的国家和地区，以婴儿和儿童发病为主。因为社会经济水平低下、食物供给不足、文化教育不普及、卫生事业不发达，导致蛋白质摄入不足。继发性蛋白质-能量营养不良病因主要表现为多与少的问题，具体有以下方面。

（1）摄入不足：喂养不当是导致该病的主要原因。例如，母乳不足或喂养时间过短，断奶后未及时添加其他富含蛋白质的食品；乳粉配制过稀；突然停奶而未及时添加辅食；长期以淀粉类食品喂养；偏食、挑食、零食过多、不吃早餐等。

（2）消化吸收不良：顽固而长期的呕吐、唇裂、腭裂、幽门梗阻等消化系统功能上的异常；迁延性腹泻；过敏性肠炎或某些传染病，导致机体对蛋白质的吸收利用发生障碍。

（3）需要量增加：麻疹、伤寒、肝炎、结核等急慢性传染病的恢复期，婴幼儿生长发育快速阶段等均可因需要量增多而造成营养相对缺乏；糖尿病、大量蛋白尿、发热性疾病、甲状腺功能亢进症（简称甲亢）、恶性肿瘤等均可使营养素的消耗量增多而导致营养不足；先天不足和生理功能低下如早产、双胎因追赶生长需要量增加均可引起营养不良。

胎儿时期营养不良、体重过低的新生儿易发生疾病，也是造成本病的原因。

3. 蛋白质-能量营养不良的症状

蛋白质-能量营养不良有3种类型：消瘦型、水肿型及混合型，其症状表现存在区别。起病时常表现为精神差、不爱活动、食欲减退、体重不增或略有减轻。具体表现如下。

（1）消瘦型营养不良的症状：消瘦型是由于能量严重不足所致，患儿主要表现为消瘦，皮下脂肪逐渐减少以致消失，皮肤干燥、苍白，逐渐失去弹性，额部出现

考点6：
蛋白质-能量营养不良的病因。

考点7：
蛋白质-能量营养不良的分型和各自症状。

251

皱纹如老人状，肌张力逐渐降低，肌肉松弛，肌肉萎缩，病情严重的患儿呈皮包骨头样。患儿还会出现头发稀疏、萎靡不振、血压偏低、器官萎缩等症状，严重时会发生脱水或电解质紊乱，很容易死亡。

（2）水肿型营养不良的症状：水肿型营养不良是严重缺乏蛋白质造成的，其主要特点为全身水肿。水肿首先出现在下肢，然后慢慢遍及全身，患儿会出现体软无力、食欲减退、腹泻等症状，病情严重的患儿会并发肺水肿、胃肠道感染、电解质紊乱等，这些都是导致死亡的常见原因。

（3）混合型营养不良的症状：如果同时缺乏蛋白质和能量，就称为混合型，营养不良患儿会同时出现消瘦型和水肿型症状，病情更为严重。

常见的并发症有营养性贫血，并伴有维生素和微量元素缺乏。患儿免疫力低下，容易发生细菌或病毒性炎症感染，故易患各种感染，如反复呼吸道感染、鹅口疮、肺炎、中耳炎、尿路感染、腹泻迁延不愈等。这种病危害性很大，会严重影响生长发育，甚至导致死亡，必须尽快接受治疗。

任务2　婴幼儿蛋白质-能量营养不良的防治

1. 干预建议

应大力宣传科学育儿和正确喂养的方法，找到疾病发生的原因，有针对性地改善，具体喂养方法如下。

（1）调整饮食及补充营养物质：在营养重建过程中，应根据患儿营养不良的程度、消化能力和对食物耐受的情况逐渐增加热量和营养物质的供应量。鼓励母乳喂养，断奶时间不宜过早，采用含蛋白质丰富的断奶食品，不能单独用淀粉类、炼乳等喂养；母乳不足者，可采用适龄的配方乳粉混合喂养，少量多次，循序渐进，及时添加泥状蔬果、肉类辅食；饮食种类丰富，搭配合理，纠正婴幼儿挑食、偏食的饮食习惯。

（2）调理婴幼儿脾胃，提高消化吸收能力：这也是营养性疾病喂养的重要举措。要改进饮食卫生、个人卫生和家庭卫生，补充维生素和微量元素，以免发生腹泻。

（3）积极治疗其他疾病，如糖尿病、发热性疾病、甲亢、恶性肿瘤等，减少热量的消耗。

（4）进行有计划的营养调查和监测，及时采取卫生保健措施。注意观察调整效果，每周测体重一次，每月测身高一次。

（5）观察婴幼儿的身体状态，加强体质锻炼，预防各种传染性疾病的发生。

2. 预防方法

婴幼儿蛋白质-能量营养不良的预防可提前到孕期，孕期保证充足合理的营养可有效减少该病的发生。4—6个月内的婴儿以乳类喂养为主，添加辅食后也应注意乳类的补充及辅食种类的多样化，不可长期单一饮食。1岁以上的幼儿除了米、面等主食之外，需要每天给予易消化且富含优质蛋白的食物如乳类、蛋类、鱼类、肉类及豆制品。指导挑食的幼儿合理膳食，如食物搭配有营养、吃饭时集中精力、避免边吃边玩等。另外，家长需要以身作则，做幼儿的好榜样。

【阅读卡片7-3】蛋白质食补优于药补①

除大部分蔬菜和水果外，很多食物中含有蛋白质（图7-3），而人们在选择食材进行补充蛋白的食疗时，应当优先选择含有"优质蛋白质"的食物，同时应当搭配不同食材，以达到必需氨基酸相互补充的目的。大多数动物性食材中含有优质蛋白质，如牛乳、鸡蛋、瘦肉、鱼贝类等食材均是优质蛋白的来源；植物性食材中一般少有蛋白质，且蛋白

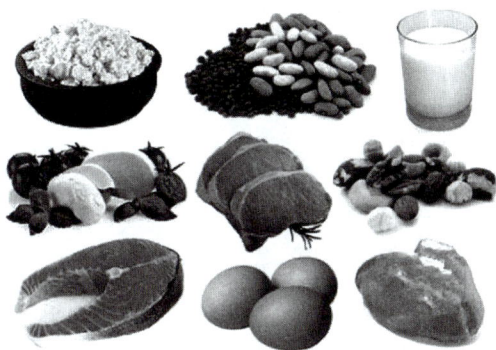

图7-3　富含蛋白质的食物

质质量不高，但大豆中含有的优质蛋白质达40%以上，能够很好地为素食主义者补充优质蛋白质。

一些人选择以吃蛋白粉的方式补充蛋白质，这种做法并不可取。消化能力正常的成年人，如果膳食均衡，每天摄入的蛋白质完全可以满足机体需求，不需要通过保健品再额外补充。

之所以不提倡擅自通过吃蛋白质粉大量补充蛋白质，是因为蛋白质作为一种营养素，它有人体每日推荐摄入量标准，如果每天大量摄入蛋白质，一来会在体内转化成脂肪，造成脂肪堆积，诱发生活习惯病；二来肾要排泄进食的蛋白质，当分解蛋白质时会产生大量的氮素，这样会增加肾的负担，若肾功能本来就不好，则危害更大。过多的动物蛋白摄入，会造成含硫氨基酸摄入过多，这样会加速骨骼中钙质的丢失，易发生骨质疏松。也就是说，蛋白质并不是多多益善，适量即可。

---

① 刘召芬，姬薇.补充蛋白质，不一定要靠蛋白粉［N］.保健时报.2021-01-28（012）.

项目三　肥胖婴幼儿的喂养

学习目标

一、素质目标

1. 尊重婴幼儿、关爱婴幼儿，理解营养对于婴幼儿的意义。
2. 重视平衡营养，有一定的预防观念，具有科学喂养意识。

二、知识目标

1. 了解肥胖的基本概念和病因。
2. 熟悉婴幼儿肥胖的症状。
3. 掌握肥胖婴幼儿的喂养方法及预防措施。

三、能力目标

1. 能够对婴幼儿肥胖进行初步的辨别，并能为家长或教师提供正确的喂养方法。
2. 能够针对肥胖婴幼儿的具体情况给家长或教师提供科学预防的建议或措施。

任务情境

　　晨晨是个两岁的男孩，从小就特别招人喜欢，他浑身肉嘟嘟的，大人们总是说：这白白胖胖多可爱啊。两岁体检时晨晨的身高只有82 cm，体重却有19.1 kg，医生经过询问得知，晨晨的长辈特别宠他，从出生开始总怕他饿着，追着他喂食，对他几乎有求必应，想吃什么就吃什么，想吃多少就吃多少。平时晨晨喜欢吃炸鸡翅等油炸食品，零食也吃得多，如糕点和糖果，但不怎么吃蔬菜。晨晨不爱运动，大运动发展落后于别的小朋友，从翻身到走路都比较晚，动作也比较笨拙。妈妈认为小时候胖点没关系，长大了就会瘦下来。医生初步诊断晨晨是小儿肥胖，与不科学的饮食习惯及喂养方法有很大关系，并提醒家长要引起重视，肥胖的危害非常大，会给孩子一生的健康埋下隐患。

　　任务：如果你是婴幼儿照护机构的一名老师，请你以"婴幼儿肥胖是一种病，危害不容小觑"为主题向晨晨的长辈说明情况和提出喂养建议。

学习任务

任务1　婴幼儿肥胖的诊断

1. 肥胖的定义

体重是衡量肥胖的重要指标，而体重与身高有关，所以表达身高和体重的关系常用体重指数（BMI），即体重（kg）除以身高（m）的平方来表示。BMI>同年龄、同性别的第95百分位数为肥胖；第85~95百分位数为超重。儿童体内脂肪积聚过多，一般体重超过按身高计算的平均标准体重20%，即为肥胖，具体数值和年龄、性别相关。超过标准体重20%~30%为轻度肥胖；超过30%~50%者为中度肥胖；超过50%者为重度肥胖。体重超过正常体重10%~20%为超重，要注意肥胖和超重的区分（详见表7-1），可以借助量表判断孩子是否已经存在超重等危险。

表7-1　中国2—18岁男孩和女孩超重与肥胖筛查BMI界值点（kg/m²）

年龄/岁	男孩		女孩	
	超重	肥胖	超重	肥胖
2	17.5	18.9	17.5	18.9
3	16.8	18.1	16.9	18.3
4	16.5	17.8	16.7	18.1
5	16.5	17.9	16.6	18.2
6	16.8	18.4	16.7	18.4
7	17.2	19.2	16.9	18.8
8	17.8	20.1	17.3	19.5
9	18.5	21.1	17.9	20.4
10	19.3	22.2	18.7	21.5
11	20.1	23.2	19.6	22.7
12	20.8	24.2	20.5	23.9
13	21.5	25.1	21.4	25.0
14	22.1	25.8	22.2	25.9
15	22.7	26.5	22.8	26.7
16	23.2	27.0	23.3	27.2
17	23.6	27.5	23.7	27.6
18	24.0	28.0	24.0	28.0

考点8：
婴幼儿肥胖
的判断标准。

　　儿童肥胖有3个高发期：一是婴儿期，二是学龄前期（5—6岁），三是青春期。随着物质生活水平的提高，生活方式的变化，家长养育观念更新不足，如今"胖乎乎"的儿童越来越多。肥胖严重影响了儿童的身体健康，容易引起高血压、心脏病、糖尿病、皮肤病等问题，已成为全球瞩目的健康问题。

【阅读卡片7-4】儿童肥胖认识的几个误区[①]

误区1：孩子胖一点没关系

　　正确认知：肥胖会对儿童健康造成损害，应及时诊治。儿童肥胖（图7-4）既是

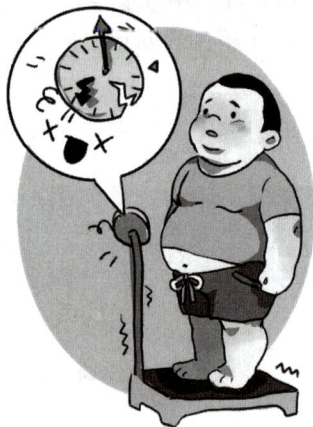

图7-4　肥胖

一种独立的慢性代谢性疾病，也是儿童高血压、高脂血症、2型糖尿病、脂肪肝、代谢综合征等慢性疾病的重要危险因素，并且会增加成年期慢性疾病的患病风险。肥胖亦会导致儿童记忆力下降、不同程度的心理障碍，甚至轻度的认知障碍，对儿童的身心健康造成影响。当发觉孩子变胖时，应予以重视，并由专业医生出具健康的治疗方案。

误区2：孩子胖胖的很健康

　　正确认知：肥胖儿童更易缺乏微量营养素。肥胖是另一种意义上的营养不良。肥胖儿童能量过剩，但体内微量营养素并不乐观。肥胖儿童因膳食结构不平衡，往往更易缺钙。维生素D是维持人体内钙代谢平衡以及骨骼形成的一种脂溶性维生素，储存在脂肪组织中，肥胖儿童往往血清维生素D水平较低。因此，应对肥胖儿童进行骨密度、血清维生素D水平等检查，对缺乏的营养素要及时予以相应的补充。

误区3：孩子胖胖的，体格很好

　　正确认知：肥胖会导致儿童发育提前，影响健康。肥胖儿童由于脂肪量的增加，可能导致脂肪细胞产生的雌二醇增加，刺激骨骼发育，使骨龄超前，影响身高的增长。此外，肥胖也会影响儿童性腺轴的启动时间，影响青春期激素水平，使性发育提前。女孩肥胖亦可能导致初潮后月经紊乱的风险升高，以及成年期多囊卵巢综合征的发病率增高。

2. 肥胖的病因

　　过食、缺乏适当的体育锻炼往往是发生肥胖的主要诱因。

---

　　① 张娜，马冠生.《中国儿童肥胖报告》解读［J］.营养学报，2017，39（06）：530-534.

（1）热量超标：现在经济水平提高，饮食结构不合理，婴幼儿摄入过量红烧肉、肥肉、油炸食品、快餐食品等高热量的食物，但运动量较少，热量超过消耗量，转化为脂肪蓄积在体内从而引起肥胖。中国传统医学也谈到过食肥甘厚味容易在体内积聚成肥胖。

（2）缺乏运动：随着电子产品的普及化，使用者越来越低龄化，加上学习压力及交通工具的改善，参加运动的人越来越少。此外，也有家庭环境的影响，比如，父母不爱运动，孩子也不爱运动。

（3）遗传因素：如双亲肥胖，子女易成肥胖体型。

（4）疾病药物影响：如皮质醇增多症、甲状腺功能减低、下丘脑或脑垂体的肿瘤等引起的神经内分泌性肥胖；某些遗传代谢综合征，如长期服用激素等都可引起继发性肥胖。此外，精神因素也有可能引起肥胖。

【阅读卡片7-5】肥胖家长的孩子在长大后更可能发生肥胖①

发表在《国际肥胖期刊》上的新加坡研究显示，存在以下4种因素的儿童超重的可能性比普通人高出11倍，包括父母超重或肥胖、妊娠期体重过度增加、母亲血糖水平升高、哺乳时间缩短及过早添加固体辅食。研究同时表明，父母超重是导致孩子肥胖的最重要因素（图7-5）。

一项研究发现，儿童BMI有35%~40%遗传自父母。对于肥胖儿童来说，这一比例会增加到55%~60%，这表明超过一半的肥胖倾向性是由基因和家庭环境决定的。英国苏塞克斯大学的研究人员利用10万名儿童和他们家长的身高、体重数据进行了该研究，这些数据来自英国、美国、中国、印度尼西亚、西班牙和墨西哥6个国家。研究人员发现，平均来说，每个儿童的BMI有20%取决于母亲，20%取决于父亲。

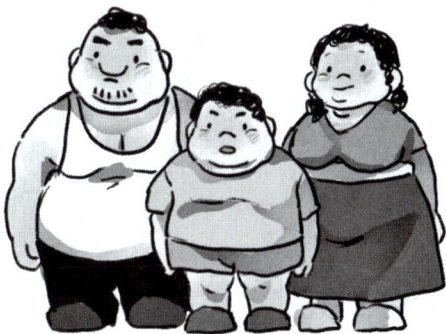

图7-5

3. 肥胖的症状

（1）体型：肥胖儿童体重超常，肉眼可见脂肪过多堆积，甚至腹部突出，随肥胖程度增加可见胸、腹、臀皮肤部位均出现皮纹，甚至黑棘皮，下肢可见膝外翻以及扁平足。男童会阴部脂肪堆积，阴茎可被掩盖，阴茎短小。

① 根据网络资料整理。

（2）食欲：食欲特佳，食量大，特别是喜食淀粉类、脂肪类食物和甜食。

（3）发育：肥胖儿童体态较笨拙，出现运动落后、功能落后，甚至在运动后还出现胸闷、气喘、浑身无力的现象。肥胖会影响性发育，一般肥胖儿童发育比正常儿童要提前，所以第二性征会比正常儿童出现得早，但智力发育一般正常。

（4）心理：过食、少动与肥胖成为恶性循环。肥胖儿童体型不美观可能被人取笑，或由于肢体不灵活不愿意参加集体游戏，由此带来种种心理问题，如自卑、抑郁以及焦虑等。家长需要特别关注，以免引起身心疾病。

任务2 婴幼儿肥胖的防治

1. 干预建议

考点11：
婴幼儿肥胖
的喂养方法。

（1）调整饮食结构：肥胖儿童最关键的是要改变饮食习惯，控制高糖、高脂饮食。鉴于正处于生长发育阶段及肥胖治疗的长期性，多推荐低脂肪、低碳水化合物和高蛋白食谱。低脂饮食可迫使机体消耗自身的脂肪储备，但也会使蛋白质分解，需同时供应优质蛋白质。碳水化合物分解成葡萄糖后会刺激胰岛素分泌，从而促进脂肪合成，必须适量限制。食物的体积在一定程度上会使儿童产生饱腹感，应鼓励多吃体积大而热量低的蔬菜类食品，其膳食纤维还可减少糖类的吸收和胰岛素的分泌，并能阻止胆盐的肝肠循环，促进胆固醇排泄，且有一定的通便作用。

（2）适量增加运动：运动可以消耗体内脂肪，但应以不剧烈的活动为宜。肥胖儿童常因动作笨拙和活动后易累而不愿锻炼，可鼓励和选择儿童喜欢和较易于坚持的有氧运动，如骑儿童自行车、游泳、散步、做操等，促进脂肪消耗，每次运动应坚持15 min到1 h。活动量以运动后轻松愉快、不感到疲劳为原则，但需循序渐进，持之以恒。家长也可以和孩子一起进行亲子活动，把运动变成有趣的游戏，引发孩子的兴趣。

（3）改变饮食习惯：良好的饮食习惯对减肥具有重要作用，如避免晚餐过饱、不吃零食、不边吃边玩、细嚼慢咽。可逐渐减少儿童的进食量，不可操之过急，使之渐渐恢复正常体重。建议每日饮食少食多餐，以满足儿童的食欲，不至于引起饥饿的痛苦。

（4）其他：鼓励儿童参加正常的集体游戏，通过绘本游戏等形式帮助儿童正确认识自身形体的改变，积极参与到饮食管理和运动锻炼中来，重新建立信心，保证身心的健康发展。如肥胖程度严重，还需在医生的正确指导下服用药物。此外，家长改变追着喂食、过量喂食等不良喂养习惯，营造愉快、积极的家庭氛围都有助于肥胖儿童的改变。

【阅读卡片7-6】肥胖儿童的交通灯食物 [1]

如何选用适当的减肥食物应当由当地医生来具体指导。这里介绍一种交通灯饮食。交通灯饮食被用于学龄前和青春前期儿童。

它是一种结构性的饮食计划（总热量在900～1 300 Kcal），使被指导人的饮食结构符合谷类、蔬菜水果、鱼肉禽蛋和乳制品4类基本食物的推荐量，提高膳食的营养密度。

肥胖儿童的"交通灯"食物

1. 绿灯区食物（属于低热量食物，可自由食用）（图7-6）

蔬菜类：萝卜、土豆、绿豆芽、竹笋、冬瓜、黄瓜、番茄、豆等。

豆制品：豆腐、豆浆、豆乳等。

动物性食物：各类虾、贝、黄鳝、鲤鱼、鲢鱼、黄鱼、黑鱼、虾皮、猪血。

各种乳类：牛乳、酸奶等。

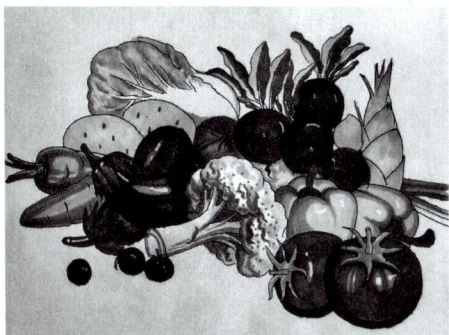

图7-6 绿灯区食物

水果类：西瓜、苹果、梨、橘子、草莓、桃子、枇杷、橙子、菠萝、葡萄等。

其他：木耳、海带等。

2. 黄灯区食物（属于中等热量食物，需谨慎食用）

谷类及其制品：大米、面粉、玉米粉、馒头、面包、通心粉、咸饼干、面条等。

豆类及其制品：毛豆、黄豆、豆腐皮、素鸡、素火腿等。

动物性食物：牛肉、兔肉、瘦猪肉、鸡蛋、猪肝等。

水果类：香蕉、柿子等。

3. 红灯区食物（属于高热量食物，尽量少吃）

高糖类食物：各种糖果、巧克力、糖水、麦乳精、炼乳、甜饮料、甜点心、各种冷饮、蜜饯等。

高脂肪类食物：油炸食品（包括炸鸡、炸土豆条、油条等）、动物油（如猪、牛羊、鸡油）、各种动物肥肉、黄油、曲奇饼干。

坚果类食物：花生米、核桃肉、松子、瓜子、芝麻、腰果等。

根据儿童生长发育的要求和营养素的平衡，可按以上"交通灯"食物的分类来合理安排肥胖儿童每日的饮食，以满足其低热量、高蛋白及多种维生素和微量元素的营

---

[1] 迈克尔·格雷格，吉恩·斯通. 救命！逆转和预防致命疾病的科学饮食［M］. 谢宜辉，张家绮. 译. 北京：电子工业出版社，2018. how not to die［M］电子工业出版社.

养需要。

　　用"交通灯"饮食作为综合治疗方法之一的大部分干预建议方法，在青春前期儿童肥胖的治疗中效果显著。

2. 预防方法

肥胖会影响循环系统、消化系统和内分泌系统的功能，增加患病风险，因此要做到提前预防，尽早治疗。婴幼儿不能采用节食的方法控制体重，预防婴幼儿肥胖要做到以下几点：一是要为婴幼儿制定合理的膳食营养计划，保证摄入足够的生长发育所需的营养物质，要科学喂养，谷类辅食的添加不宜过早，牛乳尽量不加糖或少加糖，少饮糖水或含糖饮料，少食油脂类食品，每日需进食一定量的粗粮、蔬菜和水果；二是提倡运动，运动需要一定的家庭氛围，婴幼儿每天也应保证适当的活动；三是按时进行婴幼儿健康体检，关注身高和体重，若发现超重及时采取措施。

考点12：
婴幼儿肥胖
的预防方法。

【阅读卡片7-7】儿童超重、肥胖问题不断凸显[①]

　　5月11日是世界防治肥胖日。每每说到"肥胖"，大家都能说出很多危害，但是一说到"减肥"，却觉得这和孩子无关，认为长大了就会瘦。

　　事实上，我国儿童的肥胖问题不容小觑。根据《中国居民营养与慢性病状况报告（2020年）》的结果显示，城乡各年龄组居民超重肥胖率继续上升。成年居民超重率和肥胖率分别为34.3%和16.4%（超重肥胖率超过50%）。6—17岁青少年的超重肥胖率达到了19%；6岁以下儿童的超重肥胖率达到10.4%，也就是说，在学龄前阶段的孩子中，每10个孩子中就有一个胖小孩。而2015年公布的数据显示，全国18岁及以上成人超重率为30.1%，肥胖率为11.9%。6—17岁儿童青少年超重率为9.6%，肥胖率为6.4%。

---

　　① 摘自《中国居民营养与慢性病状况报告（2020年）》。

<table>
<tr><td>项目四</td><td>维生素 D 缺乏性佝偻病婴幼儿的喂养</td></tr>
</table>

学习目标

一、素质目标

亲近与关爱幼儿，有一定的预防观念，具有科学喂养意识。

二、知识目标

1. 了解维生素 D 缺乏性佝偻病的基本概念和病因。

2. 熟悉婴幼儿维生素 D 缺乏性佝偻病的症状。

3. 掌握维生素 D 缺乏性佝偻病婴幼儿的喂养方法及预防措施。

三、能力目标

1. 能够对婴幼儿维生素 D 缺乏性佝偻病的症状进行初步的辨别，并能为婴幼儿家长提供正确的喂养方法。

2. 能够针对维生素 D 缺乏性佝偻病婴幼儿的具体情况给婴幼儿家长提供科学预防的建议或措施。

任务情境

可可 1 岁 9 个月了，由于父母常年在外工作，不便把孩子带在身边，6 个月断奶后就交给奶奶照顾。奶奶年纪大了，总容易忘事，医生嘱咐奶奶每天都要给可可补充维生素 D 剂一粒，但奶奶经常忘记，觉得小朋友吃多了药不好，没吃更好，又怕可可在外面玩受伤，喜欢将可可放在家里玩玩具，很少让可可进行户外活动。可可在奶奶的照顾下越发地骄纵，还特别挑食。渐渐地，可可晚上开始哭闹，还经常出汗、睡眠不安，运动起来也特别没劲。妈妈带可可去医院检查后得知可可缺乏维生素 D，再不注意补充可能会患佝偻病。

任务：如果可可妈妈向你求助，请你根据相关知识为家长进行科普并提出改善建议。

学习任务

任务1　婴幼儿维生素D缺乏性佝偻病的诊断

1. 维生素D缺乏性佝偻病的定义

维生素D缺乏性佝偻病又称骨软化症，是婴幼儿常见的营养缺乏症。由于维生素D缺乏，导致钙、磷代谢失常，钙盐不能正常地沉着在骨骼生长部位，以致骨骼发生病变，从而导致患儿神经兴奋性增高，引起骨化障碍。该病发病缓慢，影响生长发育，多发生于3个月至2岁的婴幼儿。

【阅读卡片7-8】维生素D和钙的关系①

　　婴幼儿所患的佝偻病绝大部分是由维生素D缺乏所致，维生素D可促进钙在小肠的吸收。一方面，当人们吃完食物后，食物中所含的钙就会被吸收进入血液中，血液再把钙输送到身体各处的骨骼里，让它们发挥作用。这个时候，人身体内的维生素D就起到了"搬运工"的作用，它负责把血液中的钙搬到骨骼里，这样，钙才能真正从血液中沉积到骨骼里。如果体内的维生素D不足，即便身体摄入了足够多的钙，但是没有"搬运工"去搬运，它们也只能在血液中四处游荡，没办法发挥作用。

　　另一方面，在正常情况下，骨骼中也有少量的钙释放入血。因此，实际上血钙是处于一种动态平衡之中，以维持人体生理功能的正常。当血钙降低时，骨骼中的钙释放入血增多，骨骼中钙沉积不足，从而引起骨骼生长发育障碍。当维生素D缺乏时，由肠道吸收的钙减少，血钙便会降低，骨钙于是释放入血，骨骼不能被钙化，从而引起骨骼生长发育障碍。

　　这就是补钙先补充维生素D的原因。

2. 维生素D缺乏性佝偻病的病因

考点13：
维生素D
缺乏性佝偻
病的病因。

　　维生素D缺乏是引起本病的主要原因。维生素D的来源有两种：一是内源性，由太阳紫外线照射皮肤，使皮肤中的7-脱氢胆固醇转化为维生素D；二是外源性，即从食物中获得，如蛋黄、牛乳、动物肝等。但人体维生素D需要量的80%～100%是由皮肤合成的，仅靠食物很难摄取足够的维生素D。

　　（1）缺乏阳光照射是造成儿童缺乏维生素D的最主要因素：日光紫外线不能通过普通玻璃，婴幼儿室外活动少导致维生素D合成不足；高大建筑物阻挡日光照射，

---

① 周建烈，刘忠厚. 补充钙和维生素D防治骨质疏松症的全球临床指南进展［J］. 中国骨质疏松杂志，2017，23（3）：371-380.

大气污染（如烟雾、尘埃）可吸收部分紫外线；冬季日光照射减少，影响皮肤合成维生素D。其他如皮肤颜色深、衣物遮盖等，都限制了由阳光照射合成足量维生素D。

（2）维生素D摄入不足与饮食也有重要关系：乳类（包括母乳、牛乳、羊乳等）、禽蛋黄、肉类等食物维生素D含量较少；鱼类仅有部分海鱼（如鲨鱼）的肝维生素D含量较丰富；谷类、蔬菜、水果中几乎不含维生素D。由于母乳中维生素D含量低，纯母乳喂养较强化维生素D配方乳粉喂养的婴儿更容易出现维生素D缺乏，所以喂养不当，饮食结构不合理，很容易造成维生素D缺乏。

（3）胎儿期储存不足：胎儿通过胎盘从母体获得维生素D储存于体内，满足生后一段时间的需要。母亲孕期缺乏维生素D的婴儿、早产儿低出生体重儿、多胎等胎儿期维生素D储存不足，致使出生后早期维生素D缺乏或不足。

（4）疾病和药物影响：胃肠功能异常或吸收不良，如乳糜泻、胆道阻塞等使维生素D吸收不良，而慢性肝病及使用利福平、异烟肼、抗癫痫药物等，也是造成血清25羟维生素D（维生素D在体内的主要存在形式）水平下降的重要因素。

【阅读卡片7-9】选择母乳喂养的同时，别忘了补充维生素D[1][2]

母乳喂养对婴儿很重要，但在母乳喂养的同时，对维生素D的额外补充也很重要。母乳中含有婴儿出生后4—6个月内生长发育所需的多种营养物质，包括适合婴儿的蛋白质、脂肪、乳糖、钠、钙、磷，以及足量的维生素等营养成分。除了营养充足之外，母乳还具备清洁、卫生、新鲜、无菌、经济、方便、温度适宜等优势，并且母乳与婴儿的消化能力相适应，是其他食物无法取代的理想食品。不仅如此，母乳喂养可以增进母亲和婴儿之间的情感，保护婴儿免受疾病侵害，同时可促进婴儿大脑发育。

拥有这么多营养元素的母乳，是不是就不用补充其他的营养元素呢？答案是否定的，母乳虽好，但维生素D含量很少。母乳中维生素D的含量仅为20~70 IU/L，不能满足婴儿每日的需要量，且婴儿的皮肤较为稚嫩，眼睛亦脆弱，皮肤合成维生素D的能力也尚未完善，不推荐通过带婴儿在户外长期直接接触阳光来合成维生素D。因此为了保证婴儿维生素D的摄入，母乳喂养的同时，也需搭配服用维生素D。

① 全国佝偻病防治科研协作组，中国优生科学协会小儿营养专业委员会.维生素D缺乏及维生素D缺乏性佝偻病防治建议［J］.中国儿童保健杂志，2015，23（7）：781-782.
② 中华医学会骨质疏松和骨矿盐疾病分会.维生素D及其类似物临床应用共识［J］.中华内分泌代谢杂志，2018，34（3）：187-200.

3. 维生素D缺乏性佝偻病的症状

维生素D缺乏性佝偻病根据程度的不同，症状表现也不一样，具体表现如下。

（1）初期：多于生后3个月以内起病，主要表现为神经兴奋性增高，如易激惹、烦躁、睡眠不安、易惊、夜啼、多汗（与季节、温度无关）。因烦躁和汗水刺激经常摇头擦枕致枕后头发环形脱落形成枕秃，但枕秃不是判断佝偻病的唯一标准。此时骨骼无明显改变。

（2）进展期：初期患儿若未经适当治疗，疾病可继续发展。除上述症状外，骨骼改变明显。

考点14：
维生素D
缺乏性佝偻
病的症状。

① 头部：3—6个月婴儿易出现颅骨软化，用手指轻压可感觉颅骨内陷，重者可出现乒乓球样的感觉。3个月以内的婴儿也有同种情况，但其属于生理性症状；7—8个月小儿发生方颅；前囟过大或迟至2—3岁闭合；乳牙萌出推迟，至10个月以后才出牙，且牙釉质发育差。

② 胸部：肋骨与肋软骨交界处骨样组织增生呈钝圆形隆起，形成"肋骨串珠"；肋骨钙化不良，造成肋外翻，1岁左右患儿可发生鸡胸或漏斗胸，不同程度影响肺呼吸功能，并发呼吸道感染。

③ 四肢：6个月以后患儿腕和踝部骨骼处膨大，形成"手镯"或"脚镯"；1岁左右患儿站立行走后可引起"O"形或"X"形腿，但正常1岁以内的婴儿可有，2—3岁也有可能出现，要结合其他情况判断。一是看婴幼儿腿型与年龄是不是相一致，也就是说，2岁以内的婴幼儿应该是"O"形腿，2岁以后的婴幼儿应该是"X"形腿；二是看婴幼儿有没有其他异常表现，如身材矮小、面容异常，以及有无家族史等情况；三是绝大多数"生理性膝内翻"或"生理性膝外翻"都是对称的。如果以上几点都符合，基本就可以判断，再结合X线片的表现（双下肢站立位全长片）就可以明确是不是"生理性膝内翻"或"生理性膝外翻"了。

生理性膝内翻或生理性膝外翻需要注意鉴别，不可盲目补钙或者维生素D；重症者轻微外伤易引起长骨骨折。

④ 脊椎：患儿久坐可引起脊椎后凸畸形或侧弯。

⑤ 骨盆：严重患儿发生骨盆畸形，形成扁平骨盆。

⑥ 运动功能发育迟缓：患儿肌肉发育不良，肌张力低下，韧带松弛，可致患儿头颈软弱无力，坐、立、行等运动功能落后；腹部膨大呈"蛙状腹"。

⑦ 神经、精神发育迟滞：重症佝偻病患儿条件反射形成较慢，表现为情感、动作及语言发育落后，免疫力低下，易并发感染、贫血。

（3）恢复期：患儿经日光照射或治疗后，临床症状和体征逐渐减轻、消失。

（4）后遗症期：多见于2岁以后，临床症状消失，血生化、骨骼X线检查干骺端病变消失，仅遗留下不同程度骨骼畸形。

【阅读卡片7-10】婴幼儿枕秃和缺钙没有必然关系[①②③]

枕秃，全称叫作枕部环状脱发，即婴幼儿后脑勺挨着枕头的那一圈出现的脱发现象（图7-7），是婴幼儿期最为常见的脱发类型。半数以上的婴幼儿在3—6个月时曾出现过枕秃，婴幼儿期枕秃并不少见，出现的原因也有很多，不一定是缺钙。

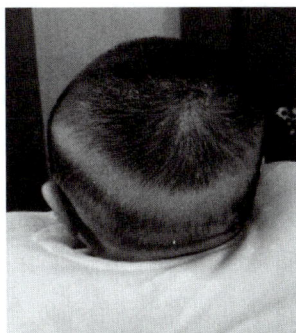

图7-7 枕秃

1. 婴幼儿汗多发痒常蹭头

婴幼儿神经系统发育未完善，新陈代谢旺盛，头部汗腺密集，特别容易出汗。汗水刺激头部皮肤，就会让婴幼儿发根处发痒。头皮痒，自然会使婴幼儿平躺时来回摇头蹭，好比"抛光"。除此之外，婴幼儿的毛发细软，大多数时间采用仰卧的姿势，婴幼儿的每一次转头，和床单发生摩擦，都相当于"伤害后脑勺的头发"了。

2. 毛发自然生长脱落

婴幼儿的胎发存在生长期和休止期，而且头部不同部位的胎发生长并不是同步的。婴幼儿在妈妈肚子里第28～32周时，前额和顶部的毛发会开始脱落，并进入第二个生长期。而后枕部的头发，一直到出生8～12周时才会脱落。这与大多数婴幼儿枕秃出现的时间刚好吻合。这个时候，如果婴幼儿再出汗、发痒、来回蹭，则可能会成为进一步加重脱发的帮凶。

随着年龄的增长，大运动功能的不断发育，婴幼儿的睡眠姿势多样、睡眠时间缩短，也不用一直躺着，枕秃的发生率自然会逐渐下降。所以婴幼儿枕秃和缺钙没有必然关系。如果仅仅只是后脑勺脱发，没有任何其他症状，无须自行刻意补钙，只需要在医生的指导下合理补钙或者维生素D。

任务2 婴幼儿维生素D缺乏性佝偻病的防治

1. 干预建议

（1）多进行户外活动：维生素D主要通过阳光中紫外线照射在体内合成，多晒太阳可以促进身体合成维生素D，能起到很好的补充作用。最好选择早晨或者下午，每次晒15 min左右即可，但要注意如果紫外线强烈，需防晒，6个月以下的婴儿应避免阳光直射。

考点15：维生素D缺乏性佝偻病的喂养。

---

① 田玲玲，冉霓.婴幼儿脱发的病因研究进展［J］.中国儿童保健杂志，2016，24（1）：51-53.
② 全国佝偻病防治科研协作组，中国优生科学协会小儿营养专业委员会.维生素D缺乏及维生素D缺乏性佝偻病防治建议［J］.中国儿童保健杂志，2015，23（7）：781-782.
③《中华儿科杂志》编辑委员会，中华医学会儿科学分会儿童保健学组，全国佝偻病防治科研协作组.维生素D缺乏性佝偻病防治建议专家讨论会纪要［J］.中华儿科杂志，2008，46（3）：192-194.

（2）饮食摄入维生素D：大部分植物性食物不含维生素D，仅有少数菌菇、新鲜的水果蔬菜含有较少维生素D，所以，维生素D主要来源于动物性食物，如海鱼、动物肝、蛋黄和瘦肉等，另外，像脱脂牛乳、乳酪、坚果和海产品、添加维生素D的营养强化食品中，也都含有丰富的维生素D。维生素D缺乏的婴幼儿可增加这些食物的摄入。

（3）按医嘱补充维生素D及钙剂：用量需遵医嘱，不可滥用，维生素D剂注意遮光保存。口服浓缩鱼肝油滴剂可将其直接滴于舌上并喂少许温水，1岁以内婴儿需将鱼肝油剪一个小口，再将内容物挤入婴儿口中。建议空腹服用，有助于钙的吸收。过量摄入维生素D可能会导致维生素D中毒，中毒症状包括食欲下降、恶心、呕吐、腹痛、腹泻等。

（4）佝偻病患儿体质较弱，要注意皮肤和头部清洁，预防上呼吸道感染及传染病。

【阅读卡片7-11】维生素A和维生素D要不要双补[①]

维生素D究竟要怎么补充呢？根据最新发布的《中国儿童维生素A、维生素D临床应用专家共识》，一般建议3岁前，维生素A和维生素D都要补，具体建议如下：

维生素A：1 500~2 000 IU/d

维生素D：400~800 IU/d

考点16：维生素D缺乏性佝偻病的预防。

维生素A和维生素D同为脂溶性维生素，选择剂量合理的维生素A、维生素D同补的制剂是方便、经济的预防干预建议措施。维生素A可以更好地促进维生素D发挥作用，二者在免疫功能、骨骼发育、预防贫血等诸多方面具有共同作用。因此，维生素A、维生素D同补的方式具有合理性，符合目前我国儿童现状。我们最常用的就是鱼肝油（图7-8），它是从鲨鱼、鳕鱼等的肝中提炼出来的脂肪，黄色，有腥味，主要含有维生素A和维生素D，常用于防治夜盲症、佝偻病等。

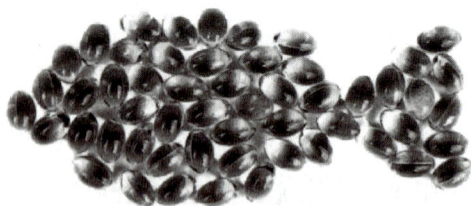

图7-8 鱼肝油

2. 预防方法

（1）进行健康指导：通过各种途径介绍佝偻病的病因、预防要点和预防方法，

① 中华预防医学会儿童保健分会.中国儿童维生素A、维生素D临床应用专家共识［J］.中国儿童保健杂志，2021，29（1）：110-116.

形成科学预防佝偻病的意识，尽早识别危险因素。

【阅读卡片7-12】识别营养性佝偻病的危险因素[①]

1. 母体因素

维生素D缺乏；深色皮肤色素沉着；全身皮肤遮盖；冬/春季高纬度地区；其他原因导致日照受限，如以室内生活为主、残疾、空气污染、云层遮盖等；低钙饮食；贫困、营养不良、特殊饮食习惯。

2. 婴儿/儿童期因素

母亲原因导致的新生儿维生素D缺乏；婴儿期未补充维生素D；6个月以后未恰当添加辅食；低维生素D饮食；低钙饮食；贫困、营养不良、特殊饮食习惯。

（2）运动和饮食：户外活动是最简单易行、经济、安全的方法。妊娠期多进行户外运动并食用富含维生素D的食物，在后期适量补充维生素D。婴幼儿根据地区、季节的不同每天要保持一定的户外运动时间，同时注意摄取富含维生素D的食物。

（3）补充维生素D制剂：食物中获得、日照转化生成的维生素D微乎其微，所以，最好的办法是服用维生素D制剂。

婴儿出生数天后即可给予维生素D 400 IU/d（10 μg/d），并推荐长期补充，直至儿童和青少年期[②]；早产儿、低出生体重儿或双胞胎应给予800 IU/d维生素D，3个月后改成预防量400 IU/d。婴幼儿应采取综合性预防措施，保证一定时间的户外运动，给予预防量的维生素D及钙剂并及时添加辅食。症状严重，如出现抽搐等，应及时到医院就诊。

---

① 刘湘云，陈荣华，赵正言.儿童保健学［M］.4版.南京：江苏科学技术出版社，2011.
② 王卫平，孙锟，常立文.儿科学［M］.9版.北京：人民卫生出版社，2019.

项目五　缺铁性贫血婴幼儿的喂养

学习目标

一、素质目标

亲近与关爱婴幼儿，有一定的预防观念，具有科学喂养意识。

二、知识目标

1. 了解缺铁性贫血的基本概念和病因。

2. 熟悉婴幼儿缺铁性贫血的症状。

3. 掌握缺铁性贫血婴幼儿的喂养方法及预防措施。

三、能力目标

1. 能够对婴幼儿缺铁性贫血的症状进行初步的辨别，并能为家长或教师提供正确的喂养方法。

2. 能够针对婴幼儿缺铁性贫血的具体情况给家长提供科学预防的建议或措施。

任务情境

凯凯是2岁10个月的小男孩，正在读托二班，聪明可爱，讨人喜欢。最近小静老师发现凯凯玩玩具时总走神，户外游戏时也显得特别累，动不动就嚷着不玩了。仔细观察，发现凯凯原本就白皙的脸上显得有一丝苍白，入园时只是觉得他皮肤白。小静老师和家长一沟通得知，凯凯从小体质比较弱，添加辅食时高铁米糊吃得少，对木耳、猪肝类的食物摄入得很少。家长看到凯凯现在这样也很着急，也不知道怎么办。

任务：如果你是小静老师，请你为家长提出科学的建议并为凯凯设计一份合理的食谱。

学习任务

任务1　婴幼儿缺铁性贫血的诊断

1. 缺铁性贫血的定义

贫血是儿童时期的多发病，6个月至2岁婴幼儿发病率最高，营养性缺铁性贫血占7岁以前婴幼儿发病的1/3以上，严重危害婴幼儿健康，是我国重点防治的婴幼儿常见病之一。另外，青少年、妊娠和哺乳期妇女，由于生长发育需要，出现铁需求量增加，导致铁摄入相对不足，也是缺铁性贫血常见的人群。缺铁性贫血主要是由于机体对铁的需求与供给失衡，导致体内储存铁耗尽，使血红蛋白合成减少所致。

【阅读卡片7-13】贫血常见误区

缺铁性贫血是最常见的贫血，据世界卫生组织调查报告，全世界有10%～30%的人群有不同程度的缺铁。正常人每天造血需要铁20～25 mg（主要来自破坏的红细胞），为维持体内铁平衡还需从食物中摄取铁1～1.5 mg。

误区1　病名很明确无须问缺铁原因

缺铁性贫血是唯一的良性血液性疾病，一些患者不去追究缺铁的原因，一味地服用铁剂，使得治疗效果不满意。在临床上，缺铁性贫血的病因主要有摄入不足、吸收障碍及丢失过多。其中，摄入不足很好理解，而吸收障碍则主要是指胃大部切除术及多种原因造成的胃肠功能紊乱，这是由于铁的主要吸收部位在十二指肠及空肠上段，所以胃肠的病变使铁吸收减少；丢失过多是指各种原因引起的失血。"因"不同，治疗时所采用的"法"必然会不同，因此要取得满意的治疗效果，问缺铁性贫血的病因是必须的。

误区2　幼儿贫血是常态，没点精神不算事

特殊的生理导致幼儿贫血的人数相对较多，而贫血的常见表现是乏力、易倦、面色苍白、毛发干枯、皮肤干燥、指（趾）甲缺乏光泽等，这些表现刚开始时会很隐匿，家长较难发现或者认为休息一下就好了，加之贫血轻者不影响日常生活，致使一些家长认为"幼儿贫血是常态，没点精神不算事"。随着缺铁性贫血的不断加重，原有症状及体征也会逐渐加重，甚至会出现心脏杂音、下肢水肿、心力衰竭等问题。

2. 缺铁性贫血的原因

（1）先天体内储存铁不足：胎儿从母体获得的铁以妊娠最后3个月最多。通常储存铁及出生后红细胞破坏所释放的铁足够婴儿出生后3—4个月内的造血之需。故储存铁不足时，如孕母患有严重缺铁性贫血、早产或双胎所致婴儿出生体重过低以及从胎儿循环中失血等，都会造成新生儿缺铁性贫血。

（2）铁摄入不足：引起缺铁的主要原因是幼儿铁摄入不足。母乳、牛乳中含铁均较低，但母乳中的铁50%可被吸收，牛乳中铁吸收率仅为10%，不能满足婴儿所需。如单用乳类喂养又不及时添加含铁较多的辅食，则更易发生缺铁性贫血。幼儿膳食结构不合理，摄入含铁食物过少或者严重偏食、挑食等原因都会造成铁的摄入

考点17：缺铁性贫血的病因。

量不足。

（3）生长发育快：儿童在婴幼儿期生长发育最快，3—5个月时体重为初生时的2倍，1岁时体重为初生时的3倍。早产儿体重增加更快。随体重增加血容量也快速增加，铁的需要量相对越大，如不添加含铁丰富的食物，婴儿尤其是早产儿很容易缺铁。

（4）铁丢失过多：正常婴儿每天排泄铁相对比成人多。此外，慢性腹泻、消化道畸形、反复感染等疾病会影响消化道对铁的吸收和利用，肠息肉、钩虫病等可引起肠道失血，这些都会使机体铁丢失过多导致贫血。

3. 缺铁性贫血的症状

考点18：
缺铁性贫血
的症状。

（1）皮肤：患儿皮肤、黏膜逐渐苍白或苍黄，以口唇、口腔黏膜、结膜及甲床最为明显；毛发干枯、脱离。随着病程发展，指甲缺乏光泽、脆裂易裂，重者指甲扁平，甚至出现反甲（匙状甲）。

（2）运动：易头晕、头痛，易感疲乏无力，年长儿可诉头晕、眼前发黑，耳鸣等；不爱活动，体力、耐力下降；易出现心悸、气促。

（3）精神行为：烦躁、易怒、情绪波动大，注意力不集中或有异食癖（如喜吃泥土、煤渣、生米等）。

（4）食欲：食欲减退，伴有消化不良、呕吐或腹泻。

（5）体质：容易发口腔炎、舌炎或出现缺铁性吞咽困难、呼吸道和消化道反复感染，儿童生长发育迟缓、智力低下。

营养性缺铁性贫血起病较为隐匿，上述症状也不是每一项都必备，但通过仔细观察还是能找到一些蛛丝马迹的。如果在贫血较轻时没有及时治疗，病情进一步加重，症状也越来越明，不仅严重影响患儿的生长发育，而且会影响智力的发育。

【阅读卡片7-14】如何早发现缺铁性贫血？[1][2]

在很多人的观念里，贫血的表现是营养不良、面黄肌瘦，孩子胖嘟嘟的，还会贫血吗？其实，根据国家最新调查研究表明：缺铁性贫血在我国儿童中的患病率非常高，1岁以下婴儿患病率为22%～31%；1—3岁幼儿为14%～29%；3—6岁学龄前儿童为7%～26%，且常被家长疏忽。除了婴幼儿缺铁性贫血自测表（图7-9），临床上主要通过筛查血常规来发现贫血。

对于正常出生的婴幼儿，推荐满1个月、3个月、6个月、9个月和12个月时进行健康体检，查血常规看是否有贫血，之后每半年检查一次，一直到3岁；早产儿建议在3

---

① 中国营养学会 "缺铁性贫血营养防治专家共识"工作组. 缺铁性贫血营养防治专家共识［J］. 营养学报，2019，41（5）：417-426.

② 张沛. 0~3岁儿童缺铁性贫血2 156例调查分析［J］. 世界最新医学信息文摘，2019，19（40）：210-211.

个月时开始筛查，此后转入正常筛查。

为了避免新生儿贫血，孕妇也应该注意预防贫血，应于孕早期、孕中期、孕晚期进行相关检查。

如何判断贫血是不是严重呢？主要根据血红蛋白的含量来判断。

（1）血红蛋白从正常下降至90 g/L者为轻度贫血。

（2）血红蛋白含量在60～90 g/L者为中度贫血。

（3）血红蛋白含量在30～60 g/L者为重度贫血。

（4）血红蛋白含量<30 g/L者为极重度贫血。

（5）新生儿血红蛋白含量在144～120 g/L者为轻度贫血；90～120 g/L者为中度贫血；60～90 g/L者为重度贫血；<60 g/L者为极重度贫血。

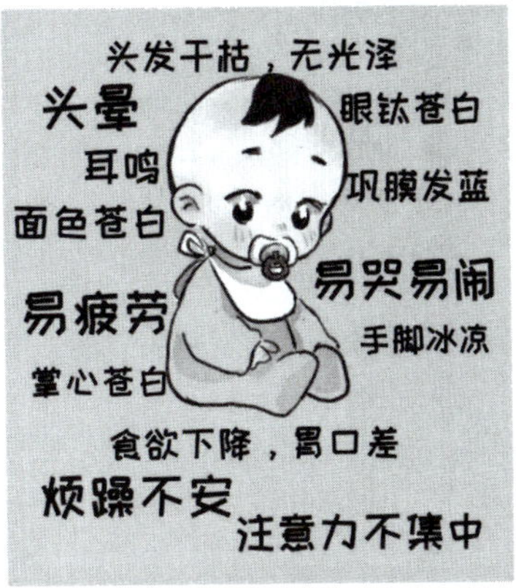

图7-9　婴幼儿缺铁性贫血自测表

当血常规检查发现血红蛋白异常后，需要根据病情查血细胞形态、铁代谢、网织红细胞计数、溶血检查、维生素B$_{12}$、叶酸，必要时需要进行骨髓穿刺明确贫血原因。

任务2　婴幼儿缺铁性贫血的防治

考点19：缺铁性贫血的预防。

I. 干预建议

（1）尽量母乳喂养：鼓励母乳喂养至少6个月，最好延至12个月，也可以喂养至2岁。虽然母乳中铁的含量比配方乳粉中要少，但是母乳中铁的吸收率高（50%），是牛乳（10%）的5倍，所以提倡母乳喂养。母亲在孕后期及哺乳期应多食富含铁的食物，如果发现自己贫血要及时就医治疗，否则会直接影响婴幼儿对铁的摄入。

（2）及时添加强化铁的辅食：及时添加含铁丰富的辅食对预防婴儿缺铁至关重要。不论是母乳喂养还是配方乳粉喂养的婴儿，6个月后，需要陆续添加强化铁的米粉、肉泥、动物肝泥、动物血泥、鱼泥等含铁丰富的食物。此外，膳食中的维生素C可促进铁的吸收，如果在吃补铁食物的同时搭配一些新鲜蔬菜和水果，可以达到事半功倍的效果。

【阅读卡片7-15】真正补铁的食物[①]

长久以来，多数家长认为菠菜、蛋黄是补铁的良品，其实是误解，你就算把宝宝喂成"大力水手"，也难以改变缺铁的现状。下面咱们一起来认识一下真正补铁的食品。

———————————

① 当代健康报 2019-07-19【区微存真】指导专家，北京协和医院临床营养科副主任，于康。

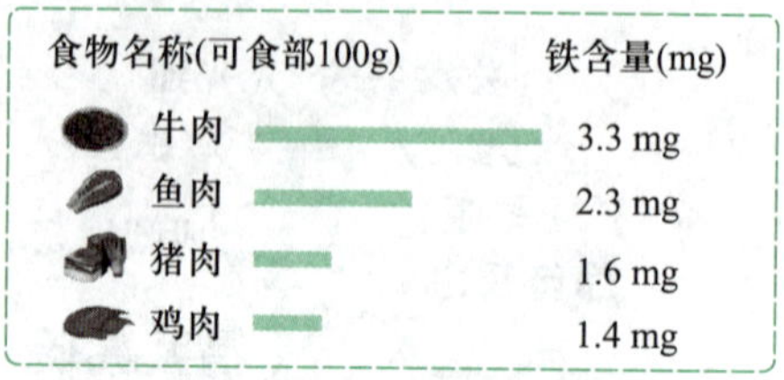

图7-10　常见肉类含铁量对比（100 g）

食物中的铁分两大类：血红素铁和非血红素铁。血红素铁主要来自肉类、鱼类、动物内脏等动物性食品（图7-10），它的吸收率高（10%～25%），而且在肠道的吸收不容易受其他食物成分的影响，所以是补铁的首选。非血红素铁主要来自大米、小麦、豆类等植物性食物，吸收率低（2%～20%），植物中的草酸、鞣酸、茶碱、植物纤维等成分还会与铁形成不溶性铁盐，影响铁的吸收。

菠菜、蛋黄中的铁都是非血红素铁，吸收率低，而且菠菜中还含有大量的草酸，会影响铁的吸收。不夸张地说，十几斤菠菜的补铁效果才抵得上50 g猪肝。

（3）口服铁剂：治疗的目的不仅是要纠正缺铁性贫血，还应补足已经耗竭的储存铁。如果家长怀疑婴幼儿有缺铁的症状，建议去医院查血常规进一步明确有无贫血。如确诊为缺铁性贫血，应口服铁剂治疗，宜选用二价铁（硫酸亚铁、右旋糖酐铁、琥珀酸亚铁和多糖铁复合物）。此外，早产儿、出生体重比较低的婴儿（小于2 500 g）、双胞胎，本身体内的储存铁就不足，且生后会经历一个追赶生长的过程，对铁的需求量高于一般的足月婴儿，所以也建议在常规补铁的同时再口服铁剂预防（图7-11）。

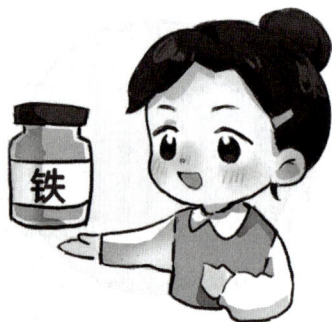

图7-11　口服铁剂

【阅读卡片7-16】口服铁剂治疗需要注意什么？[1][2]

建议在医生的指导下合理用药，医生会根据婴幼儿的缺铁程度及体重计算出补铁的剂量。服用铁剂时需要注意一些细节，以便获得最大化的吸收利用率。

（1）铁剂对婴幼儿的胃肠道有一定的刺激性，有的婴幼儿服用后会出现恶心、呕吐等不适反应，把铁剂安排在两餐之间服用可以减轻婴幼儿的胃肠道反应。

（2）口服铁剂的同时，服用维生素C或者食用富含维生素C的蔬菜水果可以促进铁剂的吸收。

（3）口服铁剂期间，婴幼儿的大便可能会有点发黑，那是正常现象，家长不必过

---

① 刘湘云，陈荣华，赵正言. 儿童保健学［M］. 4版. 南京：江苏科学技术出版社，2011.
② 古桂雄，戴耀华. 儿童保健学［M］. 北京：清华大学出版社，2011.

分担心，一旦停药大便颜色就会恢复正常。铁剂还容易使婴幼儿的牙齿染上黑色，每次服完铁剂后，最好漱漱口。对于年幼的孩子，可以在喂完铁剂后，再喂点水，或者用干净的软纱布清洁婴儿的牙齿。

（4）避免与膳食纤维丰富的食物、蛋黄、母乳、配方乳粉一起吃，否则可能会影响铁的吸收。补铁期间不宜过量饮茶，部分茶叶中因鞣酸含量过高，经常饮茶会影响人体从食物中吸收铁元素。

（5）当缺铁或者贫血症状改善后，不要马上停药，仍需继续服用铁剂2个月左右，以保障婴幼儿体内有充足的铁储备量。

（4）病因治疗：因疾病引起的缺铁性贫血，应针对病因进行治疗，如胃肠道慢性出血性疾病引起的贫血，必须要进行胃肠道止血，以减少胃肠道的血液消耗。

2. 预防方法

做好卫生宣传工作，使全社会尤其是家长认识到缺铁对婴幼儿的危害性及做好预防工作的重要性是缺铁性贫血的防治重点。主要措施包括：大力提倡母乳喂养，及时添加含铁丰富且铁吸收率高的辅食，尤其是动物类食品，如各种红肉、肝类等；积极治疗消化系统疾病、营养不良及感染性疾病；对于早产儿、双胎儿早期应用铁剂预防；定期健康检查，早发现，早治疗。

【阅读卡片7-17】婴幼儿如何预防铁缺乏[1]

6个月前纯母乳喂养的婴儿

母乳的铁含量仅为0.27~0.9 mg/L，但其生物利用度达50%，4个月以内的婴儿一边消耗储存铁，一边通过母乳摄入铁，是完全够用的。

纯母乳喂养的足月儿，可以从4个月开始补充铁剂（每天1 mg/kg，最多15 mg）。6个月左右的婴儿，能从辅食中获取足够的铁，因而可以停用铁剂，之前没有补的也不需要追加，正常保证高铁辅食即可。纯母乳喂养的早产儿，应从2周龄开始补充铁剂（每天2~4 mg/kg，最多15 mg），生后第一年，应通过铁剂或者强化配方乳粉持续摄入不少于2 mg/kg的铁。

6个月前混合喂养或纯配方乳粉喂养的婴儿

含铁专利配方乳粉的铁含量通常是12 mg/L，但其生物利用度很低（4%~6%）。对

---

[1] 美国临床营养学杂志，第106卷，第2期，2017年8月，第667-674页。

于采用配方乳粉喂养的婴儿，应采用铁强化配方乳粉（12 mg/L），不应使用铁含量低于 6.7 mg/L 的配方乳粉。

6个月以后让食物成为铁的主要来源

6—12个月的婴儿应开始添加肉泥，鼓励每日喂一次富含维生素C的食物，以增强铁的吸收，同时应避免喂食未经改良（非配方）的牛乳或羊乳。如果婴儿吃米粉，则应该选择铁强化米粉。

食物过敏婴幼儿的喂养

学习目标

一、素质目标

亲近与关爱婴幼儿，有一定的预防观念，具有科学喂养意识。

二、知识目标

1. 了解婴幼儿食物过敏的基本概念和病因。

2. 熟悉婴幼儿食物过敏的症状。

3. 掌握食物过敏婴幼儿的喂养方法及预防措施。

三、能力目标

1. 能够对婴幼儿食物过敏的症状进行初步的辨别，并能为家长或教师提供正确的喂养方法。

2. 能够针对婴幼儿食物过敏的具体情况给家长提供科学预防的建议或措施。

任务情境

微微正在上托班，已经2岁7个月了。今天中餐有排骨花生汤，小朋友们都在兴高采烈地等着分汤，微微也不另外。终于分到汤了，微微迫不及待地喝起来，才喝几口，坐在旁边的芳芳老师就发现微微脸上出现了红色的风团，很快面积越来越大，脖子上也有了。微微把汤吐出了不少，想用手去抓脸上的红风团。芳芳老师赶紧将她送到园医处，园医说微微可能是对花生过敏了。芳芳老师记得入托时，记录过微微对花粉过敏，没想到对有的食物也过敏。

任务：如果你是芳芳老师，该如何就微微对花生过敏的事情与家长沟通，并提出解决方案和预防措施呢？

学习任务

任务1 婴幼儿食物过敏的诊断

1. 食物过敏的定义

食物过敏是指暴露于（通常是经口摄入）一种或多种特定食物，或含某种特定食物蛋白的食物，产生的异常免疫反应，进而引发的一系列临床症状。食物过敏常常发病突然，病情严重者可导致婴幼儿死亡。近年来，儿童和青少年过敏性疾病的患病率增长趋势更加显著，极大地增加了家庭和社会的负担。过敏性疾病病程与年龄增长相关，早期控制尤为关键。

【阅读卡片7-18】食物过敏影响儿童的身心健康①

食物过敏（图7-12）会对孩子的心理造成影响。孩子出现过敏，身体上的不舒服和心理上的恐惧、忐忑、不解，会影响到孩子的心理，不同年龄段的孩子会受到不同程度的心理影响，而且由于过敏不得不采取各种各样的限制，对孩子生活和社交的影响及对随时随地可能发生过敏风险的担忧，甚至已经超过了过敏本身对孩子的影响。

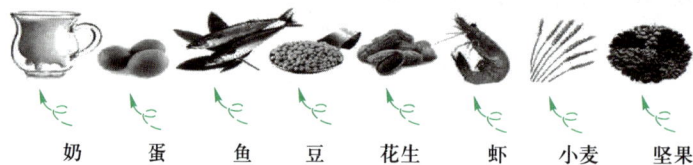

奶　蛋　鱼　豆　花生　虾　小麦　坚果

图7-12　8大食物过敏原

有人会说，孩子还小，过敏顶多让孩子觉得有些痒、不舒服，会导致心理问题吗？答案是肯定的。过敏不仅会让孩子出现皮肤症状、消化道症状和呼吸道症状，让孩子感觉很不舒服，而且会对孩子的进食、喂养、睡眠及日常生活甚至社交带来严重影响，并且这些影响会冲击孩子的心理。比如，湿疹严重会导致孩子烦躁、哭闹、难以安抚，更换水解配方乳粉时孩子可能会出现拒奶、厌奶，从而因饥饿而哭闹不止。所以，家长要及时发现孩子过敏引发的心理问题，帮助孩子缓解过敏的不适，耐心安抚。

2. 食物过敏的病因

遗传因素和环境因素是食物过敏发生的危险因素。

---

① 覃静，白洁，向莉.关注！过敏对心理的影响［J］.父母必读，2018（7）：38–53.

（1）遗传因素：家族中有人患过敏性疾病（如哮喘、食物过敏、特应性皮炎等），以及本人有其他过敏性疾病的人群，其患病的风险会增加。

（2）环境因素：剖宫产儿童、引入固体食物过早或过晚、摄入太多维生素、长期处于烟草烟雾之中等，可能会加大食物过敏的发病风险。

（3）年龄：该病在儿童中更常见，尤其是婴儿和年龄较小的儿童。

3. 食物过敏的症状

食物过敏常表现为一组病症群，临床表现多种多样，无特异性，常累及皮肤、口咽部、呼吸道、胃肠道、心血管系统等，严重者可致全身过敏性休克，甚至死亡。 考点20：食物过敏的症状。

（1）皮肤症状：急性荨麻疹和血管性水肿是食物过敏最常见的皮肤表现。患者可出现皮肤红斑和风团，大小不一，瘙痒及面部水肿等症状。

（2）口咽部症状：摄取过敏食物后可出现唇、舌、腭和咽部瘙痒、刺激和轻度肿胀等口腔过敏综合征表现。

（3）呼吸道症状：食物引起的孤立性过敏反应性鼻炎、结膜炎或哮喘较为罕见。一般常见于严重食物过敏引发的全身性过敏反应，包括鼻痒、鼻塞、流涕、打喷嚏、鼻充血、咳嗽、喘息，严重者可出现呼吸困难。

（4）胃肠道症状：半数以上儿童食物过敏可累及消化系统，出现恶心、呕吐、腹痛、腹泻、血便和黏液便、进食困难，严重者可出现生长障碍、贫血、低蛋白血症等。

（5）全身性过敏反应：全身性反应有低血压、心律失常甚至死亡。

任务2　婴幼儿食物过敏的防治

1. 干预建议

食物过敏者剔除了过敏原，营养摄入的均衡常受到影响，通常难以达到推荐的膳食摄入量。若膳食治疗中替代食物不足，将会出现能量摄入不足、营养不良、生长速度减慢，特别是对多种食物过敏或牛乳过敏的婴幼儿，营养不良的风险高，因此需要仔细规划，寻找其他食物中可替代的营养素。食物过敏者的营养干预建议是：回避过敏原来预防过敏，以及在剔除致敏食物情况下保障营养充足。具体措施如下。

（1）乳类过敏。

母乳喂养的婴儿，如果有过敏症状或生长障碍，哺乳母亲应尝试完全回避牛奶蛋白，仅采用母乳喂养方式，同时需评估母亲膳食是否营养充足。这时母亲应回避含牛奶蛋白的食物。 考点21：乳类过敏婴幼儿的喂养方案。

配方乳粉喂养的婴儿发生过敏，需要回避含有完整牛奶蛋白的配方乳粉，选择低敏配方乳粉，包括深度水解牛奶蛋白配方乳粉和氨基酸配方乳粉，注意部分水解蛋白配方乳粉不是低敏配方乳粉，不能选用。

婴儿通常会在1岁左右从吃母乳或配方乳粉过渡至全脂牛乳，此阶段每日摄入的总能量通常有2/3来自多样化的固体食物。2岁以前，首选低敏配方乳粉或母乳。大龄幼儿，可选择强化大豆或豌豆蛋白饮料，可以提供与奶类似的膳食钙、维生素D和蛋白质。请注意，一定要看准"强化"二字，市场上普通替代乳饮料不能起到替代作用。

对于婴幼儿而言，乳类和乳制品不仅是钙和维生素D的主要来源，也是脂肪和蛋白质的主要来源，还可以提供多种维生素。剔除牛乳对婴幼儿营养影响非常大，必须寻找营养丰富的食物来替代（表7-1）。

表7-1 牛乳过敏可替代食物来源

牛乳中的营养素	可替代的食物来源
蛋白质	肉类、鱼类、家禽、蛋类、豆制品、坚果
脂肪	植物油、人造黄油、肉、鱼、家禽、坚果
钙	替代"牛乳"饮料（大豆、大米、燕麦、杏仁、大麻、土豆、腰果、豌豆等）、钙强化豆腐、钙强化果汁
维生素D	替代"牛乳"饮料、强化人造黄油、强化替代酸奶、鱼油
维生素B_{12}	肉类、鱼类、家禽、蛋类
维生素A	视黄醇（肝、蛋黄、强化人造黄油）；胡萝卜素（深绿色叶蔬菜、深橙色水果和蔬菜）
泛酸	肉类、蔬菜、鸡蛋、全谷物产品、豆类、鱼类
维生素B_2	深绿色叶类蔬菜、全谷物产品

考点22：婴幼儿各类常见食物过敏的可替代食物来源。

（2）小麦过敏：小麦过敏时可食用全谷物替代产品，如大米、玉米、燕麦、大麦、荞麦、黑麦、小米、木本坚果、豆类（表7-2）。

表7-2 小麦过敏的可替代食物来源

小麦中的营养素	可替代的食物来源
碳水化合物	大米、燕麦、玉米、荞麦、土豆、木薯、小米、高粱、水果、蔬菜
纤维素	水果、蔬菜、全谷物替代产品
维生素B_3	肉类、鱼类、家禽、肝、花生、葵花籽、豆类、全谷物替代产品
维生素B_1	肝、肉类、葵花籽、强化谷物、全谷物替代产品、坚果、豆类
核黄素	牛乳、深绿色叶蔬菜、强化谷物、全谷物替代产品
铁	血红素铁：肉类、鱼类、贝类、家禽；非血红素铁：全谷物替代产品、豆类、干果
叶酸	全谷物替代产品、牛肝、绿叶蔬菜、豆类、橙汁

（3）蛋类过敏：在每日膳食摄入中，蛋类所占的比例通常不会很大，而且许多食物可以提供蛋类中的营养素，所以回避蛋类不太可能对营养摄入带来负面影响（表7-3）。

表7-3　蛋类过敏可替代的食物来源

蛋类中的营养素	可替代的食物来源
蛋白质	牛乳、大豆、肉类、鱼类、家禽、坚果、豆类
维生素B_{12}	肉类、鱼类、家禽、牛乳、替代"牛乳"饮料
硒	坚果、牛肉、鸡肉、火鸡、鱼类
维生素B_2	牛乳、肉类、五谷杂粮、深绿色叶类蔬菜
生物素	肝、大豆、全谷物产品、绿叶蔬菜
铁	血红素铁：肉类、鱼类、贝类、家禽，非血红素铁：豆类、干果
泛酸	牛乳、蔬菜、全谷物产品、肉类、鱼类、豆类

（4）大豆过敏：大豆是一种营养丰富的食物，在膳食中的量也不是很大，剔除大豆而产生的营养素丢失可轻易地从其他食物中弥补（表7-4）。

表7-4　大豆过敏可替代的食物来源

大豆中的营养素	可替代的食物来源
蛋白质	肉类、鱼类、家禽、蛋、牛乳、其他豆类、坚果
维生素B_1	肝、肉类、葵花籽、强化和全谷物产品、坚果、其他豆类
硒	坚果、牛肉、鸡肉、火鸡、鱼类
维生素B_2	牛乳、深绿色叶类蔬菜、营养丰富的谷物和全谷物产品
维生素B_6	全谷物产品、肉类、蔬菜
叶酸	全谷物产品、牛肝、绿叶蔬菜、其他豆类、橙汁
钙	牛乳及乳制品、加钙果汁及富钙"牛乳"饮料（大米、燕麦、土豆、大麻、杏仁）
磷	牛乳、肉类、鱼类、家禽
镁	坚果、水果、蔬菜、全谷物产品
铁	血红素铁：肉类、鱼类、贝类、家禽。非血红素铁：富含铁元素的全麦产品、其他豆类和干果

（5）坚果、鱼类、贝类过敏：这类食品在每日膳食营养素摄入量中所占的比例不大，大多食物可以提供上述食物所含的营养素（表7-5）。

表7-5 坚果、鱼类、贝类食物含有的营养素

食物	营养素
坚果	蛋白质、脂肪、碳水化合物、维生素B、维生素E、钙、磷、锌、铁、膳食纤维、不饱和脂肪酸
鱼类	蛋白质、脂肪、钙、钠、氯、钾、镁、锌、硒、维生素B_2、维生素A、维生素D、烟酸
贝类	蛋白质、脂肪、维生素A、维生素B_2、维生素B_{12}、钙、磷、钾、硒、铁、牛磺酸

食物过敏的婴幼儿如不及时进行缺失营养的补充会增加营养不良的风险。单纯对其中某种食物过敏时，很容易找到替代食物，但若同时对多种食物过敏，家长就要仔细地给婴幼儿挑选可替代的营养素了。

2. 预防方法

在给出建议之前要清楚地认识到，对食物过敏的预防建立在婴幼儿目前还没有对指定食物产生过敏反应的前提下。如果对某些食物已经有过敏反应，可先停食一段时间，多数婴儿期的食物过敏会随着成长而消失，但需要注意：婴儿必须至少有4月龄。给小于4月龄的婴儿添加辅食除了会增加过敏的风险之外，还会破坏营养平衡，增加肾负担，并增加患糖尿病等疾病的风险。

（1）对于高风险的婴幼儿：如果婴幼儿患有严重的湿疹或其他特异性疾病，或者父母任何一方承认有过敏史，父母应该先让医生给婴幼儿做相关的食物激发试验，通过试验结果来决定是否应该引入相关的食物。如果激发试验没有出现过敏反应，父母可以在婴儿4—6个月时引入相关的食材，这也意味着纯母乳喂养的提前结束。

（2）对于其他风险的婴幼儿：如果婴幼儿没有任何特异性疾病，或者只有轻微至中等级别的湿疹或其他特异性疾病，那就不需要接受任何其他检查。婴儿可以纯母乳喂养到6个月左右，然后再尝试添加相关的食材。这样做可以防止婴儿由于辅食处理得不干净而导致肠胃感染，继而影响到生长发育。

岗 位 应 用

实训7-1 早产儿喂养不耐受的喂养咨询实训作业单

实操目的	尝试为家长提出早产儿喂养不耐受的预防和处理建议
实操准备	学习项目一的内容，搜索文献资料，自组团队，分工合作

续表

实操步骤	1. 研究有关资料，形成初步的设计和想法 2. 制作调查问卷 3. 调查家长对早产儿喂养不耐受的认知 4. 针对家长的认知状况确定宣教主题和内容 5. 编写宣教清单，包括预防和处理建议 6. 收集整理资料 7. 各组写出咨询文案，按设计排练 8. 各组分组表演，大家提出问题和建议 9. 讨论与反思 10. 教师评价总结
实操结果	

实训7-2　蛋白质-能量营养不良婴幼儿的喂养咨询实训作业单

实操目的	尝试为家长或教师提出蛋白质-能量营养不良婴幼儿的预防和处理建议
实操准备	学习项目二的内容，搜索文献资料，自组团队，分工合作
实操步骤	1. 研究有关资料，形成初步的设计和想法 2. 制作调查问卷 3. 调查家长或教师对婴幼儿蛋白质-能量营养不良的认知 4. 针对家长或教师的认知状况确定宣教主题和内容 5. 编写宣教清单，包括预防和处理建议 6. 收集整理资料 7. 各组写出咨询文案，按设计排练 8. 各组分组表演，大家提出问题和建议 9. 讨论与反思 10. 教师评价总结
实操结果	

实训7-3　肥胖婴幼儿的喂养咨询实训作业单

实操目的	尝试为家长或教师提出肥胖婴幼儿的预防和处理建议
实操准备	学习项目三的内容，搜索文献资料，自组团队，分工合作
实操步骤	1. 研究有关资料，形成初步的设计和想法 2. 制作调查问卷 3. 调查家长或教师对婴幼儿肥胖的认知 4. 针对家长或教师的认知状况确定宣教主题和内容 5. 编写宣教清单，包括预防和处理建议 6. 收集整理资料 7. 各组写出咨询文案，按设计排练 8. 各组分组表演，大家提出问题和建议 9. 讨论与反思 10. 教师评价总结
实操结果	

实训7-4　维生素D缺乏性佝偻病婴幼儿的喂养咨询实训作业单

实操目的	尝试为家长或教师提出维生素D缺乏性佝偻病婴幼儿的预防和处理建议
实操准备	学习项目四的内容，搜索文献资料，自组团队，分工合作
实操步骤	1. 研究有关资料，形成初步的设计和想法 2. 制作调查问卷 3. 调查家长或教师对婴幼儿维生素D缺乏性佝偻病的认知 4. 针对家长或教师的认知状况确定宣教主题和内容 5. 编写宣教清单，包括预防和处理 6. 收集整理资料 7. 各组写出咨询文案，按设计排练 8. 各组分组表演，大家提出问题和建议 9. 讨论与反思 10. 教师评价总结
实操结果	

实训7-5　缺铁性贫血婴幼儿的喂养咨询实训作业单

实操目的	尝试为家长或教师提出缺铁性贫血婴幼儿的预防和处理建议
实操准备	学习项目五的内容，搜索文献资料，自组团队，分工合作
实操步骤	1. 研究有关资料，形成初步的设计和想法 2. 制作调查问卷 3. 调查家长或教师对婴幼儿缺铁性贫血的认知 4. 针对家长或教师的认知状况确定宣教主题和内容 5. 编写宣教清单，包括预防和处理建议 6. 收集整理资料 7. 各组写出咨询文案，按设计排练 8. 各组分组表演，大家提出问题和建议 9. 讨论与反思 10. 教师评价总结
实操结果	

实训7-6　食物过敏婴幼儿的预防和处理编写实训作业单

实操目的	尝试为家长或教师提出婴幼儿食物过敏的预防和处理建议
实操准备	学习项目六的内容，搜索文献资料，自组团队，分工合作
实操步骤	1. 研究有关资料，形成初步的设计和想法 2. 制作调查问卷 3. 调查家长或教师对婴幼儿食物过敏的认知 4. 针对家长或教师的认知状况确定宣教主题和内容 5. 编写宣教清单，包括预防和处理建议 6. 收集整理资料 7. 各组写出咨询文案，按设计排练 8. 各组分组表演，大家提出问题和建议 9. 讨论与反思 10. 教师评价总结
实操结果	

真题模拟

一、单项选择题

1. 早产儿指（　　　）。

   A. 胎龄小于 28 周的新生儿　　　　　　B. 胎龄小于 37 周的新生儿

   C. 胎龄 20~37 周的新生儿　　　　　　D. 胎龄 28~37 周的新生儿

2. 下列说法不正确的是（　　　）。

   A. 早产儿胃肠动力不成熟可引起喂养不耐受

   B. 早产儿消化酶分泌少也会影响进食

   C. 早产儿肠道免疫功能弱会加重喂养不耐受的状况

   D. 早产儿肺部发育不完善与喂养不耐受的发生没有联系

3. 下列不属于早产儿喂养不耐受表现的是（　　　）。

   A. 频繁呕吐、腹胀　　　　　　　　　B. 易出现胆汁反流

   C. 大便稀薄　　　　　　　　　　　　D. 奶量如常

4. 关于早产儿的喂养方法不正确的是（　　　）。

   A. 首选母乳　　　　　　　　　　　　B. 尽早开始喂养

   C. 喂奶采取婴儿平卧的姿势　　　　　D. 喂养次数要少量多次

5. 有助于预防早产儿发生喂养不耐受的措施是（　　　）。

   A. 尽量预防早产的发生，加强孕前宣教

   B. 无须进行孕前检查

   C. 高危孕妇和普通孕妇一样的产检次数和项目

   D. 尽早使用水解蛋白配方乳粉

6. 蛋白质–能量营养不良多见于（　　　）。

   A. 5 岁以下儿童　　　B. 青少年　　　C. 更年期女性　　　D. 中年人

7. 有关蛋白质–能量营养不良的病因，说法不正确的是（　　　）。

   A. 断奶后未及时添加其他富含蛋白质的食品

   B. 顽固而长期的呕吐

   C. 婴幼儿生长发育快速阶段因需要量增多而造成营养相对缺乏

   D. 发热性疾病、甲亢、恶性肿瘤等不会影响蛋白质的吸收和消耗

8. 不属于水肿型营养不良的症状是（　　　）。

   A. 全身水肿　　　　B. 体软无力　　　C. 食欲减退　　　D. 皮肤干燥

9. 针对蛋白质–能量营养不良的婴幼儿可采用的喂养方法不正确的是（　　　）。

   A. 断奶时采用含蛋白质丰富的断奶食品

   B. 饮食种类丰富，搭配合理

C. 纠正婴幼儿挑食、偏食的饮食习惯

D. 进行有计划的营养调查和监测，每3个月测身高一次

10. 下列说法正确的是（　　　　）。

A. 添加辅食后也应注意乳类的补充以及辅食种类的多样化

B. 为了防止蛋白质摄入不足，每天都吃虾和鸡蛋

C. 给小孩子补充蛋白粉

D. 蛋白质补充多多益善

11. 肥胖是指脂肪储存使体重超过正常（　　　　）。

A. 10%　　　　　　B. 15%　　　　　　C. 20%　　　　　　D. 5%

12. 不属于儿童肥胖3个高发期的是（　　　　）。

A. 婴儿期　　　　　　　　　　B. 学龄前期（5—6岁）

C. 学龄期　　　　　　　　　　D. 青春期

13. 关于婴幼儿肥胖的病因，说法有误的是（　　　　）。

A. 过量食肥肉、油炸食品、快餐食品等高热量的食物

B. 婴幼儿缺乏运动

C. 和家族遗传有必然联系

D. 某些疾病或药物的影响

14. 不属于改善婴幼儿肥胖的方法是（　　　　）。

A. 控制高热量、高脂食物　　　　B. 适量增加运动

C. 改变饮食习惯　　　　　　　　D. 牛乳加糖

15. 幼儿患佝偻病的主要原因是缺乏（　　　　）。

A. 维生素A　　　B. 维生素B　　　C. 维生素C　　　D. 维生素D

16. 下列说法正确的是（　　　　）。

A. 从食物中获得的维生素D属于内源性

B. 缺乏阳光照射是造成儿童缺乏维生素D的最主要因素

C. 谷类、蔬菜、水果中含有大量的维生素D

D. 胎儿通过胎盘从母体获得的维生素D可以一直维持到学龄前期

17. 某幼儿夜间经常惊醒、哭闹、多汗并出现枕秃，记忆力、理解力弱，语言动作发育迟缓，该幼儿可能患有（　　　　）。

A. 夜惊　　　　B. 佝偻病　　　　C. 结核病　　　　D. 儿童期恐惧

18. 妈妈为了给2岁的小乐补充维生素D，下列措施不可行的是（　　　　）。

A. 只要是出太阳就带小乐到户外玩，哪怕是大中午

B. 给小乐食用动物肝、蛋黄和瘦肉等

C. 给小乐补充维生素D补剂

D. 注重小乐身高、体格的变化

19. 下列不属于婴幼儿缺铁性贫血的原因是（　　）。

    A. 先天体内储存铁不足　　　　　　B. 铁摄入不足

    C. 铁需求量少　　　　　　　　　　D. 生长发育快

20. 琳琳快2岁了，平时特别挑食，最近爸爸发现她脸色、指甲盖有些苍白，毛发开始干枯，容易喊头痛，甚至特别容易发脾气，初步判断琳琳可能是患了（　　）。

    A. 缺铁性贫血　　　　　　　　　　B. 佝偻病

    C. 食物过敏　　　　　　　　　　　D. 蛋白质-能量营养不良

21. 预防婴幼儿缺铁性贫血不正确的方法是（　　）。

    A. 尽量母乳喂养　　　　　　　　　B. 及时添加强化铁的辅食

    C. 口服铁剂　　　　　　　　　　　D. 定期健康检查

22. 可促进铁吸收的是（　　）。

    A. 维生素A　　　　B. 维生素D　　　　C. 维生素C　　　　D. 维生素B

23. 关于食物过敏，说法错误的是（　　）。

    A. 食物过敏有一定的遗传因素　　　B. 食物过敏影响儿童的身心健康

    C. 病情严重者可导致婴幼儿死亡　　D. 食物过敏多见于中老年人

24. 天天在吃小麦粉做成的面包时，突然觉得身上瘙痒，鼻塞、流涕、打喷嚏、呕吐，天天这种情况多半属于（　　）。

    A. 食物过敏　　　　B. 荨麻疹　　　　C. 慢性鼻炎　　　　D. 急性肠胃炎

二、简答题

1. 婴幼儿与营养有关的疾病有哪些？请举例说明。

2. 请简述早产儿容易发生喂养不耐受的原因。

3. 请简述维生素D缺乏性佝偻病婴幼儿的喂养方法。

4. 缺铁性贫血的原因和症状是什么？如何预防？

三、论述题

1. 有人说小朋友白白胖胖多可爱啊，长大以后自然会瘦下来。请针对此说法进行论述。

2. 倩倩妈妈为了防止她患佝偻病，天天给她吃钙片和维生素D。这种做法对吗？为什么？

3. 请为一名1岁8个月对蛋类过敏的幼儿设计一份可替代食物来源表。

四、材料分析题

1. 有些家长看着孩子每餐都吃得饱饱的，白白胖胖，以为就不缺营养了，实际上这样的孩子身体有可能正在"挨饿"。婴幼儿的消化系统功能尚不完善，加上食物供给需求的特殊性，不能像成人一样从日常食物中摄取成长所需的所有营养物质。多种因素组合在一起，导致全国有超过3亿适龄儿童存在严重的营养素缺乏症状，也就是产生隐蔽性营养需求的饥饿症状。我们需要警惕儿童"隐性饥饿"。

2. 根据新华社发布的《经济参考报》报道："从最近20年来看，我国儿童的平均身高、平均体重都有所增长。城乡儿童低体重、发育迟缓率有所下降，但对生长发育所必需的营养物质摄入不足的问题（如维生素A、维生素D、铁、锌等）却越来越明显。"

请阅读以上两份材料，根据材料回答问题。

（1）结合材料，分析导致儿童"隐性饥饿"的主要原因有哪些？

（2）婴幼儿照护者可从哪些方面进行预防？

五、活动设计题

请运用婴幼儿营养相关疾病及喂养的相关知识，设计以"营养疾病，我们共同防护"为主题的家园共育宣传栏，具体内容自选。

资 源 拓 展

科学防治肥胖

食不共器

食不语

模块八

8

婴幼儿营养调查及营养评价

学 习 目 标

素质目标

□ 树立科学的营养观和健康观，具有探索婴幼儿营养调查及营养评价的兴趣。

知识目标

□ 了解0—3岁婴幼儿健康检查的常规项目，了解常见营养疾病的生化检测方法，明确定期对婴幼儿进行营养检查的重要性。
□ 熟悉0—3岁婴幼儿膳食调查的常见方法及其实施步骤。
□ 掌握婴幼儿生长发育的指标和营养缺乏的体征。

能力目标

□ 能够对婴幼儿的膳食和营养状况进行初步评价。
□ 能够指导家长结合婴幼儿的生理特点，有针对性地制定个性化的定期的营养状况评价方案。

模块导学

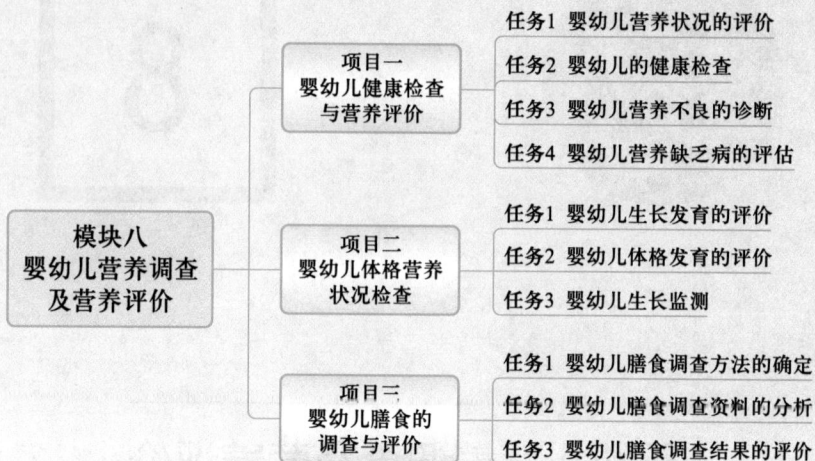

模块八
婴幼儿营养调查
及营养评价

项目一
婴幼儿健康检查
与营养评价

任务1　婴幼儿营养状况的评价

任务2　婴幼儿的健康检查

任务3　婴幼儿营养不良的诊断

任务4　婴幼儿营养缺乏病的评估

项目二
婴幼儿体格营养
状况检查

任务1　婴幼儿生长发育的评价

任务2　婴幼儿体格发育的评价

任务3　婴幼儿生长监测

项目三
婴幼儿膳食的
调查与评价

任务1　婴幼儿膳食调查方法的确定

任务2　婴幼儿膳食调查资料的分析

任务3　婴幼儿膳食调查结果的评价

微课先行

婴幼儿体格
发育及其营
养状况评估

婴幼儿生长
发育的评价
方法

对小儿的营
养调查

婴幼儿健康检查与营养评价

学习目标

一、素质目标

树立全面的营养观和健康观，对探索健康检查和营养状况评价感兴趣。

二、知识目标

1. 了解婴幼儿营养缺乏病的常见体征和生化检查项目。

2. 理解营养状况对婴幼儿生长发育的重要意义。

3. 掌握婴幼儿健康检查和营养不良的含义和内容。

三、能力目标

1. 能够根据婴幼儿营养状况进行初步的评价。

2. 能够依据婴幼儿个体营养状况，找出其营养不良的原因，判断营养不良程度。

3. 能够根据营养缺乏病的表现，初步学会判断婴幼儿是否患有营养缺乏病。

任务情境

宝宝要不要做健康体检?

2岁半的晴晴偏食、挑食，不爱吃饭，妈妈看到自己家的孩子身高不如邻居家同龄的孩子，就频繁带晴晴去医院进行微量元素——锌的检查，殊不知在2013年原国家卫生计划生育委员会就已经对微量元素检测公开叫停了。

说到健康体检，很多家长可能会陷入一种惯性思维：宝宝吃得好、长得好，又没生病，有必要做吗? 不就是测测身高、量量体重吗? 其实婴幼儿做健康体检是十分必要的。一般来说，0—3岁婴幼儿健康体检的基础项目主要可概括为3大类：①生长发育指标检测；②常规身体检查；③个体化的养育指导。0—3岁婴幼儿健康体检关注是否正常发育，不仅包括身高和体重测量，还包括婴幼儿日常饮食起居情况询问、生长评价、身体检查、发育评价（大运动、精细运动、语言、社交）等。从这个层面讲，宝宝定期体检，除了评价其健康状况外，更重要的在于能够及时发现婴幼儿存在的发育问题，或者其他家长没能意识到的潜在疾病等，如贫血、肥胖、屈光不正、语言发展迟缓等。而且，体检还是一个及时发现家长养育误区的好时机，能够帮助家长在婴幼儿的养育上少走一些弯路。

　　任务：假如晴晴妈妈咨询有关健康体检的问题，请为家长解答如何科学地评价婴幼儿目前的营养状况，以及家长应带着婴幼儿去医院做哪些体检项目。

学习任务

任务1　婴幼儿营养状况的评价

　　生长和发育是儿童不同于成人的重要特点。出生后第一年的婴儿期是人类生长发育的关键时期，出生后最初6个月，尤其是前3个月是儿童体格生长发育的快速增长期。影响生长发育的因素众多，如遗传因素、孕期营养状况、分娩方式、出生后的喂养方式等。其中，喂养方式是影响儿童营养状况的主要因素，儿童的营养状况则会进一步影响其生长发育。

考点1：儿童营养状况的主要影响因素。

　　人体的营养状况是指营养素的摄入与消耗之间的平衡现象，生长发育过程中营养状况是评价健康发育的一个方面。营养状况评价通过病史与一般膳食史询问、体格检查、人体测量和实验室检查等方法，获得相关指标参数，并与相应正常值或参考值比较，得到有关儿童营养状况的指标数据和综合评价的结论及改进建议。营养状况的评定步骤见图8-1。

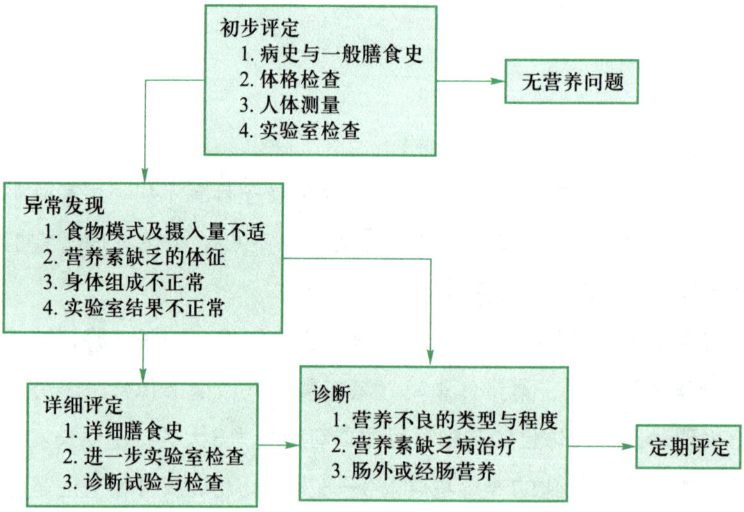

图8-1　营养状况的评定步骤

考点2：营养状况评价的一般方法有哪些？

　　如何全面评价婴幼儿的健康发育？按照卫生健康委员会对儿童保健工作的要求，根据生长发育的特点，实行儿童保健系统管理，即对7岁以内的儿童，建立健康档案，系统地定期进行健康检查，观察其生长发育趋势，对个体儿童的体重等进行定期、连续的测量与评价，其目的是早期发现生长偏离，及时采取干预措施，以促进儿童的健康成长[①]。

任务2 婴幼儿的健康检查

1. 健康检查的含义

定期健康检查是儿童保健系统管理的重要形式和方法之一。对儿童进行的定期或不定期体格检查，称为健康检查。托育机构和学校都有责任组织婴幼儿体检，医院的儿童保健科也可以为适龄儿童体检。

2. 定期检查的时间和次数

定期健康检查的对象是7岁以下儿童，重点为3岁以内的婴幼儿。根据婴幼儿生长发育的规律，6个月以内的婴儿每月检查1次；6—12个月的婴儿每2个月检查1次；1—2岁的幼儿每3个月检查1次；2—3岁的幼儿每半年检查1次；3岁以后每年检查1次。

考点3：
不同年龄阶段定期儿童健康检查每年检查时间与次数。

3. 健康检查内容

（1）询问健康状况，完善"健康档案"：包括出生史、喂养史、生长发育史、预防接种及疾病史等。重点问诊内容包括以下几个方面。

①喂养情况：喂养起止时间、喂养方式（母乳、人工、混合）、每日喂养量、每日喂养次数、喂养间隔时间，是否存在"夜奶"等。

②辅食添加情况、断奶时间：开始添加辅食的时间和最初的辅食食物，辅食添加的食物顺序、辅食每日摄入量和稠稀的程度，以及吃辅食后有无异常反应，如呕吐、腹泻、皮疹等。

③疾病史：有无佝偻病早期症状、是否患过急性传染病等。

④神经发育情况：如会坐、爬、站、走的月龄，视力、听力、语言的发育情况等。

（2）体格发育测量与评价：主要测量指标有体重、身高（长）和头围。根据需要可增加胸围、坐高（顶—臀长）、上臂围、皮下脂肪厚度（皮褶厚度）等指标的测量。

（3）全身情况检查：需要遵循内科和儿科医生的指导，检查内容主要包括皮肤及皮下组织、淋巴结、面部、头部、颈部、神经系统、生殖系统等全身各系统的健康情况。

（4）化验等辅助检查：根据体格检查发现的问题，做相应的化验等辅助检查。应定期常规检查血红蛋白，要求婴儿出生后第一年查2次，在6~9个月、12个月各检

---

① 向伟，胡燕. 中国儿童体格生长评价建议［J］. 中华儿科杂志，2015（12）：887–892.

查1次，1岁后可每年检查1次。

（5）给予保健指导及异常情况的处理：根据检查结果，结合家长的情况给予适当的指导和处理，并在儿童保健卡相应地方做好记录。对患佝偻病、贫血等的体弱儿，按体弱儿管理常规进行收案管理。

（6）预约下次检查时间。

【阅读卡片8-1】0—1岁婴儿定期健康检查的重点内容[①]

健康检查对评价婴幼儿目前的生长发育情况，以及调控婴幼儿的长远健康都非常重要，不但新生儿要做，稍大点的婴幼儿也要定期做，因为不同年龄遇到的问题不同，关注的重点也不同。

1. 第一次体检：婴儿出生时

体检项目：婴儿出生后在医院产科病房经历第一次常规检查，测量婴幼儿的身高、体重，查看婴幼儿皮肤的颜色，检查婴幼儿心脏是否有杂音、呼吸是否正常、肌肉紧张程度和活动是否符合标准。同时进行新生儿疾病筛查：医生采一滴婴幼儿的足跟血做化验，验证婴幼儿甲状腺和循环系统是否正常运作，并分别进行听力和眼病筛查，了解婴幼儿听觉、视觉发育情况，并排除先天异常。

2. 第二次体检：出生后1个月

体检项目：测量身高及体重，检查头部、眼部、耳部、颈部与胸部、呼吸频率、有无呼吸困难；进行视觉、听觉、智力发育评价。重点检查：婴儿肌肉发育、四肢发育和智力发育是否正常。进行母乳分析，指导母乳喂养。

3. 第三次体检：出生后3个月

体检项目：测量体重、身高、头围，进行生长发育评价；心、肺听诊等内科检查；耳鼻喉、母乳分析、骨密度检查。重要检查：婴儿的身体和心智是否正常发育。此次体检应特别注意有无佝偻病症状、体征，如夜惊、多汗、烦躁、颅骨软化、枕秃等，及时进行预防诊治。

4. 第四次体检：出生后6个月

体检项目：测量体重、身高、头围，进行生长发育评价；心、肺听诊等内科检查；测听力，进行眼位、眼球运动等视觉发育评价，口腔检查、智力发育评价；血常规、骨密度检查。进行母乳分析，指导添加辅食，预防营养素缺乏。针对有明显佝偻病症状和体征、贫血及营养不良的患儿进行干预并进行专案管理。

[①] 根据网络资料整理。

5. 第五次体检：出生后9个月

体检项目：测量体重、身高、头围，进行生长发育评价；心、肺听诊等内科检查；智力发育评价、母乳分析、骨密度检查、微量元素检查，发现异常及时进行干预指导。

6. 第六次体检：出生后12个月

体检项目：测量体重、身高、头围，进行生长发育评价；心、肺听诊等内科检查；视力、听力、语言、运动和牙齿的发育检查；微量元素、母乳分析、骨密度检查。

任务3 婴幼儿营养不良的诊断

1. 营养不良的含义

营养不良是指营养素供应、消化吸收及代谢失调的综合表现。过去主要指营养不足或缺乏，现代营养学概念中还包括营养过剩。营养过剩和营养缺乏对机体健康都十分有害。

营养过剩会引起富裕性疾病，如"三高膳食"（高能量、高脂肪、高蛋白）与肥胖、高血压、糖尿病、冠心病等的发生有十分密切的关系。因此，应从孕期开始预防营养不良，提倡婴幼儿平衡膳食。

营养缺乏可因营养素供应不足、消化吸收不良、消耗或损失增加及需要量增加但未能及时补充而致，可以引起营养缺乏病，多发生于3岁以下婴幼儿，如缺铁性贫血、眼干燥症、佝偻病和坏血病等。

考点5：婴幼儿营养不良的常见疾病。

2. 营养不良的原因

婴幼儿营养不良的原因主要有喂养不当和疾病影响两方面。营养不良会造成糖类、脂肪、蛋白质、水、盐等新陈代谢失常，引起消化系统、循环系统、肾及免疫功能低下，表现为消瘦或水肿。前者是总热量、蛋白质和多种营养素缺乏所致；后者是蛋白质严重缺乏所致。

（1）喂养不当：0—3岁婴幼儿生长发育迅速，需要丰富而合理的营养物质。如果长期乳汁不足，过早添加淀粉类食物，食物中蛋白质和总热能供给不足，或者婴幼儿偏食、过饥、过饱、饮食不调，都可引起营养紊乱。

（2）疾病影响：婴幼儿营养紊乱与消化不良相互影响，可造成恶性循环。由于消化不良、腹泻、呕吐使食物吸收和利用受到障碍，导致营养紊乱；营养紊乱时，消化机能差，易患消化不良。各种急、慢性传染病和肠寄生虫病，早产儿或先天畸形，均易发生营养不良。

考点6：婴幼儿营养不良的原因。

3. 营养不良的程度

20世纪，我国常见的营养素缺乏病如营养不良问题已有明显的改善，但由于婴幼儿生长发育迅速的特点及个体存在的喂养问题，目前较为突出而普遍的现象是膳食营养素不够均衡，主要表现为婴幼儿微量营养素摄入不足。若婴幼儿长期处于此状态，则易发生常见的微量营养素缺乏病。

0—3岁婴幼儿的营养不良，初期多表现为体重不增或随后出现体重减轻，皮下脂肪减少，甚至出现皮肤干燥松弛、肌张力低下、运动功能及智力发育落后、精神烦躁、睡眠不佳、食欲低下，伴有呕吐、腹泻和各种感染。一般体重低于同龄儿正常平均体重15%以上，皮下脂肪减少。

根据病情轻重、体重减轻与全身状态，将营养不良分为3度（表8-1）。

表8-1 营养不良的临床类型

类型	体重低于正常平均体重	皮下脂肪及肌肉情况	精神状态
第一度营养不良（轻症）	15%~25%	仅腹部、躯干、大腿内侧脂肪层变薄，肌肉不结实，面色显苍白	如正常儿童或较差
第二度营养不良（中度）	25%~40%	腹部、躯干脂肪层完全消失，四肢、面部脂肪层轻度消失，皮肤苍白、干燥，肌肉松弛，胸背瘦削	精神不振、烦躁不安、食欲减退、易患腹泻
第三度营养不良（萎缩症）	40%~50%	全身皮下脂肪层完全消失，面部消瘦，皮肤皱褶、干枯、无光泽或水肿发亮，肌肉显著消瘦（皮包骨头），去弹性呈老人相	智力发展落后、肌张力低、嗜睡、拒食、体温不升

【阅读卡片8-2】健康中国，营养先行[①]

2021年全民营养周的宣传主题为"合理膳食 营养惠万家"。

截至2021年5月13日，《上海市国民营养计划（2019—2030年）实施方案》中，阶段性目标已全部达成。其中，5岁以下儿童贫血率下降至2.08%；0—6个月婴儿纯母乳喂养率提升到62.93%（达成60%以上的控制目标）；5岁以下儿童生长迟缓率控制在0.5%；果蔬、豆类、母乳喂养营养知识知晓率分别达到83.59%、47.90%、48.81%；中小学生含糖饮料经常饮用率下降至14.85%（达到减少10%的预期目标）。其中，6—18岁学生肥胖率仍呈上升趋势，但上升趋势减缓，小学生（6—11岁）肥胖率已由18.29%（2009年）下降至17.28%，达成上升减缓的趋势指标。

儿童早期发展成为我国儿童保健工作和学术界一个重要的主题，它涵盖了营养、生长、认知发育、社会情绪等多方面的最佳整合。在政府的高度重视下，我国目前已经建立了广泛的妇幼保健三级网络，能及时有效地为各地健康儿童提供专业的早期发展指导。

---

① 根据网络资料整理。

任务4　婴幼儿营养缺乏病的评估

营养缺乏病是由于摄入营养素不足而在临床上引起各种表现的疾病。婴幼儿常见的营养缺乏病主要有缺铁性贫血、蛋白质-能量营养不良、维生素D缺乏性佝偻病等。

1. 营养缺乏病的体征

临床营养缺乏病检查包括采集病史、主诉症状及体格检查。通过检查，可以从中发现一些营养素缺乏的症状与体征（表8-2）。营养缺乏病体征检查涉及舌、唇、齿、眼、毛发及皮肤等部位，由儿童保健医生体检，记录在统一的表格上。

考点7：营养缺乏病体征检查身体部位。

表8-2　各种症状或体征与营养缺乏的关系

部位	症状或体征	可能缺乏的营养素
全身	体重过轻、身高过矮	热能、蛋白质、钙、磷、维生素
	食欲不振、易感疲倦	维生素B_1、维生素B_2、泛酸、维生素C
	膝腱反射减弱或消失、下肢水肿	维生素B_1、蛋白质
头发	缺少光泽、稀疏而少、易掉	热能、蛋白质、维生素A
脸	鼻和唇缺少油脂、面色苍白	维生素B_2、蛋白质
	"满月脸"	蛋白质
眼	结膜苍白、比托斑、结膜干燥、角膜干燥，角膜软化	铁、维生素A
	睑缘炎、角膜血管新生、角膜周围充血	维生素B_2
唇	口角炎、口角结痂、唇炎	维生素B_2
舌	猩红及舌乳头增生、慢性舌炎	泛酸、维生素B_2
牙	斑釉齿	氟过多
牙床	牙床海绵状出血	维生素C
腺体	甲状腺肿大、腮腺肿大	碘
皮肤	干燥、毛囊角化、粉刺、瘀点	维生素A
	糙皮性皮炎、皮下出血、出血点阴囊与会阴皮炎	泛酸、维生素C、维生素B_2
	水肿、皮下脂肪减少	蛋白质、热能
指甲	凹形甲、匙形甲	铁
肌肉及骨骼	肌肉萎缩、颅骨软化、骨骺增大、前囟门未闭、方头、肋骨串珠、弯腿	蛋白质、热能、维生素D
	肌肉骨骼出血	维生素C

续表

部位	症状或体征	可能缺乏的营养素
消化系统	肝大	蛋白质、热能
神经系统	精神性运动的改变、感觉丧失、肌肉无力、位置感丧失、振动感丧失、腓肠肌触痛	蛋白质、热能、维生素B_1、维生素B_2、泛酸
心脏	心脏肥大、心动过速	维生素B_1

定期进行健康检查，及时了解婴幼儿的发育状况及营养缺乏病的症状。营养缺乏病的检查可以从临床体征检查、体格检查、有关生理功能检查3个方面入手。

2. 营养缺乏的生化检测

我国居民的营养状况与社会经济、人口、教育等发展密切相关。中华人民共和国成立初期，因食物摄入不足导致的营养不良状况比较普遍，1959年和1982年开展的全国居民营养与健康状况调查，重点针对因营养素缺乏导致的营养缺乏病患病状况展开，以此为目的加入营养缺乏病体征检查及负荷尿中硫胺素、核黄素、抗坏血酸等指标的检测，作为评价各种营养素是否缺乏常用的较灵敏的测定项目（表8-3）。

表8-3 营养素及代谢物的实验室测定项目

营养素	较灵敏	次灵敏
蛋白质	血浆氨基酸、血清白蛋白、尿羟脯氨酸、尿中尿素与肌酐比值	血清总蛋白
脂肪	血清胆固醇、甘油三酯、脂蛋白	
维生素A	血清维生素A及胡萝卜素	
维生素D	血清25-羟胆骨化醇、血清碱性磷酸酶	血清钙、磷
维生素C	全血抗坏血酸	
维生素B_1	尿中硫胺酸、红细胞内转酮酶活性	血中丙酮酸
维生素B_2	尿中核黄素、红细胞谷胱甘肽还原酶	
泛酸		尿N'-甲基烟酰胺及其吡啶酮
叶酸	红细胞中叶酸盐	血清叶酸盐、末梢血常规、骨髓细胞学检查
维生素B_{12}	血清B_{12}、血清胸苷酸合成酶、尿中甲基丙二酸	骨髓细胞学检查、末梢血常规、希林（Schilling）试验
铁	血清铁、骨髓铁、运铁蛋白饱和度	血红蛋白、血细胞容积、末梢血常规
碘		尿碘、甲状腺功能试验

一般来说，学龄前（0—7岁）儿童营养状况调查采集的生化检验数据包括测定受检者的血液、排泄物（尿）或身体其他成分中所含有的各种营养素，营养素的分解物或其他化学成分的变化，用以评定膳食中营养素的水平、吸收及利用情况。

考点8：
评价各种营养素是否缺乏常用的较灵敏的测定项目。

自20世纪80年代起，我国居民的营养与健康状况随膳食模式发生了较大的改变：营养不良与贫血状况日益改善，但因食物摄入过量导致的超重、肥胖及营养相关慢性病患病率逐年增高。因此，1992年开展的全国居民营养与健康状况调查中，一般检查开始加入了血压、脉搏的测量，生化检测引入了空腹血糖、血脂等反映人群健康状况及营养相关慢性病的指标，调查方向逐渐从营养缺乏转向营养缺乏与营养失衡双重负担。在营养状况评价中，成人与儿童所做的体格检查有所区别：成人主要测血压，并检查有无营养缺乏病的体征，参考营养缺乏病的诊断标准做出诊断；而儿童体格发育调查最基本和常用的指标是身高和体重。近年来，随着脑科学的发展，2002年的相关调查引入了婴幼儿头围测量，2013年引入了世界卫生组织的婴幼儿大运动发育评价，与神经行为、认知能力发育与膳食营养等一起作为衡量婴幼儿生长发育的重要内容。

3. 营养缺乏的预防

婴幼儿营养不良，可采取以下几方面的预防措施。

考点9：
儿童与成人判断营养缺乏的比较。

（1）合理喂养方法：婴儿期应尽量采用母乳喂养，母乳不足须采用人工喂养或混合喂养时，首选婴幼儿配方乳粉，或合理配制的代乳品。不应单独以淀粉类、麦乳精、炼乳等喂养婴儿。根据婴幼儿的生长发育特点，强化钙、铁、锌、维生素及其他生物活性物质，及时、合理、有效添加辅食对促进婴幼儿正常的生长发育有重要作用，尤其在断奶前后应特别注意给婴幼儿提供合理、平衡的膳食。

（2）规律的作息：合理安排生活制度，保证充足的睡眠和户外活动时间，促进婴幼儿保持良好的食欲。尤其是睡眠方面，婴幼儿每日白天和夜晚的睡眠时间得以保证的前提是建立良好的睡眠仪式，包括睡前的整理活动、亲子游戏、亲子阅读和安抚哄睡等一系列稳定而固定的睡前活动流程，培养婴幼儿自主按时入睡。

（3）积极的预防：婴幼儿的照护人员应积极学习常见各种传染病、寄生虫病的预防措施，从传染源、传播途径和易感人群3个环节做好相关工作。培养婴幼儿良好的卫生习惯，勤洗手、勤剪指甲、勤换衣，为婴幼儿创设健康的生活环境。

（4）早发现早干预：树立科学的健康观，通过定期健康检查，及早发现营养不良患儿，及时就医，治疗营养疾病。根据医生的建议和指导，制定均衡的膳食计划，改善婴幼儿的营养状况，促进身心全面发展。

【阅读卡片8-3】解密身高[①]

"身高是一个连续的、不均匀的生长过程，应该说每个时间段对孩子来说都是'黄金期'。哪个阶段出了问题，都可能影响到最终身高。"中日友好医院生长发育门诊主任医师张知新介绍，2岁之前及青春期的生长，不会有太大的变异性。决定我们未来的应该是生长时间最长的时期，就是2岁到青春期开始启动的这段时间。

想要让孩子在健康的情况下尽可能长高，父母应该怎样做呢？

（1）适量的运动有助于身高增长。运动可以激发垂体分泌生长激素，弹跳类运动对足跟刺激会加速生长，跑步、打球、跳绳等都是很好的运动方式。

（2）充足的深睡眠有助于身高增长。负责身高增长的最主要激素生长激素是晚上分泌的，白天处于很低的水平。生长激素在深睡眠时分泌，睡眠剥夺和浅睡眠都使生长激素少分泌或不分泌。生长激素晚上10点开始进入分泌高峰，12点达到峰值，凌晨2点、3点、4点还会有一些小的高峰。因此，孩子不要熬夜，最好10点进入深睡眠，睡觉前尽可能不吃东西、不憋尿，关灯睡觉。

（3）合理的饮食有助于身高增长。很多家长把饮食看得过于重要，认为只有吃好才能长高。实则不然，符合孩子摄食愿望的饮食是最有利的。不要因为专家说某种食物有营养，就一定逼着孩子吃；不要跟邻居家的孩子比吃得多少，一定是按需索食。孩子挑食，可能是消化道、肠道菌群及身体酶无法吸收代谢利用这些物质，即食物不耐受。另外，不同的个体对营养物质的吸收能力也不一样。只要孩子的精神状态好，身体也健康，身高在每个阶段都是正常的增长速率，这对于孩子来说就是正确合理的饮食。尽量减少深度加工食物，尽可能保留物种原性状摄食。

（4）快乐的心情有助于身高增长。对于所有有生命的个体来说，愉悦都是最基本的健康的环境，就像植物、动物听音乐，会生长得更好。

"家长对孩子的身高问题要顺其自然。当然，发现孩子生长发育不正常的话，一定要及时找小儿内分泌科医生做检查，了解孩子的身高增长、性腺发育，看有没有矮小症、性早熟的问题，未来会不会偏离遗传靶身高。"张知新说。

---

① 根据网络资料整理。

项目二　婴幼儿体格营养状况检查

学习目标

一、素质目标

树立正确全面的生长发育观念，对婴幼儿生长及营养水平评价感兴趣。

二、知识目标

1. 了解婴幼儿生长发育各类指标对婴幼儿健康的意义。

2. 熟悉婴幼儿生长发育的评价指标。

3. 掌握婴幼生长检测的方法。

三、能力目标

1. 能够运用适宜的方法测量和分析婴幼儿个体的生长发育状况，提供营养膳食建议。

2. 能够初步描绘婴幼儿个体的生长速度发育曲线，进行婴幼儿生长检测。

任务情境

成成是一名2岁的小男孩，面色发黄，个子矮小，家人怀疑是营养不良造成的，想带他去医院检查，前来家长沙龙咨询成成需要做哪些项目检查。

任务：请根据成成的年龄准备体格检查的课件，为家长答疑解惑。

学习任务

任务1　婴幼儿生长发育的评价

人的生长发育，是指从受精卵到身体生长成熟的过程。生长是指身体各器官、系统的长大和形态变化，是量的变化；发育是指细胞、组织和器官的分化完善与功能上的成熟，是质的改变。生长和发育两者紧密相关，生长是发育的物质基础，生长的量的变化，可在一定程度上反映身体器官、系统的成熟状况。0—3岁婴幼儿处于快速生长发育阶段，身体形态及各部分比例变化较大。实际喂养中视婴幼儿个体

考点10：常用的生长发育指标。

情况按需喂养，因此个体差异较大。了解与正确评价婴幼儿生长发育状况，及早发现营养问题，给予适当的指导与干预，对促进婴幼儿健康生长十分重要。

通过定期对婴幼儿体重、身长（高）等进行生长发育评价，可衡量喂养是否满足了婴幼儿的营养需要。常用的生长发育指标主要有形态指标、生理功能指标和神经心理发育指标。

1. 形态指标及测量

考点 11：
身高对生长
发育的重要
意义。

形态指标是指身体及其各部分在形态上可测出的各种量度，最重要和常用的形态指标为身高和体重，是反映婴幼儿营养状况的直观指标。代表长度的还有坐高，代表横径的有肩宽，代表周径的有头围、胸围，代表营养状况的有皮褶厚度。世界卫生组织儿童生长标准包含的指标有：年龄别身长/身高、年龄别体重、身长别体重、身高别体重、年龄别体重指数、年龄别头围、年龄别上臂围、年龄别三头肌皮褶厚度、年龄别肩胛下皮褶厚度。

（1）身长（高）：身长是指仰卧位时从头顶至足底的垂直长度。身长多以厘米（cm）表示，主要反映长期营养状况，是评价 0—3 岁婴幼儿体格发育的指标之一。身高是指人体站立时颅顶点到脚跟的垂直高度，可反映 3 岁以上儿童全身生长的水平和速度。身长显著增高见于先天性骨骼发育异常或内分泌疾病；身长低于标准 30% 以上为身材矮小。身材矮小是指在相似生活环境下，同种族、同性别和年龄的个体身高低于正常人群平均身高两个标准差者（–2 SD）或低于第三百分位数者（–1.88 SD），见于佝偻病、营养不良、呆小病、侏儒症、糖尿病及软骨发育不全等。

新生儿出生时平均身长为 50 cm，出生后第一年身长增长最快，1 岁时的身长为出生时的 1.5 倍，为 75~77 cm；生后第一年身长增长 25~27 cm，生后第二年生长增长 10~12 cm，2 岁时身长为 85~89 cm，2—6 岁身高增长平均 6~8 cm，此后到青春期每年增长 5~7 cm。

身长测量一般使用量床或量板，测卧位的身长。婴幼儿先脱去鞋、帽，仰卧于底板中线上。先固定婴幼儿头部，使其面向上、双耳呈水平位，颅顶接触头板。测量者位于右侧，左手握婴幼儿双膝，使下肢互相接触并贴紧底板，右手移足板，使足板接触两侧足跟，读数精确到 0.1 cm，即小数点后 1 位。

身高测量常使用身高计。3 岁以上儿童脱去鞋、帽，取立正姿势站在身高计底板上，上肢自然下垂、足跟并拢、足尖分开；足跟、臀部和肩胛间几个点靠着立柱，头部正直、双眼平视。测量者将滑测板轻压测量对象头顶，眼睛与滑测板呈水平位，以厘米为读数单位，记录到小数点后 1 位。

（2）体重：体重是身体各组织、器官系统、体液的综合重量。骨骼、内脏、体脂和体液是主要组成部分。体重可反映儿童目前或最近的营养状况，是评价儿童体格发育和营养状况最常用的指标。婴儿出生时的体重为 3 kg 左右，以后随年龄和身高的增加而不断增加，至生长发育停止身高不再增加时，体重仍受各种因素的影响而增加或减轻。体重在一日之内也会随饮食、大小便及出汗等的影响而出现波动。

新生儿的体重每天或每3天测1次，至少每月2次，常以电子秤称。测量体重应固定时间，最好是在上午10：00左右进行；测量前需先校正体重计，被测婴幼儿排去大小便，脱去纸尿裤、外套、帽、鞋等衣物，读数精确至0.01 kg，单位是千克（kg）。

（3）头围：头围是指头颅周径的大小，是反映婴幼儿脑和颅骨发育程度的指标。头围的大小间接地反映了脑发育、脑容量的变化，头围过大时，应注意有无脑积水；头围过小时，可能为大脑发育不全或小头畸形。

头围测量时，用软尺自婴幼儿右侧眉弓上方经枕骨粗隆绕头一周的长度。新生儿头围约为34 cm，前半年增长8~10 cm，后半年增加2~4 cm，1岁时约为46 cm，2岁时为48 cm，5岁时为50 cm，15岁时为53~54 cm，接近于成人。

（4）胸围：胸围反映肺和胸廓的发育。生长发育良好的婴儿，一般在1岁时胸围与头围相等（假定头围正常），此后胸围超过头围。若在1岁以前胸围超过头围，提示体重增长满意。

测量胸围，3岁以下婴幼儿取卧位或立位，3岁以上儿童取立位。测量对象双手自然平放（卧位时）或下垂。双眼平视，平静呼吸。测量者面对测量对象，将软尺零点固定于测量对象乳头下缘，拉软尺经背部肩胛角下缘至胸前，回至零点。软尺在前后左右均应对称，并接触皮肤。读数以厘米为单位，取平静呼吸的中间读数，精确至0.1 cm。

（5）上臂围：上臂围是反映1—5岁儿童肌肉和皮下脂肪发育情况的指标，可用来评价婴幼儿的营养状况。

上臂围的测量方法是取非主用肢，多为左臂，手臂放松下垂，在上臂外侧肩峰与鹰嘴连线中点处测上臂周径，测周径应取与肱骨垂直的方向。1—5岁上臂围>13.5 cm时，反映营养良好，上臂围在12.5~13.5 cm为中等，上臂围<12.5 cm为营养不良。

考点12：测量皮褶厚度的身体部位。

（6）皮褶厚度：皮褶厚度指皮下脂肪的双层厚度，它是反映人体营养状况的常用指标。人体约有2/3的脂肪储存在皮下，皮下脂肪不仅是人体的重要组成部分，也与机体代谢有密切关系。利用皮褶厚度还可以推算身体密度、体脂含量和瘦体重量等。

一般使用皮褶厚度计测量肱三头肌部、肩胛下角部、脐旁3个部位的皮褶厚度，精度为0.5 cm，压强为10 g/mm²，每次测量前均需重新校正仪器。

以上每项指标均要求测量3次，取平均值。

2. 生理功能指标

生理功能指标是指身体各系统、各器官在生理功能上可测出的各种量度。反映骨骼肌肉系统的生理功能指标有握力和背肌力；呼吸差和肺活量则为呼吸系统的生理功能指标；脉搏和血压为心血管系统的生理功能指标；最大耗氧量为心血管和呼吸功能的综合指标。

（1）脉搏：心脏收缩时，由于输出血液的冲击引起的动脉搏动称为脉搏。脉搏速率可代表心率，随着年龄增长而减少。检查脉搏常于两侧桡动脉处，在婴幼儿安静时测量。连测 3 个 10 s 的脉搏数，其中两次相同并与另一次相差不超过 1，视为安静时脉搏，然后记录 1 min 的脉搏。

（2）血压：一般指动脉血压，心室收缩时，动脉内的最高压力称为收缩压；心室舒张时，动脉内的最低压力称为舒张压。收缩压与舒张压之差称为脉压。测量血压用血压计。婴幼儿血压较低，随着年龄增大，血压渐升，青春期生长突增开始，血压上升明显（表 8-4）。

表 8-4　0—6 岁儿童正常血压范围值

单位：mmHg

年龄	新生儿	2—6月	7—12月	1—2岁	2—3岁	3—4岁	4—5岁	5—6岁
平均收缩压	80±16	89±19	96±30	99±25	100±25	99±20	94±14	100±15
平均舒张压	46±16	60±10	66±25	64±25	67±23	65±20	55±9	56±8

（3）最大耗氧量：最大耗氧量是指在从事某项劳动（或活动）时能消耗氧的最大数量，可反映儿童运动时心肺功能状况和训练水平，个体的最大耗氧量因其呼吸及循环系统的功能状态及身体锻炼情况不同而有所差异。简便的测量法为跨步试验，较精确的测量法是在定量运动前后用化学分析法测定呼出气体中的含氧量。

3. 神经心理发育指标

神经心理发育包含感知觉发育、运动发育、语言发育、个人与社会能力发育 4 个方面。

（1）感知觉发育：感知觉包括视觉、听觉、嗅觉和皮肤感觉。儿童常见的视力问题有斜视、弱视和屈光不正（近视、远视、散光），婴幼儿视力筛查时间是 1 岁以内 4 次，1—3 岁每 6 个月 1 次。新生儿听力障碍是常见的出生缺陷，国内报道正常新生儿中双侧听力障碍的发生率为 1.4‰~1.8‰。目前的医学技术还不能完全预防先天性听力障碍的发生，因此尽早筛查出听力障碍的儿童并进行干预，可以减轻家庭和社会的经济负担。

（2）运动发育：运动发育包括大运动发育和精细运动发育。大运动指身体对大动作的控制，使自己能够在周围环境中活动，如抬头、翻身、坐、站；精细运动指手指精细运动，如抓握、换手、敲击、搭积木、拿住杯子喝水等动作。

（3）语言发育：语言发育是儿童全面发育的标志，包括语言前阶段及语言阶段。

会话的能力是先理解，后表达。受到环境影响，语言发育个体差异很大，一般2岁时能理解约400个字，3岁时约1 000个字。如果1.5岁时不会说话，或2岁时词汇量少于30个，或3岁时词汇量少于50个或构音不清等都属于语言发育迟缓，需及时就医，查找原因。

（4）个人与社会能力发育：个人与社会能力又称社会适应能力，指儿童在生长发育过程中获得的自理能力和人际交往能力。新生儿已有与成人交往的能力，如母亲的声音可引起新生儿注视、安静、有愉快表情等反应，哭是引起成人反应的主要方式；3个月出现反应性大笑；6个月开始认生；10个月喜欢照镜子；12—18个月会指或者说出想要的东西，模仿扫地；2岁可训练如厕、独自进食，学习收拾玩具，喜欢听故事、看电视。3岁会学习遵循游戏规则，能和同伴玩简单的游戏。

【阅读卡片8-4】北京多措并举优化儿童健康服务[1]

2021年6月1日，北京市举办"守护明眸　健体强身"——"六一"国际儿童节主题宣传活动。自2009年起，北京将0—6岁儿童免费健康体检纳入基本公共卫生服务内容，对全市儿童提供0—6岁儿童健康服务。

通过开展眼外观检查、儿童发育问题预警征象和视力检查等，早期发现影响儿童视觉发育眼病和高危因素。持续关注儿童肥胖，强化重点监测干预。依托0—6岁儿童健康体检强化辅食添加、合理膳食等健康宣教，对肥胖儿童开展重点监测与个性化指导。以儿童体格测量、生长发育评价等为重点，北京已将儿童膳食管理、体格锻炼等列为基层医疗卫生机构和托幼机构卫生保健人才培养重点内容，打造强有力的专业队伍，强化儿童"吃动平衡"指导，提升儿童健康水平。

任务2　婴幼儿体格发育的评价

对身高、体重的评分通常包括Z评分和百分位数两种方法。现今，国际上通行采用的是Z评分。Z评分法也叫标准差（SD）比值法，它首先确定一个中间值（0 SD），然后根据计算出的标准差偏离中间值的程度来进行评价。百分位数法即将个体儿童的体格测量数值与作为生长评价标准的各百分位数值比较，根据其所处的百分位数，来评价该儿童的生长或营养水平。一般从生长水平、生长速度和身体匀称程度3个方面来评价儿童生长发育。

考点16：婴幼儿的生长或营养水平的评价指标。

1. 生长水平

生长水平评价指将某一年龄所获得的某一项体格生长测量值与参考人群相

---

① 根据网络资料整理。

比，得出该儿童在同质人群（同年龄、同性别）中所处的位置。生长水平既可了解群体儿童体格生长发育状况，也可了解个体儿童体格生长所达到的水平（图8-2、图8-3）。

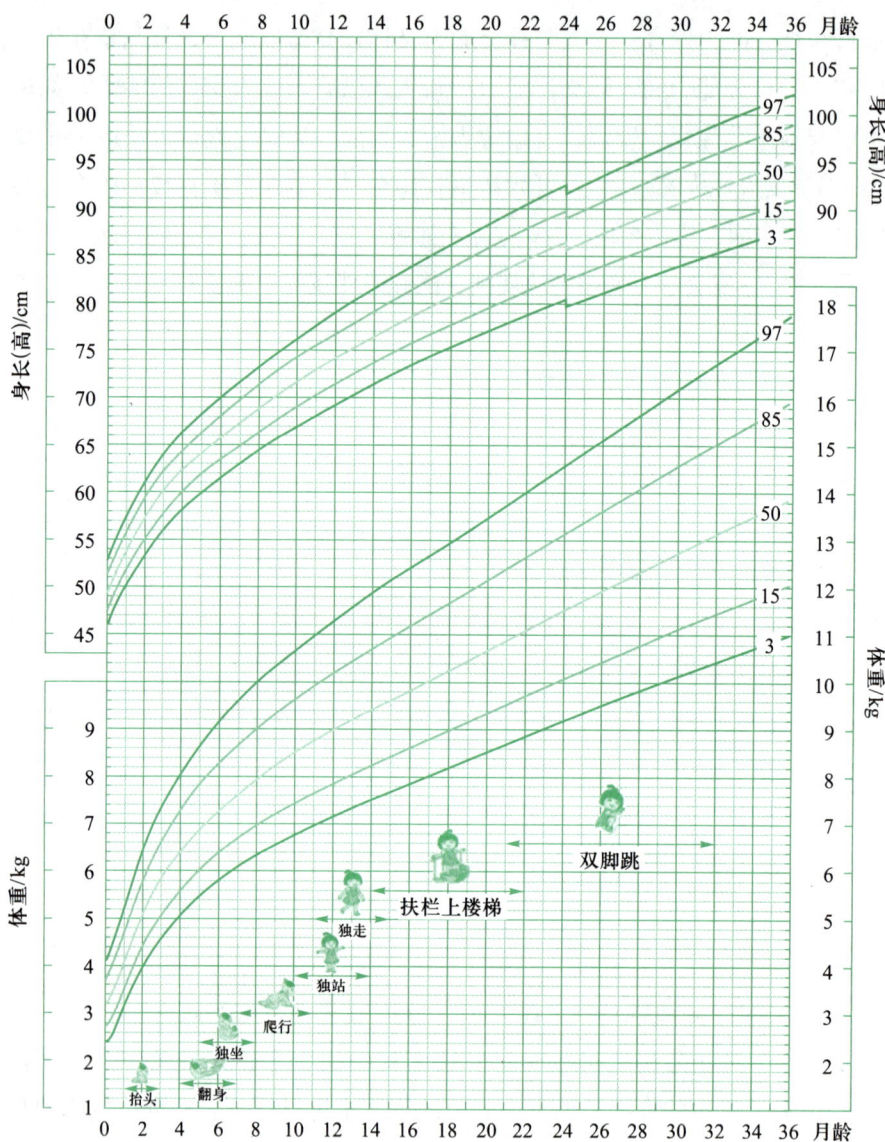

图8-2 0—3岁女童身长（高）/年龄、体重/年龄百分位标准曲线

2. 生长速度

考点17：婴幼儿的生长速度的参照标准。

生长速度评价指对某一项体格生长指标进行定期连续测量（纵向观察）所获得的该项指标在某一年龄阶段的增长值。将其与参考人群相比，可得出正常、不增、下降和增长不足的结果，多用于评价个体儿童，最能反映个体儿童的生长轨迹和趋势，体现生长的个体差异。

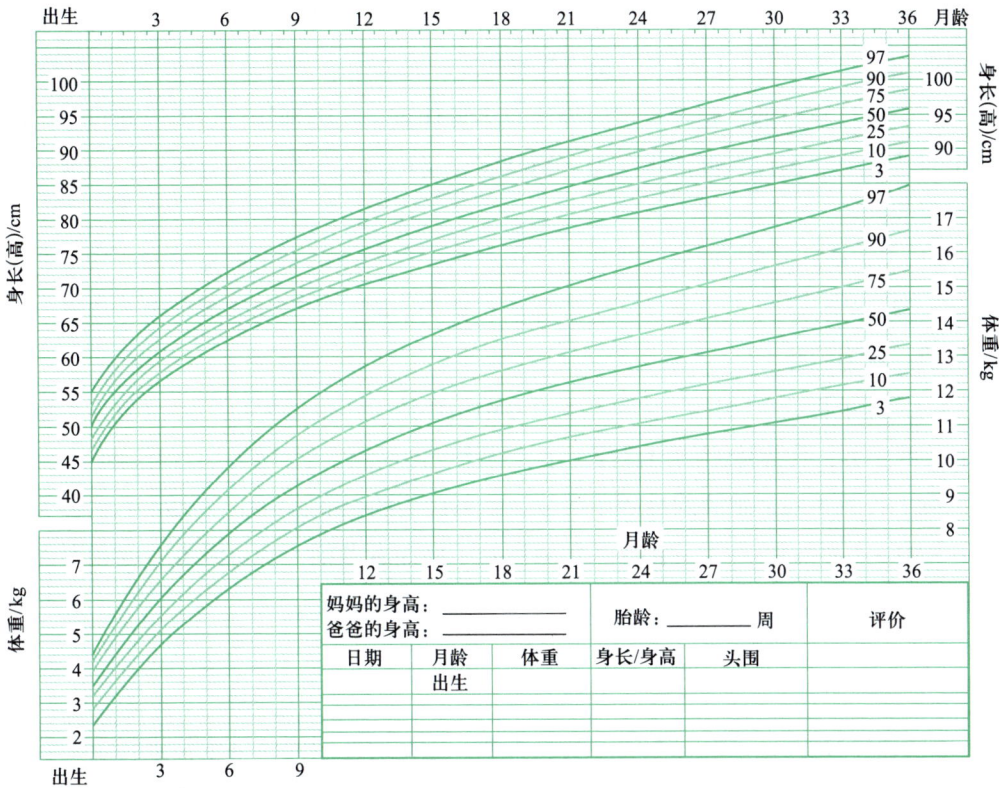

图8-3　0—3岁男童身长（高）/年龄、体重/年龄百分位标准曲线

3. 匀称程度

匀称程度用多项生长指标进行综合评价，反映体型和身长的匀称度。

（1）两两指数评价：目前，世界卫生组织建议使用年龄别体重、年龄别身高、身高别体重来评价儿童的生长发育和营养状况（表8-5）。

表8-5　三种生长指标两两结合评价

体重/身高	体重/年龄	身高/年龄	意义
正常	低	低	目前正常，有营养不良既往史
正常	正常	正常	正常
正常	高	高	高身材，营养正常
低	低	高	营养不良++
低	低	正常	营养不良+
低	正常	高	营养不良
高	高	低	肥胖
高	正常	低	目前肥胖，有营养不良既往史
高	高	正常	营养过度，但不一定是肥胖

年龄别体重是反映和评价儿童体格发育与营养状况的最敏感、最可靠也是最易获得的指标，主要反映目前或近期的营养状况。

年龄别体重过低，超过一定的界值点为低体重；年龄别体重过大，超过一定的界值点为超重，因此在群体水平上，需要将该指标与其他指标结合使用，以清楚地解释营养问题。

身高别体重是反映近期营养状况的敏感指标，它的最大优点是不需要知道儿童年龄。身高别体重过小，超过一定的界值点称为消瘦，身高别体重过大，超过一定的界值点称为肥胖。

考点18：BMI值的计算。

（2）体重指数（BMI）：体重指数（BMI）即体重（单位为kg）除以身高（单位为m）的平方，代表体型的匀称性。BMI与体密度法测定的体脂具有很高的相关性，被国际上推荐为确定肥胖的最适用指标。我国成人的标准：BMI值为24.0~27.9为超重；BMI≥28为肥胖。儿童BMI随年龄性别不同而有差别，评价时需查阅相关表格（表8-6）。

任务3 婴幼儿生长监测

考点19：儿童生长曲线图的绘制。

生长监测是儿童系统保健的一种新方法，它是对儿童的体格生长进行定期、连续的测量与评价的过程，其目的在于早期发现儿童的营养问题，采取相应措施，以促进儿童健康成长。生长监测将体重指标和其他指标如年龄、身高等结合使用，或进一步分解能更好地评价营养和健康状况。

1. 如何使用WHO新版儿童生长发育曲线图

（1）认识新版儿童生长发育曲线图：新版儿童生长曲线图折页的正反两面，分别是男孩、女孩身长（高）、体重与头围3个生长指标的百分位图，每张图上均有5条曲线，由上而下分别代表同年龄层之第97、85、50、15、3百分位（图8-4、图8-5）。身长/身高图在2岁时曲线有落差，是因为测量方法不同；2岁之前是测量婴幼儿躺下时的身长，2岁以上则是测量站立时的身高。

（2）定位婴幼儿个体测量值的位置：按婴幼儿的性别，先找到横坐标所标示的婴幼儿年龄，再找到纵坐标上身长（高）、体重与头围数值，就可以找到婴幼儿在同年龄层小孩的百分位。以满1岁的男孩身高75 cm为例，大约在第50百分位，就表示在100位同一年龄层的婴幼儿中，排在中间位置。

2. 在生长监测中早期发现0—3岁婴幼儿的营养问题

首先，应定期、连续、准确地测量个体儿童的体重和身高，做营养状况监测，体重、身高都有必要监测，体重反映近期营养状况，身高反映远期营养状况。一般6个月以内的婴儿每月测1次体重，6—12个月的婴儿每2个月测1次体重，1—3岁的幼儿每3个月测1次体重。如果婴幼儿体重增长不太好，则要改为每月测量1次直至

表8-6　世界卫生组织BMI标准

| 女:0~2岁 | | | | | | | | 男:0~2岁 | | | | | | | |
年.月	-3SD	-2SD	-1SD	均数	1SD	2SD	3SD	年.月	-3SD	-2SD	-1SD	均数	1SD	2SD	3SD
0.0	10.1	11.1	12.2	13.3	14.6	16.1	17.7	0.0	10.2	11.1	12.2	13.4	14.8	16.3	18.1
0.1	10.8	12.0	13.2	14.6	16.0	17.5	19.1	0.1	11.3	12.4	13.6	14.9	16.3	17.8	19.4
0.2	11.8	13.0	14.3	15.8	17.3	19.0	20.7	0.2	12.5	13.7	15.0	16.3	17.8	19.4	21.1
0.3	12.4	13.6	14.9	16.4	17.9	19.7	21.5	0.3	13.1	14.3	15.5	16.9	18.4	20.0	21.8
0.4	12.7	13.9	15.2	16.7	18.3	20.0	22.0	0.4	13.4	14.5	15.8	17.2	18.7	20.3	22.1
0.5	12.9	14.1	15.4	16.8	18.4	20.2	22.2	0.5	13.5	14.7	15.9	17.3	18.8	20.5	22.3
0.6	13.0	14.1	15.5	16.9	18.5	20.3	22.3	0.6	13.6	14.7	16.0	17.3	18.8	20.5	22.3
0.7	13.0	14.2	15.5	16.9	18.5	20.3	22.3	0.7	13.7	14.8	16.0	17.3	18.8	20.5	22.3
0.8	13.0	14.1	15.4	16.8	18.4	20.2	22.2	0.8	13.6	14.7	15.9	17.3	18.7	20.4	22.2
0.9	12.9	14.1	15.3	16.7	18.3	20.1	22.1	0.9	13.6	14.7	15.8	17.2	18.6	20.3	22.1
0.10	12.9	14.0	15.2	16.6	18.2	19.9	21.9	0.10	13.5	14.6	15.7	17.0	18.5	20.1	22.0
0.11	12.8	13.9	15.1	16.5	18.0	19.8	21.8	0.11	13.4	14.5	15.6	16.9	18.4	20.0	21.8
1.0	12.7	13.8	15.0	16.4	17.9	19.6	21.6	1.0	13.4	14.4	15.5	16.8	18.2	19.8	21.6
1.1	12.6	13.7	14.9	16.2	17.7	19.5	21.4	1.1	13.3	14.3	15.4	16.7	18.1	19.7	21.5
1.2	12.6	13.6	14.8	16.1	17.6	19.3	21.3	1.2	13.2	14.2	15.3	16.6	18.0	19.5	21.3
1.3	12.5	13.5	14.7	16.0	17.5	19.2	21.1	1.3	13.1	14.1	15.2	16.4	17.8	19.4	21.2
1.4	12.4	13.5	14.6	15.9	17.4	19.1	21.0	1.4	13.1	14.0	15.1	16.3	17.7	19.3	21.0
1.5	12.4	13.4	14.5	15.8	17.3	18.9	20.9	1.5	13.0	13.9	15.0	16.2	17.6	19.1	20.9
1.6	12.3	13.3	14.4	15.7	17.2	18.8	20.8	1.6	12.9	13.9	14.9	16.1	17.5	19.0	20.8
1.7	12.3	13.3	14.4	15.7	17.1	18.8	20.7	1.7	12.9	13.8	14.9	16.1	17.4	18.9	20.7
1.8	12.2	13.2	14.3	15.6	17.0	18.7	20.6	1.8	12.8	13.7	14.8	16.0	17.3	18.8	20.6
1.9	12.2	13.2	14.3	15.5	17.0	18.6	20.5	1.9	12.8	13.7	14.7	15.9	17.2	18.7	20.5
1.10	12.2	13.1	14.2	15.5	16.9	18.5	20.4	1.10	12.7	13.6	14.7	15.8	17.2	18.7	20.4
1.11	12.2	13.1	14.2	15.4	16.9	18.5	20.4	1.11	12.7	13.6	14.6	15.8	17.1	18.6	20.3
2.0	12.1	13.1	14.2	15.4	16.8	18.4	20.3	2.0	12.7	13.6	14.6	15.7	17.0	18.5	20.3

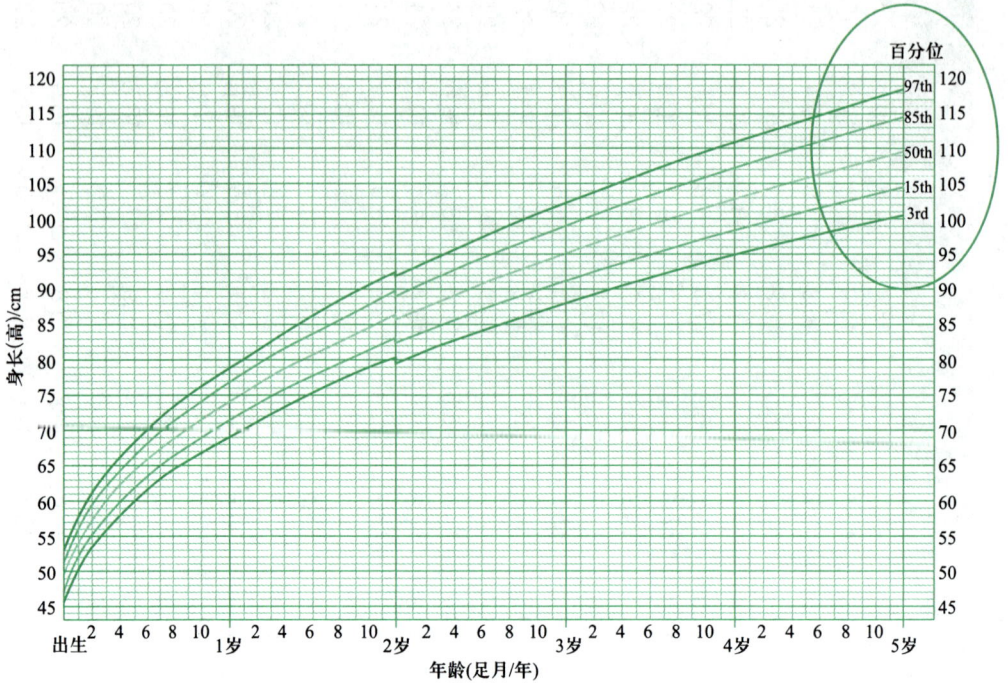

图8-4 0—5岁女孩年龄别身长（高）百分位图

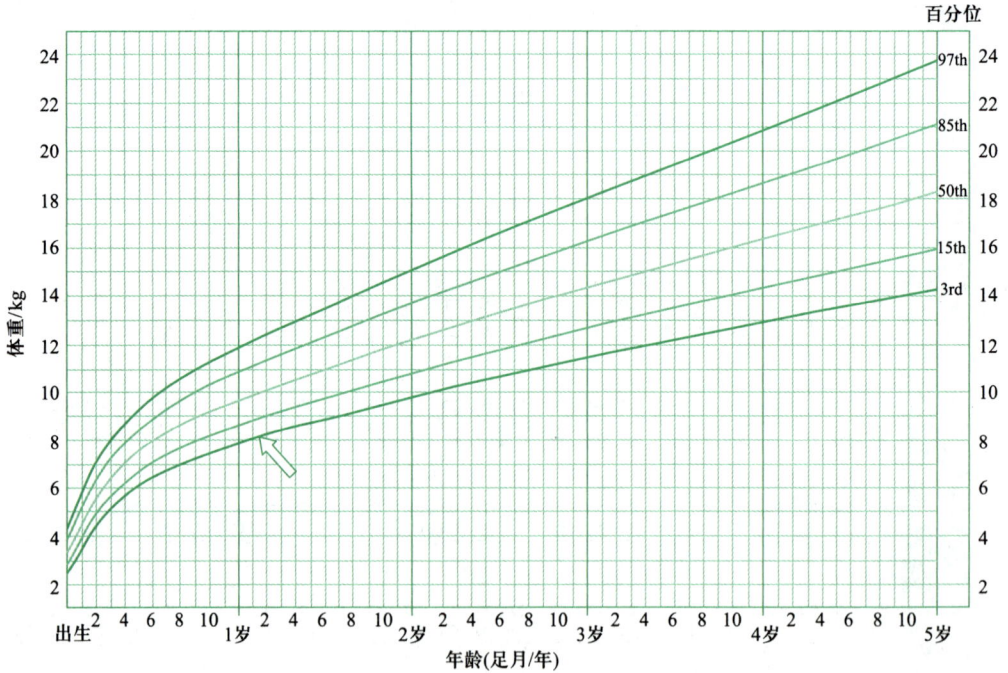

图8-5 0—5岁男孩年龄别体重百分位图

体重增长恢复正常。

其次，在婴幼儿生长发育图中画婴幼儿的体重曲线。应从生长监测的曲线图入手，密切观察婴幼儿生长曲线的走向。

再次，评价婴幼儿体重曲线的变化趋势并分析原因。婴幼儿体重曲线的变化趋势主要有6种：曲线平行、曲线高偏、曲线低偏、曲线平坦、曲线下斜和曲线剧升。其中前2种是正常的变化形式，后4种是异常的变化形式。

（1）曲线平行：婴幼儿体重曲线在上下两条参考标准曲线之间且与任何一条参考标准曲线平行，说明婴幼儿体重在正常范围，并且体重增长速度和生长趋势也是正常的。

（2）曲线高偏：婴幼儿体重曲线缓慢向上偏斜，不与参考标准曲线平行，这是个好现象，说明婴幼儿体重增长在向好的方向发展。

（3）曲线低偏：婴幼儿体重曲线虽在上升但不与参考标准曲线平行，出现向下偏离的倾向，说明婴幼儿体重虽在增长但增长速度不够。

（4）曲线平坦：婴幼儿体重曲线变平，不与参考标准曲线平行，说明婴幼儿体重未增加。

（5）曲线下斜：婴幼儿体重曲线向下倾斜，不与参考标准曲线平行，说明婴幼儿体重减轻。

（6）曲线剧升：婴幼儿的体重曲线急剧向上倾斜，甚至超出上面这条参考标准曲线，说明婴幼儿体重增长过快。

婴幼儿的体重曲线出现上述后4种情况都属异常情况，都要对婴幼儿进行全面体检，找出其原因。出现曲线低偏，这是发生营养不良或疾病的早期信号，应引起高度重视；出现曲线平坦、下斜或剧升的情况，均应尽快找医生检查，及时找出原因。

最后，根据婴幼儿体重曲线变化趋势及引起体重曲线变化的原因，结合其家庭经济情况和家长的文化等，指导家长采取相应的干预措施，促进婴幼儿健康成长。

虽然生长曲线是评估婴幼儿生长状态的好工具，但是如果用错了，会平添许多焦虑和烦恼。例如，家长在使用生长曲线的时候，把五条线最中间那一条当作标准，婴幼儿生长曲线高过那条线家长担心孩子长得太快，低过那条线又担心孩子长得太慢。其实，这是对生长曲线的误解。一般而言，婴幼儿的生长指标若落在第97及第3百分位两线之间均属正常，否则就要考虑该项生长指标有过高或过低的情形。需要强调的是，婴幼儿生长是连续性的，除了观察每个落点外，其连线也应该遵循生长曲线的走势，如果走势变平、变陡或呈现锯齿状，都代表婴幼儿的生长发育出现变化，需请医生评估检查。

其实，比起关注生长曲线的位置，更重要的是关注生长曲线的趋势。婴幼儿的生长情况不同，生长曲线的位置也有区别，但只要其生长曲线能够保持以前的趋势，不发生剧烈波动或增长持续下降，就没有问题。此外，"曲线曲线，聚点才能连成线"，如果不能定期规律记录，隔很长时间想起来才测量一次，会导致数据点太少，生长曲线的线的转折波动大，难以正确判断婴幼儿的生长趋势。

【阅读卡片8-5】儿童生长发育曲线需长期监测[①]

　　孩子的生长发育是家长最为关注的，但是要懂得如何去关注。近期，北京儿童医院公布的一项统计显示，2017年医院确诊的儿童性早熟发育迟缓的患儿比前一年增长了20%。

　　专家提醒家长，儿童的生长发育曲线需要长期监测，儿童生长发育一旦偏离了正常轨迹，就要及时进行干预。

　　生长发育曲线是儿童生长发育过程中非常重要的指标，主要数据包括体重、身高、头围。这3项指标对儿童一生的身心健康发展都起到不可忽视的作用。

　　0—18岁儿童的身高、体重监测，除了关系到生理健康，还关系到儿童正常心理发育。儿童过高、过矮、过度肥胖或瘦弱，都与营养及内分泌状况有关，需要及时进行调整，以免错过最佳身高增长期。

　　专家建议，在监测儿童生长发育曲线的基础上，家长还应该定期为儿童做详细的健康检查，包括神经运动发育的评估、眼睛、听力、耳鼻喉的发育、先天性心脏病、髋关节脱位的筛查，6—9个月需要查一次血红蛋白，避免贫血，同时检测维生素D的水平。

---

　　① 根据网络资料整理。

项目三　婴幼儿膳食的调查与评价

学习目标

一、素质目标

树立正确全面的营养评价观念，对婴幼儿膳食调查感兴趣。

二、知识目标

1. 了解膳食调查的含义和意义。

2. 熟悉婴幼儿膳食调查的常见方法。

3. 掌握婴幼儿膳食调查结果评价的实施步骤。

三、能力目标

1. 能够运用适宜的方法调查婴幼儿个体的膳食营养状况。

2. 能够合作完成婴幼儿膳食调查的计算和分析，提供营养膳食建议。

任务情境

　　2岁10个月的壮壮今天在社区卫生所测量了体重（33 kg）、身高（90 cm）。邻居老人见了都夸壮壮吃得好，白白胖胖身体好。奶奶对此也很自豪，平时鸡、鸭、鱼、肉、蛋总是换着样给孙子做着吃。壮壮胃口也很好，吃饭不挑食，饭量也大。除了三餐外，一天还有两次加餐时间，香蕉、杧果、可乐、小饼干、牛乳都是壮壮最爱的加餐食物。但是最近天气忽冷忽热，壮壮肚子受凉了，消化不好，也不像平时那样爱吃东西了。

　　任务：作为壮壮的老师，你从奶奶口中了解到以上情况后，会给予奶奶有关营养学方面哪些适宜的建议？准备谈话前，你有哪些思路呢？

　　民以食为天，营养的最大来源是膳食。中国营养学会发布的《中国居民膳食指南科学研究报告（2021）》指出，受社会经济水平发展不平衡，人口老龄化和不健康饮食生活方式等因素的影响，我国仍存在一些亟待解决的营养健康问题。一是膳食不平衡的问题突出，成为慢性病发生的主要危险因素，高油高盐摄入在我国仍普遍存在，青少年含糖饮料消费逐年上升，全谷物、深色蔬菜、水果、乳类、鱼虾类和大豆类食物摄入普遍不足。二是居民生活方式明显改变，身体活动总量下降，能量摄入和消耗控制失衡，超重、肥胖成为重要公共卫生问题，膳食相关慢性病问题日趋严重。三是城乡发展不平衡，农村食物结构有待改善。农村居民乳类、水果、水产品等食物的摄入量仍明显低于城市居民，油盐摄入、食物多样化等营养科普教育急需下沉基层。四是婴幼儿、孕妇、老年人等重点人群的营养问题应得到特殊的关注。五是食物浪费问题严重，居民营养素养有待提高。

营养状况评价其中一项重要内容是膳食调查。为了解不同个体和人群的膳食习惯，包括摄入的食物品种及每日从食物中所能摄取各种营养素的量，营养工作者经常选择适当的膳食调查方法对有关人群进行膳食调查。我国在1959年、1982年、1992年和2002年分别开展了4次全国性营养调查或营养与健康监测工作，并于2010—2013年在全国31省（自治区、直辖市）完成了中国居民营养与健康状况监测。这些工作都是在膳食调查的基础上进行的。[①]

学习任务

任务1 婴幼儿膳食调查方法的确定

1. 膳食调查的含义

膳食调查是指在一定时间内调查群体或个体通过膳食所摄取的能量和营养素的数量及质量，并根据食物成分表计算出每人每日各种营养素的平均摄入量，以此评定正常营养需要得到满足的程度。膳食调查的主要内容应包括膳食构成及其所含热量和营养素的量和质、全天食物的分配及用膳时间、烹调加工方法、食堂卫生状况等。某个人或某人群中每人平均每日所吃食物的品种和数量，是膳食调查最基本的资料。

膳食调查是婴幼儿营养评价的基础，通过膳食调查建立0—3岁婴幼儿膳食摄入食物和营养素数据库，评价0—3岁婴幼儿膳食营养状况，发现现存和潜在的膳食营养问题，以及与疾病和健康问题的关系，分别为胎儿期、新生儿期、婴儿期和幼儿期的儿童制定适宜营养策略，提供营养干预奠定科学基础。

2. 膳食调查的方法

考点20：
膳食调查的
方法。

膳食调查通常采用的方法有称重法、询问法（24 h回顾法和膳食史法）、记账法和食物频率法等。这些方法可单独使用，也可联合使用。可根据调查研究的目的、研究人群、对结果精确性要求、经费及研究时间的长短来确定适当的调查方法。

（1）称重法：称重法主要是将调查对象在托育机构、家庭就餐时的每餐食物进

---

① 郭齐雅，于冬梅，俞丹，等. 1959、1982、1992、2002及2010—2013年中国居民营养与健康状况调查/监测比较分析［J］.卫生研究，2016，45（04）：542-547.

行称重，即烹调前的生重、烹调后的熟重和剩余食物的重量都逐一称量记录。

（2）询问法：在客观条件限制下不能运用记账法或称重法时，可用询问法初步了解个体的食物消耗量，如通过询问了解3岁幼儿最近3日或1周内每天所吃食物的种类及重量，从而加以估计。询问法也可以了解调查对象的膳食史和饮食习惯，以及有无忌食、偏食等情况。询问法又分为24 h回顾法和膳食史法。

①24 h回顾法：24 h回顾法通过询问的方法，调查前一天的进餐信息，归纳推算一段时间内食物或营养素的摄入量，其不足是常具有偶然性。24 h回顾法可用于家庭中个体的食物消耗状况调查，也适合于描述不同人群个体的食物摄入情况，包括一些散居的特殊人群调查。询问法所问内容包括调查对象的年龄、性别、工作类别、生活与生产活动量，最近一段时间所吃食物种类、数量，再分别折算为每日食物消耗量。询问方式较多，包括面对面询问、使用开放式调查表或事先编码好的调查表通过电话、录音机等进行询问。其中，最典型的是使用开放式调查表进行面对面询问。

在实际工作中，一般采用24 h回顾法与膳食史法结合的方法，或者采用3天24 h连续调查方法。24 h膳食回顾调查每次15~40 min，以面对面询问的应答率较高，要求每个调查对象回顾和描述24 h内摄入的所有食物的种类和数量。一般是从最后一餐吃东西开始向前推24 h。对所摄取的食物可进行量化估计。食物量通常参照家用量具、食物模型或食物图谱进行估计。在调查时，家庭成员可以帮助提供每个人摄入的食物种类和实际消耗的数量。一年中可以进行多次回顾，以提供个体日常食物消耗情况。

【阅读卡片8-6】个人人日数计算[①]

1个人日是指1个人1天吃早、中、晚3餐。总人日数是指全体全天个人总餐之和。只有在调查集体、家庭人员且每日吃饭人数不同时才用。个人人日数在家庭和集体就餐单位调查中很重要。采用24 h回顾法时，在外就餐也要询问，并计算在餐次总数中。个人人日数计算公式：

个人人日数＝早餐餐次总数×早餐餐次比＋中餐餐次总数×中餐餐次比＋晚餐餐次总数×晚餐餐次比

全家总人日数＝所有在家用餐个人的人日数之和

例如，在某托育机构调查，早餐有20名婴幼儿进餐，午餐有30名，晚餐有25名，人日数计算如下：

---

① 徐迪波，方惠千.桐乡市居民食用油消耗量调查［J］.浙江预防医学，2015，27（01）：6-9.

确定餐次比：一般早、中、晚三餐的能量分配以30%、40%、30%为宜，也可按照婴幼儿的三餐各占1/3计算。

计算群体总人日数：

按照三餐各占1/3计算：总人日数＝（20+30+25）×1/3=25人日

按照早、中、晚三餐为30%、40%、30%计算：

总人日数＝20×30%+30×40%+25×30%=25.5人日

考点21：托育机构婴幼儿的膳食营养状况的评价方法。

②膳食史法：膳食史法是通过询问、记录及反复核对调查对象的食物摄入情况，了解过去一段时间的膳食模式，需由专业的、通晓膳食构成知识的营养师进行。膳食史法包括2个环节：一是询问，询问调查对象通常的每日膳食摄入模式，可以用一些常用家用量具、食物模型或食物图谱估计食物量；二是反复核对，用一份包含各种食物的详细食物清单来反复核对，以确证、阐明其总的饮食模式。

（3）记账法：记账法是由调查对象或研究者称量一定时期的食物消耗总量，研究者通过这些记录并根据同一时期的进餐人数，计算出每人每天各种食物的平均摄入量。记账法是最早、最常用的膳食调查方法，常和称重法一起使用。在我国开展的4次全国营养调查中，均采用了称重记账法。

记账法操作较简便、费用低、人力少，适用于大样本。记账法查阅被调查单位或家庭账目在一定期间内食物的消耗总量、用餐人数。记账法一般适用于有详细账目，就餐人数变动不大的集体单位和家庭，如机关、托育机构等。一般统计1个月，也可全年分季节调查。在账目准确和每餐用餐人数统计确实的情况下，结果较准确，可调查较长时期的膳食摄入状况。但由于调查结果代表单位或家庭人均的摄入量，故不能用来分析个体的膳食摄入状况。根据该单位每日购买食物的发票和账目、出勤人数的记录，可得到在一定期限内的各种食物消耗总量和就餐者的人日数，即1人1天食3餐算1个人日，从而计算出平均每人每日的食物消耗量。

【阅读卡片8-7】称重记账法的相关计算[①]

（1）计算食物实际消耗量。

根据记账法中所记信息统计3天内家庭的食物结存量、购进总量、废弃总量和剩余总量来计算。公式为：

家庭每种食物实际消耗量（g）=食物结存量+购进食物总量-废弃食物总量-剩余总量

---

① 郭齐雅，于冬梅，俞丹，等. 1959、1982、1992、2002及2010—2013年中国居民营养与健康状况调查/监测比较分析［J］. 卫生研究，2016，45（04）：542-547.

（2）计算每人每日各种食物的摄入量。

家庭平均每人每日每种食物摄入量=实际消耗量（g）/家庭总人日数

个人人日数=早餐餐次总数×早餐餐次比+中餐餐次总数×中餐餐次比+晚餐餐

次总数×晚餐餐次比

全家总人日数=所有在家用餐个人的人日数之和

（3）计算每人每日各种营养素的摄入量。

平均每人每日营养素摄入量是根据食物成分表中各种食物的能量及营养素的含量来计算的。公式有：

食物中某营养素含量=［食物量（g）/100×可食部分比例］×每100 g食物中营养

素含量

家庭某种营养素的总摄入量=家庭摄入的所有食物中某种营养素的量累加

平均每人每日某营养素摄入量=家庭某种营养素摄入量/家庭总人日数

（4）标准人的概念及计算方法。

由于调查对象的年龄、性别和劳动强度有很大的差别，所以无法用营养素的平均摄入量进行相互间的比较。为此，一般将各类人群都折合成标准人进行比较。

折合的方法是以体重为60 kg的成年男子从事轻体力劳动为标准人，以其能量供给量10.03 MJ（2 400 kcal）作为1，其他各类人员按其能量推荐量与10.03 MJ之比得出各类人的折合系数。

（5）中国居民能量参考摄入量及标准人系数。

标准人日=标准人系数×人日数

全家的标准人日数=成员1标准人系数×人日数+成员2标准人系数×人日数……

混合系数=全家的标准人日数/全家总人日数

该人群标准人的食物摄入量=人均食物摄入量/混合系数

标准人的平均每日某营养素摄入量=平均每人每日某营养素摄入量/混合系数

计算出人群标准人的食物和营养素摄入量后，就能够在不同年龄、性别和劳动强度的人群之间进行比较。

（4）食物频率法：食物频率法通过询问摄入频率，计算摄入量，调查对象的饮食习惯不受影响，在评价膳食与慢性疾病的影响时，长期的膳食摄入往往比短期的摄入更有意义，但可能存在调查时间相对较长的缺点。

任务2　婴幼儿膳食调查资料的分析

1. 膳食资料的收集与整理

膳食调查日数一般为5~7日，其中不包括节日。若居民有星期日吃得较好的习惯，则应为包括星期日在内的7天调查。调查的日数也因膳食管理方法及调查方法而定。

运用称量法时，要将被测单位或个人每日每餐各种食物食部消耗的数量都予以称量记录，应包括调查期间在托育机构或家庭外的一切零食在内。

在包伙制的机构如托育机构，可用记账法进行调查，调查日数可长达1个月到半年，用询问法可以对儿童1个月内的膳食情况做出比较准确的估计。

调查的原始资料应整理成每人每天消耗食品的净重，按照食物成分表计算出平均每人每天所摄入的热量和各种营养素量。调查前预先制好表格便于登记和统计，称重记录表的设计原则是餐次分开、项目完整清晰、有足够的记录空间（表8-7）。

表8-7 食物消耗量登记表

日期	营养素	餐别					热量
		早餐	早点	午餐	午点	晚餐	

称重法需称量每餐烹调前可食部分生重、烹调后的熟重、吃后剩余食重，并统计准确的用餐人数，称量三餐外摄入的水果、糕点、瓜子、花生等零食。它的主要优点是比其他方法准确，可调查每人每餐膳食的变动情况，尤其是称量制作复杂的主食，可以较好地解决主食制作、含汤类食物摄入不均等问题，为准确计算主食原料量提供了理论基础。但因其费时费力，不适用于大规模个体调查。

2. 膳食资料的记录和计算

首先估计食物的重量，再核实，然后整理原始资料算出每人每日各种食物的平均消耗量。可运用常见食物的份进行估量。常见食物的份即单位食物或常用单位量具中食物具体的数量份额。这个份额常根据大多数个体食入的食物量或自然分量确定。包装食品则是根据出售的自然独立包装确定，如吐司面包一片为25~30 g，牛乳一袋约50 ml，鸡蛋一个约60 g。然后运用标准量具进行核实每种食物的消耗量，如用直径为13 cm的标准碗盛取大米饭，则容量为200 g。

一般烹调以前的生重、烹调后的熟重和吃后剩余食重须称量、记录，并求出生熟比例，然后将一天各餐的结果相加求得一日的各种食物消耗量。各种食物须分类综合，然后求得每人每日食物的平均消耗量。

例如，在《中国成年居民2000—2015年膳食钠、钾摄入量变化趋势分析》中，连续3天（包括2个工作日和1个休息日）称量和记录整个家庭各种调味品（如食盐、酱油、味精、咸菜等）的摄入量，按照食物成分表折算出钠的消耗总量。同时记录调查期间家庭用餐的总人数及家庭用餐人员的性别、年龄、就餐情况和劳动强度，计算总人日数。膳食钠消耗总量除以总人日数得到每人每日钠消耗量，乘以标准人系数得到标准人每日膳食钠的消耗量。

3. 计算膳食中各类食物的重量及百分比

按食物成分表计算每种食物所供给的热量和各种营养素，填入表8-8。将各种营养素的量分别相加即得出调查期间每人每天营养素的平均摄入量。计算和分析膳食中各类食物的重量及其百分比、热量及蛋白质来源分配（表8-8）。

例如，贝贝在家吃饭时喝了一碗大米绿豆粥，称重是330 g。要想准确分析其营养成分，就必须知道这碗大米绿豆粥中含有多少克大米和多少克绿豆。方法是在煮粥前称出大米和绿豆的重量，分别是102 g和33 g（原料中大米和绿豆的比例分别是75.6%和24.4%）。煮好一锅粥后是1 485 g，生熟比是1∶11，那么计算出330 g大米绿豆粥的原料为30 g，即22.7 g大米+7.3 g绿豆。然后就可以查食物成分表计算一碗大米绿豆粥的营养成分了。

考点22：
食物营养成分的计算。

4. 根据数据分析评价营养状况

根据计算结果，评价膳食中热量及各种营养素的摄入量，与我国制定的"每人每日营养素供给量"1981年修订本相比较是否满足要求，评价蛋白质、脂肪、碳水化合物三大营养素的热能比及蛋白质、脂肪重量指标等，并提出改进意见。如果某种营养素的供给量长期低于标准的90%，则往往可能有营养不良发生；如长期低于标准的70%则有发生营养缺乏病的可能。

【阅读卡片8-8】WHO：禁止在3岁以下婴幼儿食品中添加糖[①]

2019年WHO发布调查报告称，其于2016—2017年，抽检了英国、丹麦和西班牙市面上的婴儿食品，在检测过程中发现，部分生产商在食品中加入了果蓉等以增加糖分。若经常食用这些食品，会给婴幼儿造成龋齿、肥胖等多种健康伤害，建议禁止生产商在3岁以下婴幼儿食品中添加糖。这里面包括：糖、糖精、糖浆、蜂蜜、果汁、浓缩果汁、安赛蜜、三氯蔗糖、阿斯巴甜、甜叶菊等。WHO发布这一公告的目的是，试图从源头上让孩子与糖分"划清界限"，推迟孩子接触糖的时间，减少高糖对孩子健康造成的伤害。

WHO前几年发布的成人和儿童游离糖摄入指南中建议，糖摄入量应控制在总能量的10%以下，最好是能够进一步控制在总能量的5%以下。对于孩子来说，10%和5%分别代表多少糖呢？对1—2岁的孩子来说，10%为20~30 g，5%为10~15 g；对4—6岁的孩子来说，10%为30~40 g，5%为15~20 g。

如何帮助孩子减少糖的摄入呢？建议从以下几个方面做起。

---

① 根据网络资料整理。

表8-8　每人每天营养素摄入量计算表

分类	食物名称	重量/g	可食量/g	蛋白质/g	脂肪/g	糖/g	热量/MJ	钙/mg	磷/mg	铁/mg	维生素A/mg	胡萝卜素/mg	维生素B/mg	核黄素/mg	维生素C/mg	烟酸/mg
每人每日摄入量																	

（1）日常尽量不喝甜饮料，包括各种碳酸饮料、茶饮料、乳酸菌饮料、果汁饮料、红糖水、蜂蜜水等，如果想喝，尽量选择无糖饮料。

（2）即使是纯果汁也要少喝，尽量直接吃水果。直接食用完整的水果最好。榨果蔬汁时尽量多放蔬菜，少放水果。

（3）焙烤食品尽量控制数量，如果想要吃，可以选择无糖的。尽量不吃或者少吃面包、甜点、饼干、曲奇等甜食，家长做面包、点心时尽量少放糖。

（4）平时自己饮食或者烹调食物，都要养成尽量不加糖的习惯。比如，喝粥不加糖，打五谷豆浆不加糖，喝咖啡不加糖，做菜也要少放糖。

（5）购买包装食品时，注意看营养标签（图8-6）。尤其是那些号称"零脂肪""低糖"或"无糖"的食品，一定要注意看它的成分和营养素含量。另外，在食品标签中，还有很多成分其实也都是糖，如玉米糖浆、麦芽糊精等，如果有这些成分存在，也要注意少吃。

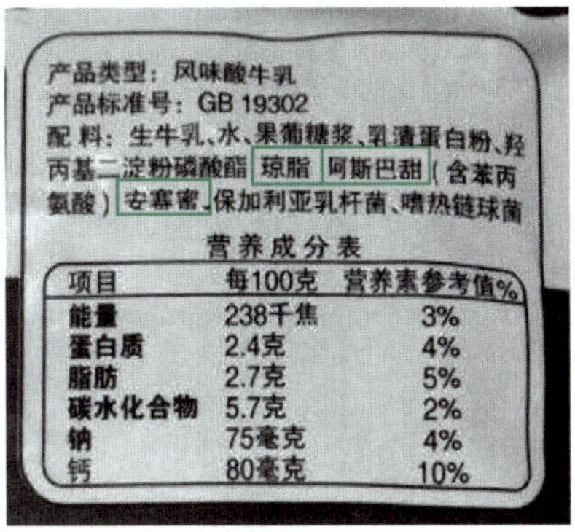

图8-6　营养标签

任务3　婴幼儿膳食调查结果的评价

婴幼儿膳食调查应针对0—3岁特定的年龄阶段选择适当的方法，得到准确的食物消耗数据，并且在此基础上对膳食调查结果再做出客观的评价。

婴幼儿膳食调查结果评价包括对0—3岁各个阶段进行膳食结构分析、营养摄入量分析、能量和营养素来源分析等。

膳食结构是指膳食中各类食物的数量及其在膳食中所占的比重。根据各类食物所能提供的能量及各种营养素的数量和比例来衡量0—3岁婴幼儿各阶段的膳食结构。

首先，根据调查对象24 h膳食调查结果，计算谷类、蔬菜和水果类、鱼类、禽类、肉类、蛋类、乳类、豆类、油脂类9类食物的摄入量。然后与中国居民平衡膳食宝塔提出的不同能量膳食的各类食物参考摄入量进行比较，对调查对象的膳食模式进行分析，判断各类食物摄入量是否满足人体需求，评价膳食中营养素的组成是否合理，最后根据婴幼儿的生理特点和生长发育规律，给出符合调查对象家庭经济条件和地域特色的均衡膳食建议。

婴幼儿膳食调查计算和分析程序如下。

（1）分类排序记录食物：核对和检查调查对象的一日食物消耗记录后，按照食物分类将调查所得的个体消耗食物分类排序，并记录在表格内（表8-9）。

表8-9 膳食调查总结表

项目	蛋白质	脂肪	糖	热量	纤维素	钙	铁	磷	维生素A	胡萝卜素	维生素B_1	维生素B_2	烟酸	维生素C
平均每人每日摄入量														
平均供给量														
比较%														
评价级别														

项目	热量食物来源分布					热量营养素来源			蛋白质来源分布				脂肪来源分布	
	谷类	薯类	豆类	其他动物性食物	纯热量食物	蛋白质	糖	脂肪	谷类	豆类	其他植物食物	其他动物食物	动物性	植物性
摄入量														
占总摄入量%														

（2）计算各类食物的摄入合计值：按照调查对象每日摄入的谷类、薯类、禽畜肉鱼类、豆类及其制品等各类食物予以填写完全后，在每一类的合计栏中通过计算得到各类食物的摄入合计值，填入表8-10中。

（3）评价膳食结构：将每日摄入的食物归类，与中国居民0—3岁膳食宝塔的推荐食物种类比较，检查食物是否多样化（表8-11）。

（4）评价食物数量：把以上食物按类计算，与中国居民膳食宝塔的推荐食物数量比较，检查是否足够（表8-12）。

（5）总体评价和建议：评价食物种类是否齐全，数量分布是否合理，大致估计能量是否足够，并给出合理建议。

表8-10　各类食物摄入量统计

类别	食物名称	摄入量/g	合计/g
谷类			
薯类			
禽畜肉鱼类			
豆类及豆制品			
奶类			
蛋类			
蔬菜类			
水果类			
坚果类			

表8-11　膳食结构评价

食物种类	实际摄入品种	评价
谷类		
薯类		
蔬菜类、水果类		
畜禽肉鱼类		
蛋类		
豆类及豆制品		
奶类		
坚果		
油脂类		

表8-12　食物数量评价

食物种类	实际摄入量	宝塔推荐量
谷类		
蔬菜类、水果类		
肉类		
鱼虾类		
蛋类		
豆类及其制品		
乳类及其制品		
油脂类		

【阅读卡片8-9】我国国民营养计划三大看点[①]

我国为国民营养健康发展设定了明确目标：到2030年，全国5岁以下儿童和孕妇贫血率控制在10%以下，5岁以下儿童生长迟缓率下降至5%以下，学生肥胖率上升趋势得到有效控制……

随着我国经济社会发展和人民生活水平提高，吃得更营养、更健康成为越来越多人的新需求。国务院办公厅印发《国民营养计划（2017—2030年）》，全方位布局国家

——————————

① 根据网络资料整理。

营养发展未来，也为老百姓"舌尖上的选择"给出新方案。

"营养不营养，标准是前提"。国民营养计划提出，要制定或修订中国居民膳食营养素参考摄入量、人群营养不良风险筛查、糖尿病患者膳食指导等行业标准，研究制定老年人群营养食品通则、餐饮食品营养标识等，确保公众吃得安全、吃得健康。在有完善营养标准基础上，企业严格依据标准生产和加工食品，保证营养成分不损失、不降低。

同时，我国还将围绕中小学生、孕产妇、老年人等重点人群，有针对性地实施生命早期1 000天营养健康行动、学生营养改善行动、贫困地区营养干预行动等，开出细致的营养"处方"，全面提升国民营养水平。

培育公众科学的营养知识素养也不可或缺。国民营养计划指出，采用多种传播方式和渠道，定向、精准地将科普信息传播到目标人群。发挥媒体作用，坚决反对伪科学，避免营养信息误导。

"吃得好并不代表吃得科学，更不代表营养平衡。"由于长期缺乏专业指导，我国居民的维生素、乳类、豆类食品摄入相对不足，而油脂和食盐的摄入量又相对偏高，全社会亟须加强营养知识的普及和相关专业服务。为解决这一问题，国民营养计划提出，加快推动营养师、营养配餐员等人才培养工作，推动有条件的学校、幼儿园、养老机构等场所配备或聘请营养师，充分利用社会资源，开展营养教育培训。

在加强人才建设的同时，我国还将充分利用大数据等信息化条件，推动"互联网+营养健康"，开发个性化、差异化的营养健康电子化产品，如营养计算器、膳食营养、运动健康指导移动应用等，提供方便可及的健康信息技术产品和服务。

岗 位 应 用

实训8-1 评价婴幼儿生长发育状况实训作业单

实操目的	对照婴幼儿生长发育评价标准，以某婴幼儿为个案，评价其生长发育水平，并根据评价结果给出建议
实操准备	走访周边托育机构，了解婴幼儿的生长发育状况、0—3岁男（女）婴体重标准值、身高标准值、头围标准值及胸围标准值等
实操步骤	1. 每名同学通过走访周边托育机构、访谈照料者的方式选定一名婴幼儿 2. 通过自己测量或者询问照料者的方式获得该婴幼儿的体格生长指标数值 3. 调查了解该年龄段同性别婴幼儿的生长发育状况，对照评价该名婴幼儿的生长发育状况 4. 根据所学知识提出有针对性的营养与喂养建议，完成表8-13

续表

实操结果	

表8-13 评价婴幼儿生长发育状况

专业班级： 姓名： 学号：

评价对象的基本信息	姓名：_____ 年龄：____岁____个月 性别：_____		
体格生长指标	该名婴幼儿的体格生长指标数值	所处等级	评价
身高/cm			
体重/kg			
头围/cm			
胸围/cm			
其他			
综合评价			
营养与喂养建议			

实训8-2 婴幼儿营养与膳食状况调查实训作业单

实操目的	依据膳食调查方法和食物成分表，以某婴幼儿为个案，评价其饮食的营养构成，并根据评价结果给出建议
实操准备	走访周边托育机构，了解婴幼儿每天的膳食或喂养情况
实操步骤	1. 通过社区走访、访谈照料者的方式选定一名婴幼儿，开展幼儿营养与膳食调查活动 2. 通过观察婴幼儿和询问照料者的方式了解婴幼儿每天的膳食或喂养情况 3. 根据所学知识评价该名婴幼儿饮食的营养构成，并提出有针对性的营养与膳食建议，完成表8-14
实操结果	

表8-14 婴幼儿营养与膳食调查表

专业班级：   姓名：   学号：

调查对象的基本信息	姓名：_____ 年龄：____岁____个月 性别：_____ 身高：____cm 体重：____kg		
进餐次数	进餐时间	食量与食物种类	所含营养素
第一次			
第二次			
第三次			
第四次			
第五次			
第六次			
其他加餐情况			
有针对性的营养与膳食建议			

实训8–3 托育机构膳食计算与评价实训作业单

实操目的	进一步掌握膳食调查是营养调查的一部分。通过膳食调查可了解托育机构每人每日各种主副食的摄入量，在此基础上利用食物成分表计算每人每日从膳食中所摄取的热能和各种营养素是否达到供给标准的要求，并评价膳食构成是否合理，提出改进方法
实操准备	走访周边托育机构，了解其每天的膳食或喂养情况
实操步骤	1. 将24小时内摄取的所有食物估量记录在食物营养成分计算表内（食物名称、摄入量），进行连续3天的食物成分计算，填入表8-15至表8-17 2. 查食物成分表，计算每人每天各种营养素摄入量 3. 查营养素供给量标准，计算各营养素平均摄入量及占供给量标准的百分比，填入表8-18 4. 计算三大营养素产热百分比，计算结果填入表8-19 5. 计算蛋白质来源百分比，计算结果填入表8-20 6. 综合上述几方面的情况，提出膳食改进意见和建议
实操结果	
膳食改进意见和建议	

表 8-15　第一天食物营养成分计算表

专业班级：　　　　姓名：　　　　性别：　　　　日期：

餐次	食物名称	重量/g	蛋白质/g	脂肪/g	糖类/g	能量/kJ	钙/mg	磷/mg	铁/mg	维生素A/ugRE	胡萝卜素/ugRE	硫胺素/mg	核黄素/mg	烟酸/mg	维生素C/mg	维生素E/mg
早餐																
小计																
午餐																
小计																
晚餐																
小计																
其他																
小计																
总计																

表 8-16 第二天食物营养成分计算表

专业班级： 姓名： 性别： 日期：

餐次	食物名称	重量/g	蛋白质/g	脂肪/g	糖类/g	能量/kJ	钙/mg	磷/mg	铁/mg	维生素A/ugRE	胡萝卜素/ugRE	硫胺素/mg	核黄素/mg	烟酸/mg	维生素C/mg	维生素E/mg
早餐																
小计																
午餐																
小计																
晚餐																
小计																
其他																
小计																
总计																

表8-17 第三天食物营成分计算表

专业班级： 姓名： 性别： 日期：

餐次	食物名称	重量/g	蛋白质/g	脂肪/g	糖类/g	能量/kJ	钙/mg	磷/mg	铁/mg	维生素A/ugRE	胡萝卜素/ugRE	硫胺素/mg	核黄素/mg	烟酸/mg	维生素C/mg	维生素E/mg
早餐																
小计																
午餐																
小计																
晚餐																
小计																
其他																
小计																
总计																

表 8-18　膳食评价表

各种营养素	蛋白质/g	脂肪/g	糖类/g	钙/mg	铁/mg	维生素 A/μg	维生素 B_1/mg	维生素 B_2/mg	烟酸/mg	维生素 C/mg
每日供给量（RNI/AI）										
平均每日摄入量										
摄入量／供给量 × 100%										

表8-19　三大营养素产热百分比表

类别	摄取量/g	所得热能/kJ	热能/%
蛋白质			
脂肪			
碳水化合物			
总计			

表8-20　蛋白质来源百分比

类别	重量/g	来源/%
动物		
大豆		
谷类		
其他		
总计		

真 题 模 拟

扫码获取答案

一、单项选择题

1. 下列不属于婴幼儿常见的营养素缺乏病是（　　　）。

　　A. 缺铁性贫血　　　　　　　　　　B. 缺锌所致生长发育迟缓

　　C. 缺乏维生素D所致佝偻病　　　　D. 缺钙所致骨质软化症

2. 形态指标是营养状况监测的重要指标，其中（　　　）反映的是近期的营养状况。

　　A. 身高　　　　　B. 体重　　　　　C. 头围　　　　　D. 胸围

3. 几种膳食调查的方法中，（　　　）较简便、费用低、人力少，适用于大样本。

　　A. 称重法　　　　B. 记账法　　　　C. 24 h回顾法　　D. 膳食史法

4. 以下关于食物频率法的描述，不正确的是（　　　）。

　　A. 通过询问摄入频率，计算摄入量

　　B. 调查对象的饮食习惯不受影响

　　C. 短期的摄入在评价膳食时更有意义

　　D. 调查时间相对较长

5. 某幼儿园三餐的能量分别为早餐30%，午餐40%，晚餐30%，某日三餐各有20、30、20名儿童用餐，计算该日的总人日数为（　　　）人日。

A. 24   B. 25   C. 26   D. 27

6. 下列不属于称重记录表设计原则的是（   ）。

    A. 包括各餐次且各餐次要分开

    B. 项目清晰、完整

    C. 有足够的记录空间，并利于计算机录入

    D. 表格设计不包括调味品

7. 已知鸡蛋的可食部为88%，蛋白质占13.3%，如需要9 g蛋白质，则需鸡蛋的量为（   ）g。

    A. 76.9   B. 68.4   C. 82.4   D. 58.9

8. 面条生重50 g，煮好的重量是140 g，则面条的生熟比值为（   ），即36 g生面条煮熟后为（   ）g。

    A. 0.38   80   B. 0.36   100   C. 0.34   120   D. 0.40   60

9. 生重100 g，煮熟后190 g，烹调重量变化率为（   ）。

    A. 1.9   B. 0.9   C. 0.48   D. 0.53

10. 如果要了解一所幼儿园幼儿的膳食结构，应采用（   ）。

    A. 24 h回顾法   B. 膳食史法   C. 记账法   D. 面对面调查法

11. 下列有关膳食调查方法的表述中，不正确的是（   ）。

    A. 回顾法是询问调查对象过去24 h实际的摄食情况

    B. 膳食史法是询问过去一段时间一般的膳食模式

    C. 记账法是通过称量记录一定时期内的食物消耗总量，并根据同时期的进餐人数，计算每人每天各种食物的平均摄入量

    D. 对家庭的调查不适合采用记账法

12. 某人一天摄入的蛋白质为42.6 g，脂肪为63.0 g，碳水化合物为218.3 g，则他膳食中脂肪的能量比例为（   ）。

    A. 35%   B. 36%   C. 36.2%   D. 37%

13. 下列不属于称重记录表设计原则的是（   ）。

    A. 包括各个餐次且各个餐次要分开

    B. 项目清晰、完整

    C. 有足够的记录空间，并利于计算机录入

    D. 表格设计不包括调味品

14. 一片吐司面包的重量是（   ）g。

    A. 25~30   B. 20~25   C. 15~20   D. 30~35

15. 一位2岁幼儿早餐进食鲜奶200 g，晚餐进食配方乳粉25 g，食物成分表如下，则此人一日乳类食物的摄入量为（   ）。

食物名称	食部/g	能量/ （kcal/100 g）	蛋白质/ （g/100 g）	脂肪/（g/100 g）	碳水化合 物/（g/100 g）
鲜奶	100	54	3	3.2	3.4
配方乳粉	100	484	20	22.7	49.9

A. 225 g　　　　　B. 275 g　　　　　C. 325 g　　　　　D. 367 g

二、简答题

1. 婴幼儿常规体检的项目有哪些？

2. 简述衡量儿童神经心理发育的常用指标。

三、论述题

1. 简述膳食调查的工作程序。

2. 请按照表8-11膳食结构评价表统计自己每日实际摄入食物的品种，分析每日膳食结构是否合理。

四、活动设计题

请以一日膳食为调查内容，小组为单位，对身边3—6岁幼儿的家长展开调查，按照表8-10食物量计算表中，计算每个家庭中儿童每人每日消耗食品净重量，分析是否能够满足生长发育需要。

资 源 拓 展

消除婴幼儿
贫血行动

婴幼儿食育活动的设计与组织

学 习 目 标

素质目标

☐ 树立科学的育儿观，对探索实施婴幼儿食育活动感兴趣。

知识目标

☐ 了解婴幼儿食育活动的意义及课程内容。

☐ 熟悉婴幼儿食育活动的设计要求。

☐ 掌握婴幼儿食育活动的实施路径。

能力目标

☐ 能够设计婴幼儿食育活动方案。

☐ 能够实施婴幼儿食育活动。

模 块 导 学

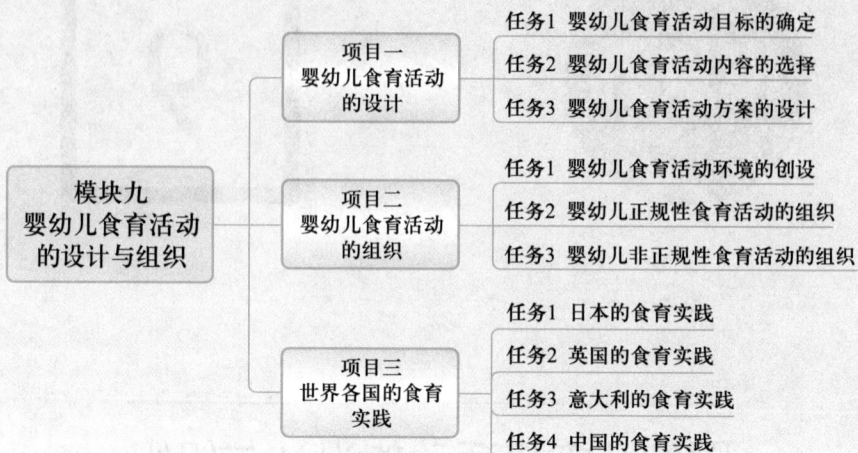

模块九
婴幼儿食育活动
的设计与组织

项目一
婴幼儿食育活动
的设计

任务1　婴幼儿食育活动目标的确定
任务2　婴幼儿食育活动内容的选择
任务3　婴幼儿食育活动方案的设计

项目二
婴幼儿食育活动
的组织

任务1　婴幼儿食育活动环境的创设
任务2　婴幼儿正规性食育活动的组织
任务3　婴幼儿非正规性食育活动的组织

项目三
世界各国的食育
实践

任务1　日本的食育实践
任务2　英国的食育实践
任务3　意大利的食育实践
任务4　中国的食育实践

项目一　婴幼儿食育活动的设计

学习目标

一、素质目标

树立科学的育儿观，重视生命健康教育。

二、知识目标

1. 了解食育概念和食育活动的意义。

2. 熟悉食育活动总目标和活动内容。

3. 掌握婴幼儿食育活动的设计要求。

三、能力目标

能够初步设计婴幼儿食育活动方案。

任务情境

观看视频并思考：

任务：

1. 视频里的老师和幼儿在做什么？

2. 根据视频，请说说什么是食育？食育包括哪些内容？

学习任务

任务1　婴幼儿食育活动目标的确定

1. 食育的定义

1896 年，日本著名养生专家石塚左玄率先提出"食育"一词，认为体育、智育、才育皆是食育。2005 年，日本颁布《食育基本法》，其中明确指出，食育面向全民，

考点1：
"食育"最早是在日本提出的。

目的是培养与国民有关"食"的思维方式，践行健全饮食生活，构建与"食"有关的消费者与生产者之间的信赖关系，促进地域社会的和谐，继承与发展丰富的饮食文化，推进与环境和谐共处的食品生产及消费，提高粮食自给率。

在我国，"食育"一词由中国农业大学教授李里特提出。李里特教授指出，食育是指良好饮食习惯的培养教育，即人们通过各种各样的活动，学习与食物相关的知识，学习饮食的科学知识，并养成健康的饮食习惯，最终达到健康养生的目的。也有学者认为，食育是对儿童进行饮食思维、饮食营养、饮食卫生等营养学相关的教育，或者是指通过科学的营养知识，通过多种方式，使国民养成良好的饮食习惯的教育[①]。

考点2：
食育定义。

2020年，国家食物与营养咨询委员会办公室发布的《国家食物营养教育示范基地建设规范》明确指出："食物营养教育，简称食育，狭义上是指进行食物营养知识教育，是良好饮食习惯的培养教育；广义上是指以食物为载体进行全方位的教育，不仅包括食物生产、食物营养、食品加工与烹饪、食品安全、膳食搭配、健康饮食习惯培养等知识与技能教育，也包括节约爱惜食物意识培养、饮食文化教育、农耕文化教育、识农认农，乃至科学素养培养、生命价值认知、环境保护与可持续发展意识培养等内容。"

2. 食育活动的意义

（1）食育有助于婴幼儿养成良好的饮食习惯：随着我国经济发展，生活条件改善，一些儿童营养问题，如能量过剩、嗜食垃圾食品、饮食行为不良等问题日趋突出，在某些方面甚至令人担忧。儿童的不良饮食行为习惯，如挑食、偏食、嗜食垃圾食物等现象普遍存在。多项研究表明，不良饮食习惯与儿童超重、肥胖、高血压、代谢综合征有密切的关系。我国儿童营养状况和饮食行为不容乐观，亟待有效的措施予以改善。食育有助于人们正确认识幼儿的营养均衡。

考点3：
托育机构实
施食育的意
义。

婴幼儿期是味觉系统形成的关键时期，这一时期的婴幼儿味觉非常敏感，有效把握这一时机，让婴幼儿体会到食物的酸甜苦辣等各种味道，并且逐渐接受味觉对各种味道的适应，将有助于婴幼儿养成良好的饮食习惯。

幼儿期如果没有形成健康、良好的饮食习惯，没有形成丰富的味觉能力以及良好的用餐礼节，今后将较难纠正。因此，通过科学的食育引导幼儿养成良好的饮食行为习惯，可为其建立健康的饮食行为方式奠定基础。

（2）食育有助于促进幼儿身心健康发展：近些年，更多人意识到食育对幼儿身心发展的重要性，婴幼儿期是良好饮食习惯养成的关键期，婴幼儿应是食育工作的重点人群。合理均衡的营养是保障婴幼儿正常生长发育的物质基础，也是婴幼儿身

---

① 陈欲晓，刘飞.幼儿食育的重要性及促进策略分析［J］.中国校外教育，2019（18）：158–159.

心健康的物质基础。营养状况不仅影响生长发育状况，还对其成年后的健康产生深远的影响。因此，托育机构开展食育势在必行，应重视托育机构食育课程的建设，同时为家长提供食育知识和方法，共同促进婴幼儿身心和谐发展。

婴幼儿期骨骼、肌肉、器官等发育速度较快，因此，在营养方面需要均衡、全面。婴幼儿较为容易出现挑食、偏食、拒食等问题，较为容易造成营养不良、营养失调。比如，常见的问题中，钙的缺失会影响到婴幼儿骨骼的生长；铁的缺乏会导致婴幼儿贫血，同时还会影响到学习；锌的缺失则可能引起食欲减退的问题。同时，由不良饮食习惯造成的超重、肥胖等问题，不仅会影响婴幼儿的身体健康，由此带来的被嘲笑、适应性差、自卑等问题更会影响其心理健康，故托育机构开展食育对促进婴幼儿身心健康发展有重要意义。

（3）食育能促进德育、体育、智育：日常生活中，跟食有关的教育不到位。殊不知，儿童食育意义重大。第一，食育可以让婴幼儿吃出"德"来。我国食育文化源远流长，如"孔融让梨""廉者不受嗟来之食""饮食贵有节，做事贵有恒"，以及《悯农》。食育可以塑造婴幼儿优秀的道德品质，激发婴幼儿的感恩之情，做到以食养德。第二，食育可以让婴幼儿吃出"智"来。全面均衡的营养是婴幼儿大脑发育的物质基础，可以为婴幼儿智育的发展奠定基础。第三，食育可以让婴幼儿吃出健康的"体"来。通过食育，婴幼儿可以在健康的饮食行为中获得良好的身体素质，进而更好地参与体育活动。

（4）开展食育有助于文化传承：在全球化的进程中，西餐、快餐文化等对我国传统的饮食结构、饮食习惯与饮食礼仪等传统饮食文化的传承与发展带来挑战。婴幼儿因其年龄特点，好奇心和模仿力强，容易受生活中和各种媒体上不科学的食物、饮品和饮食观念的影响。以食育为切入点，成人可以让婴幼儿了解、认同、发扬本地区饮食文化，使婴幼儿从小领略、认同中华民族博大精深的饮食文化。如在开展饮食礼仪的教育，让婴幼儿在品尝传统食物的过程中，了解迎客、座次、用餐等多方面的饮食礼仪："食坐近前、勿刺齿、勿抟饭、让食不唾"等饮食礼仪慢慢地为婴幼儿所熟知，进而指导婴幼儿的行为。托育机构开展食育可以传承中华民族历史文化，并通过饮食来了解学习传统历史文化，如二十四节气中的饮食之道、传统节日中的饮食特点等都是可以开发利用的文化资源，对传统文化的传承与发扬有着独特意义。

考点4：
婴幼儿食育
活动总目标。

3. 食育活动总目标分析

食育教育目标的确定是开展食育活动的重要前提。明确教育目标可以更好地对食育活动内容进行科学的规划设计（图9-1）。对此，托育机构需要根据不同阶段的婴幼儿制定出明确的饮食行为目标、食物科学目标和饮食文化目标。

饮食行为目标应该是让婴幼儿可以保持愉悦的心情就餐，了解最基本的就餐规

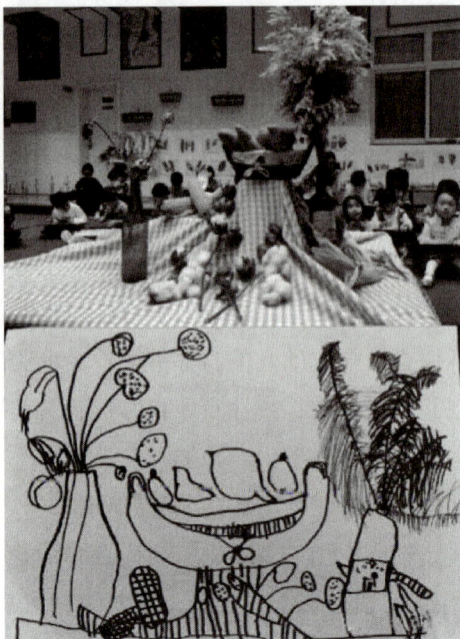

图9-1 画食物

则和礼仪，在教师的帮助下慢慢养成餐前洗手和餐后漱口的习惯。饮食行为目标为积极地参与用餐活动，做到爱惜食物，了解不良食物对身体造成的影响，能够在用餐时保持桌面干净整洁。食物科学目标为婴幼儿对食物产生一定的兴趣，喜欢探索食物制作的过程，了解中国的膳食营养知识，对食物进行不同的分类，且能够开始独立完成食物的制作。饮食文化目标为喜欢了解我国的饮食文化，能够在教师的指导下完成传统饮食食物的制作。

饮食行为目标达成后，婴幼儿逐渐开始朝着自主化转变，形成最基本的饮食行为习惯，尊重饮食制作的每个环节和工作人员，会严格地遵守用餐标准。食物科学目标达成后，婴幼儿享受食物制作和搭配的过程，能够掌握不同食物的基本元素，也可以在教师的指导下，对饮食进行创新搭配。饮食文化目标达成后，婴幼儿会主动地向自己的朋友和家人传递饮食文化，将科学饮食延续到日常生活中。

任务2 婴幼儿食育活动内容的选择

托育机构食育要充分体现保教结合的原则。在保育方面，托育机构食育旨在保证托育机构的饮食环境卫生、饮食搭配营养等，保证婴幼儿的生理健康与生长发展；在教育方面，托育机构食育旨在通过各种方式让婴幼儿尽可能地多认识、了解自己日常所食之物，以及与饮食相关的良好习惯和文化，并且在此过程中可以与其他方面的教育相结合，以达到教育的综合性和整体性等。

托育机构食育应根据"食为依托，育为本质"的原则，积极开展、建设形式多样的食育课程，打造食育空间，开展丰富的食育活动，加强对托育机构食育措施的探索，健全托育机构食育的内容。

食育课程内容的选择应丰富灵活。食育课程内容选择一方面是来源于原生食物；另一方面是根据教育目标而选择的具体食育教案，选取食育书籍和资料，并根据幼儿的实际情况进行。在食育过程中，教师和家长扮演不同的角色，均具有重要作用，教师负责食的教育、环境营造和生命教育，父母有责任引导婴幼儿学习食育，实践食育，并帮助教师完成教学。

托育机构的食育是指让婴幼儿了解"食"的知识，懂得"食"的安全，具备

"食"的能力。食育不只是教会婴幼儿认识、了解食物，更重要的是在此过程中开发意志力、专注力、创造力、观察力及实践动手能力等潜能。托育机构在开展食育工作时，不能忽视食育过程的有效性，不能缺少快乐和魅力，要使婴幼儿在内心里真正地认同。

1."食"的知识

有关"食"的知识主要包括教会婴幼儿认识、了解食物，进行食物营养知识教育、良好饮食习惯教育、食物生产教育、饮食文化教育、农耕文化教育、识农认农教育等。它是食育的基本组成部分。

2."食"的安全

食品安全是首要问题。具体而言，包括不采购过期、变质的食材，保持厨房环境卫生，防止食物中毒。对于婴幼儿来讲，"食"的安全包括吃东西前要洗手，吃东西时要专心，生吃瓜果要洗净，不随便吃野菜和野果，不吃腐烂变质的食物，不随意购买和食用街头小摊贩出售的劣质产品，不喝生水，能根据季节选择食物等。除了食品安全外，托育机构更应关注食品加工与烹饪、饮食卫生、膳食搭配等问题。

3."食"的能力

培养婴幼儿"食"的能力，主要是指以食物为载体进行全方位的教育，包括节约爱惜食物意识培养、科学素养培养、生命价值认知、环境保护与可持续发展意识培养等内容，以及在食育过程中培养意志力、专注力、创造力、观察力及实践动手能力等。

考点5：食育课程内容。

【阅读卡片9-1】饮食教育让孩子感兴趣[①]

令专家惊喜的是，孩子食用鱼类的情况非常好。鱼类有丰富的蛋白质和不饱和脂肪酸，且大部分能被人体吸收，海鱼富有的二十二碳六烯酸（DHA）和二十碳五烯酸（EPA）对孩子脑部发育非常重要。多食用鱼类可防止冠心病、降低胆固醇、有利神经系统发育。

针对这些调查结果，饮食专家对孩子进行了为期10周的食育，发现孩子有想要了解营养知识和改变营养态度的意愿。对于"哪些食物可防止缺铁性贫血""哪些食物中胡萝卜素含量高"等问题，回答正确率分别由原来的66.7%达到了96.7%，而孩子对"是否对食品营养知识有兴趣""愿意改变不太好的饮食习惯"和"想使自己的饮食更符合营养要求"等问题上，孩子的渴求程度达到了100%。

通过两组对比，能够看出接受过营养知识教育的孩子的营养行为和营养知识都明

---

① 刘广伟.食学［M］.北京：线装书局，2019.

显超过未接受过此方面教育的孩子，他们对营养的了解都更为全面。虽然饮食习惯只有些许的改变，但是从调查中了解到，孩子对营养态度的积极性都有所增加，渴望能够了解每天接触的食物的营养成分和益处。

任务3 婴幼儿食育活动方案的设计

1. 婴幼儿食育知识类活动方案的设计

（1）教育目标

① 了解食物的来源及其营养价值。

② 能够识别出不安全、不健康食物。

③ 了解中国各地乃至世界各国的饮食文化。

（2）活动设计

① 带孩子一起观看有关食品生产的纪录片。

② 家里留出一面墙给孩子粘贴食物相关图片。

③ 带孩子到周边菜地观察或采摘瓜果蔬菜。

方案一：不挑食

活动目标：

1. 愿意在集体中大胆地表达自己的想法。

2. 养成良好的饮食习惯，努力做到不挑食、不偏食。

3. 初步了解食物与健康的关系。

4. 养成边操作边讲述的习惯。

5. 能正确判断数量。

活动准备：

小狗和小狗妈妈的手偶。

活动过程：

1. 导入活动：欣赏故事《好宝宝不挑食》，知道挑食的危害

（1）教师戴上手偶，讲述故事《好宝宝不挑食》，引导幼儿发现挑食会对自己的身体有危害。

教师：小灰狗有一个不好的习惯是什么？

（2）教师提出问题，引导幼儿了解，因为挑食，小灰狗越来越瘦，身体也越来越弱，所以差点儿被风吹跑了。

教师小结：小灰狗因为挑食，越来越瘦，身体越来越差，所以差点儿被风吹跑了。

2. 根据故事内容讨论

（1）教师以故事中狗妈妈的口吻提问，小朋友有没有像小灰狗那样的挑食习惯？

（2）教师引导幼儿说说如何来帮助小灰狗改掉挑食的习惯。

教师：我们应该对小灰狗说什么？我们应该为小灰狗做些什么？

（3）教师小结：小朋友现在正是长身体的时候，身体需要各种营养。挑食会使小朋友的身体缺少营养，最后像小灰狗一样，长不高、长不大，浑身没有力气。

3. 说一说、想一想

（1）教师出示本班幼儿普遍不喜欢吃的食物的图片，帮助幼儿了解这些食物的营养价值。

教师：这些食物中哪些是你吃过的？哪些是你喜欢吃的？

教师：它们对小朋友有哪些营养价值呢？

（2）教师小结：牛乳可以补充钙，让小朋友长得高而壮；鱼肉、羊肝可以让小朋友的眼睛更加明亮；肉可以补充热量，让小朋友更有劲儿。

活动延伸：

师幼一起了解当天的食谱，请幼儿说一说相关食物的营养价值，鼓励幼儿在进餐时吃一些自己不爱吃的食物。

活动反思：

小朋友入园将近一年，虽然每天吃饭时老师都在强调不挑食，但有些小朋友还是挑食，一会儿不吃青菜，一会儿不吃肉。有的小朋友在教师的鼓励下，能坚持把菜吃完，有的小朋友总是把不爱吃的菜放在桌上，使得桌上一片狼藉。我们班顾××和汤××特别挑食，所以这次活动着重针对这几个小朋友。

在故事提问时，我特意请了平时爱挑食的几个小朋友回答我们应该对挑食的小灰狗说什么？我们应该为小灰狗做些什么？从而让他们知道不挑食才能身体好。

活动结束后，幼儿基本明白吃饭不挑食的道理，部分幼儿也表示以后不挑食了。但饮食习惯不是很容易改变的，不挑食不是靠语言来表达的，也不是靠一日之功，要循序渐进，用行动来证明。

方案二：这样的蔬菜特别香

活动目标：

1. 幼儿爱吃常见的几种营养价值高，但有特殊味道的蔬菜。

2. 了解这几种蔬菜在人体中的特殊作用。

3. 养成不挑食的好习惯。

4. 积极地参与活动，大胆地说出自己的想法。

5. 逐步养成乐观开朗的性格。

活动准备：

各种蔬菜：胡萝卜，芹菜，香菇和蒜头。

活动过程:

1. 引发兴趣,了解4种有特殊味道蔬菜的名称

(1)今天,我们请来了几位小客人,这些小客人经常在我们的饭桌上出现,来看看它们是谁?

(2)依次呈现胡萝卜、芹菜、香菇和蒜头,启发幼儿与蔬菜宝宝互相问好。

(3)教师:小朋友,你们喜欢这些蔬菜宝宝吗?我们用小鼻子去闻一闻它们身上有什么味道。(幼儿四散闻一闻,教师问幼儿:"你闻到了什么味道?")

教师小结:小朋友都用鼻子闻了闻,知道这些蔬菜都很香,但每一种蔬菜的香味都不一样,你们喜欢吃这些菜吗?

2. 了解4种蔬菜的营养价值

(1)教师:这些蔬菜宝宝经常到我们的饭桌上来。有的小朋友喜欢吃,有的小朋友不喜欢吃,但它们可喜欢小朋友了,你们想不想知道它们在说些什么?

(2)一边看实物木偶表演一边提问,让幼儿了解4种蔬菜在人体中的特殊作用。胡萝卜宝宝说:"我是胡萝卜宝宝,小朋友要和我做朋友,吃了我以后,你们的眼睛会变得更加明亮。"胡萝卜宝宝刚说完,香菇宝宝跑上去说:"我是香菇宝宝,我身上有许多营养,吃了我,身体会更加健康。"芹菜宝宝也抢着说:"我是芹菜宝宝,小朋友吃了我以后,就可以天天轻松排便了。"蒜头宝宝抬起头说:"可别忘了我,吃了我以后,你们能少生病。"教师边看边提问:"吃了胡萝卜宝宝,我们的眼睛会怎样?""香菇宝宝身上有什么?吃了香菇宝宝,身体会怎样?""吃了芹菜宝宝,对我们有什么帮助?""吃了蒜头宝宝,身体会怎样?"

教师小结:我们知道了这些蔬菜有许多营养,经常吃,对我们的身体有好处。

3. 幼儿品尝4种蔬菜,教师鼓励幼儿吃完。教师:你们看,胡萝卜宝宝、香菇宝宝、芹菜宝宝、蒜头宝宝又到班上来了,我们一起来尝一尝吧。鼓励幼儿用牙齿咀嚼食物。

活动延伸:

在餐厅游戏中玩"小小餐厅"。幼儿扮演各种小动物到餐厅吃饭,加深对这些特殊食物的认识。在益智区,幼儿进行匹配活动,如荤菜和蔬菜。

活动反思:

教师在充分了解幼儿饮食特点的基础上,有针对性地设计了本次集体活动,活动目标达成度较高。本次活动的目标清楚、详细,有较强的操作性。活动过程的3个环节紧紧围绕活动目标层层深入。经由引发兴趣—直观感知—自身体验,幼儿自己体会到了蔬菜的营养价值,加深了对蔬菜的认识,对蔬菜的态度有较明显转变,有利于养成不挑食的好习惯。本次活动采用情境表演的形式,幼儿在不知不觉中了解了蔬菜的营养,寓教育于游戏之中,符合幼儿年龄特点。

方案三：豆制品营养大

活动目标：

1.认识食物的种类和营养，能进行简单的分类，增进选择健康食物的能力，知道有些食物虽好吃但不能多吃。

2.品尝和分享食物，感知不同的食物，体验分享和游戏的乐趣，产生探究食物的兴趣。

3.乐意在众人面前大胆发言。

活动准备：

煮毛豆、各种豆制品。

活动过程：

1. 讲讲尝尝，交流经验

教师引起幼儿兴趣：（教师扮演成豆妈妈）你们知道我是谁吗？我是豆妈妈，这儿是我的家。今天我请客，欢迎你们到我家来做客，我请你们吃些什么呢？对了，就用我们豆豆家的好东西来招待你们。请你们尝尝这些是什么好东西？好吃吗？（将盘子放在桌上）

2. 幼儿品尝

（1）教师个别询问：（每组孩子都交流）你知道吃的是什么吗？有什么味道？你最喜欢吃哪一样？

（2）刚才你们都吃了用豆豆做的东西，谁能告诉我，你最爱吃哪一样，为什么？（出示毛豆、豆腐干、豆浆等）

（3）这样东西你们以前吃过吗？是什么颜色的？吃在嘴里是什么味道？（出示素火腿）

（4）总结：你们刚才吃的东西都是用豆豆做成的，用豆豆做成的东西叫豆制品，豆制品很有营养，吃了会让我们长得高，身体变得壮。

3. 自助品尝豆制品

教师：豆妈妈还准备了许多豆制品，有豆干丝、素鸡、油豆腐……也都很好吃的，想吃吗？（幼儿自助品尝）到豆妈妈家来做客开心吗？欢迎你们下次再来。

活动反思：

"好吃的食物"主题产生后，幼儿自发地收集了各种各样的材料和图片，并能与同伴讨论品尝各种各样的水果和蔬菜。为了及时地满足幼儿交流分享的需要，激发他们更大的探索欲望，我们为幼儿创设了游戏化的环境，并指导家长经常带幼儿去超市、去菜场，帮助幼儿认识水果和蔬菜，这次主题活动，让幼儿开阔了眼界，增长了知识，体验到了成功的愉悦，使思维真正"活"了起来，同时也提高了幼儿查找资料、获取信息的能力，发展幼儿的表达能力、观察能力，以及社会交往能力。丰富了幼儿原有的认知结构，拓展了思路。

在活动中，也存在许多的不足，如教师调控活动的能力需要加强、幼儿之间的互动交流还欠缺等，这些都是我们在今后的教学活动中需要努力的。

方案四：红色食物

活动目标：

1. 了解一些红色食物。

2. 知道红色食物有益于人体的健康。

3. 知道人体需要各种不同的营养。

4. 初步了解健康的小常识。

5. 初步了解预防疾病的方法。

活动准备：

1. 红辣椒、胡萝卜、番茄、红苹果、红枣等食品。

2. 红色的布娃娃。

活动过程：

1. 兴趣导入

出示红色的布娃娃，以布娃娃的口吻让幼儿迅速进入童话情境，邀请幼儿到"红色王国"去做客。

2. 认识红色食物

（1）引导幼儿观察出示的食品，说出它们的共同特点是红色。

（2）谈话：引导幼儿说一说自己知道的红色食物。幼儿根据自己的经验说一说红色食物，如红辣椒、胡萝卜、番茄、红苹果、红枣等。

（3）品尝红色食物：幼儿自由品尝教师提供的红色食物，并说出它们的不同味道，如辣、甜、酸等。

3. 讨论

（1）引导幼儿了解这些红色食物对人体的益处。

（2）幼儿自由讨论红色食物的作用。

4. 总结

教师：红色食物中含有丰富的营养价值、维生素，能增强人体的活力，起到抗病毒等作用。所以，小朋友们要多吃些红色食物。

活动反思：

本次活动一开始出现红色的布娃娃和红色食物，激发了幼儿的学习兴趣。因为幼儿普遍喜欢鲜艳的颜色和玩具，兴趣式的导入让幼儿有了积极的心态，活动中认识红色食物的时候，幼儿较为积极。本次活动充分让幼儿认识了红色食物的名称，顺利地完成了制订的活动目标。

美中不足的是，有小部分幼儿没有理解红色食物对人体的益处，还有的幼儿虽能理解却不能用语言来表述。还有部分幼儿一时无法改变不良的习惯，比如水果不洗就吃、不削皮就吃，暴饮暴食、偏食等，需要今后多花时间进行教育和纠正，让他们从小养成健康的饮食习惯。

2. 婴幼儿食育情感类活动方案的设计

（1）教育目标

① 通过品尝食物留存对食物的美好记忆。

② 学会感恩食物、珍惜食物。

③ 能够对生产、烹饪食物之人表达感谢。

（2）活动设计

① 一家人在音乐的氛围里一起进餐。

② 让孩子观察厨房里大人做菜的情景。

方案一：招待客人

活动目标：

1. 通过品尝和分享食物，感知食物的不同，充分体验分享和游戏的乐趣。

2. 了解常见食物种类，并进行简单分类。

3. 知道均衡营养对身体健康的重要性。

活动准备：

厨师服装、PPT、各类蔬菜水果面包胸饰、故事《三只小熊不挑食》。

活动过程：

1. 情境导入

教师扮演厨师，邀请幼儿到餐厅做客。

教师：小朋友们，你们知道我是谁吗？（不知道）

没错，我就是今天的大厨师，欢迎你们到这里来做客，我为大家准备了美味的食物，想吃吗？（想吃）

2. 游戏"尝一尝"

请幼儿品尝，并说出食物的名称。

教师：请你来尝一尝，你知道你吃的是什么吗？（苹果、黄瓜、鸡肉等）

教师小结：刚刚我们一起品尝了很多美味的食物，有的是水果，有的是蔬菜，还有的是肉食，原来食物的种类可真多呀。

3. 游戏"连一连"

播放PPT图片，幼儿进行分类连线。

（1）出示图片，认识常见食物。

教师：小朋友看一看，这里还有很多好吃的食物，你们吃过吗？那你们认识它们吗？

（2）幼儿根据食物的种类进行连线游戏。

教师：小朋友吃过了美味的食物，也看到了漂亮的食物，现在谁能够将蔬菜、水果、肉食分别送回家？试一试吧！

4. 游戏"会听话的食物"

（1）教师发放蔬菜、水果、肉食胸饰，让幼儿听指令做动作。（讲清游戏规则）

教师：小朋友们，看一看你们是什么蔬菜？（黄瓜、茄子、青菜等）现在大厨师我把你们全部变成了蔬菜宝宝，你们可要好好听大厨师的话哟，没听清会被大厨师放进锅里炒熟吃掉的。

（2）交换3种食物的胸饰，再次游戏。

教师：小朋友们，你们要认真听、认真看，记住自己到底是什么食物，要根据指令做动作。

（3）教师小结：大家的耳朵可真灵，我们了解了蔬菜、水果和肉食3种食物类别，小朋友要记住了，食物可以分为很多种类。

5. 分享活动——大厨讲故事

（1）播放音乐，讲述故事《三只小熊不挑食》。

教师：大厨师发现小朋友们的耳朵可会听了，大厨师这里还有个特别好听的故事要分享给大家，你们听完后要告诉我，你最喜欢故事里的谁呢？

（2）请幼儿大胆表达，分享自己的看法。

（3）教师小结：大家如果想做漂亮的小熊，就要像小熊一样又吃蔬菜又吃肉，这样才会健康成长。

活动反思：

本次活动是主题活动"真好吃"里的一个小活动，教师根据本班幼儿情况进行了设计，意图通过游戏的形式让幼儿了解常见食物种类，能对常见食物进行简单分类，并知道均衡营养对身体健康的重要性。大部分幼儿能根据胸饰正确进行分类，并能根据指令做出相应动作，也有部分幼儿掌握不是很好。

（1）活动情境设计适合幼儿年龄特点，教师的角色扮演贯穿始终，幼儿情绪愉快，参与积极。

（2）PPT设计合理，图片直观、精美，加深了幼儿对食物的印象，幼儿能根据食物特点完成连线活动。

（3）在"尝一尝"环节，教师节奏偏快，只有部分幼儿品尝了食物。活动稍显混乱，这一环节还需要改进。

（4）游戏环节较多，幼儿对食物种类有了足够的认识之后，教师可以根据幼儿掌握情况增减游戏环节。

方案二：爱惜粮食

活动目标：

1. 养成良好的饮食习惯。

2. 知道爱惜粮食的重要性。

3. 初步了解健康的小常识。

4. 能够将自己好的行为习惯传递给身边的人。

活动准备：

兔妈妈和兔宝宝、鼠妈妈和鼠宝宝的图片、碟片、两位小朋友行为图片、儿歌《悯农》。

活动过程：

教师播放音乐，小朋友入场。

1. 导入

教师出示图片，引导幼儿观看，激发幼儿参与活动的兴趣。

教师：今天我给你们带来了几个小朋友，你们看看这是谁？今天小白兔一家和小老鼠一家给我们带来了一个故事，我们可要认真看、仔细听，待会儿老师可要提几个问题的哦，到时看谁说得又快又好。

2. 引入主题

（1）教师播放碟片，幼儿欣赏故事。

（2）教师提问，引导幼儿了解故事内容，初步了解爱惜粮食的重要性。

教师：故事里讲了哪些小动物？小白兔和妈妈是怎么做的？小老鼠一家又是怎么做的？为什么小老鼠一家会饿得路都走不动呢？那小朋友们是怎么做的呢？

（3）教师小结：小朋友们说得非常好，我们要学习小白兔一家爱惜粮食，不要像小老鼠一家浪费粮食。今天老师还带来了两位小朋友，我们一起来看看吧。

3. 教师出示图片，引导幼儿注意观察并进行比较

教师：咦！这位小朋友在干什么呀？那边的小朋友又在干什么？你是怎么做的？

4. 教师小结

小朋友们说得非常好，我们一定要爱惜粮食，因为每一粒粮食都是农民伯伯用辛勤的汗水换来的。如果浪费粮食，我们有可能会饿肚子。

5. 结束

播放儿歌《悯农》，结束活动。

活动反思：

本节活动，内容讲解不够生动，如果能拿班上孩子吃饭时的表现来举例说明怎样吃饭才是正确的话会更生动，更能引起幼儿的兴趣，在课程要结束时让幼儿谈谈自己在今后吃饭时应该怎样做，对幼儿可能有一定的教育意义，也能起到良好的效果。

3. 食育艺术课活动方案的设计

（1）教育目标

① 感受食物的造型美。

② 培养创造能力。

（2）活动设计

① 经常与幼儿一起制作各种造型独特的食物。

② 让幼儿把自己设计的食物拍照，建立一个电子相册，通过网络与别人分享自己的创意。

方案一：鼓上的小米粒

活动目标：

1. 通过观察、感受、体验，区分音的强弱、轻重，创编鼓声的不同节奏型。

2. 在反复听赏的基础上，感受歌曲活泼、欢快的情绪。

3. 体验鼓上的小米粒弹跳的乐趣，并有感情地进行表达、表现。

活动准备：

音乐录音、鼓、彩色米粒。

活动过程：

1. 听鼓声进行节奏练习，并创编鼓声的不同节奏型

（1）教师：看，这是什么？听，小鼓在歌唱。小鼓唱了什么？（咚咚咚，小鼓在歌唱）我们一起学学。（拍打节奏）听，小鼓又唱了什么？一起来说一说。

（2）创编不同节奏型：小鼓还会怎样唱呢？请个别小朋友来敲一鼓，大家一起学。

2. 欣赏音乐，感受欢快的情绪

（1）教师：今天老师带来了一首好听的歌，我们一起来听一听，说说这首音乐给人的感觉？（活泼、欢快）听了这音乐你想做什么？

（2）出示彩色米粒，引导幼儿观察米粒跳跃的高低变化，区分音的轻重、强弱。

教师：瞧，动听的音乐把可爱的米粒也吸引来了，它今天穿上了漂亮的衣服，想在鼓上为你们跳舞，想看吗？仔细看看米粒是怎样跳舞的？（听音乐敲）

教师：你们发现米粒是怎么跳舞的？是怎样跳来跳去的？为什么跳得高？让幼儿说说学学。

教师小结：原来，小鼓敲得响，米粒跳得高；小鼓敲得轻，米粒跳得低。

教师：我们完整地把米粒跳舞的样子来说一说。（注意强弱）

3. 感受歌曲，理解歌曲内容，并能区分音的强弱

教师：有一首歌就是讲了小米粒在鼓上跳舞的样子，听小米粒是怎样跳舞的？（幼儿说教师唱）哦，原来是这样跳舞的。我们一起听听。小鼓还唱了什么呢？我们再来听一听。（听音乐范唱）

4. 幼儿学唱歌曲。

（1）教师：嗯，听得真仔细，下面我们跟着音乐一起来唱一唱吧。请小鼓听听我们唱得怎么样。

（2）教师：小鼓说你们唱得真好听，还想听一次，你们愿意唱吗？

（3）教师：你们想表演米粒在鼓上跳舞吗？那请小朋友用腿做鼓面，手做米粒，边唱边表演。

教师：刚才发现有的米粒能随音乐的强弱一会儿跳得高一会儿跳得低，其他的米粒你们行吗？那我们再来表演一次。

5. 分析、处理歌曲

（1）教师：歌曲中有两句："小鼓敲得响，米粒跳得高，小鼓敲得轻，米粒跳得低"，你觉得这两句怎样唱更好听？敲得响你觉得用什么声音来唱？我们用有力的声音学学。那敲得轻应该唱得怎么样？我们用轻一些的声音唱唱。

（2）教师：小朋友这样唱得更好听了，我们把它们唱到歌曲里吧。

（3）教师：小米粒在鼓上蹦蹦跳跳可开心啦，那我们应该怎样来演唱呢？我们有表情地用轻快、活泼的声音来唱好吗？

（4）教师：这首歌曲的名字叫什么呢？我们来给它取个名字吧。嗯，就叫《鼓上的小米粒》，下面我们用轻快活泼的声音把这首《鼓上的小米粒》唱一唱吧。

6. 拓展练习，进一步体验歌曲中小米粒的乐趣

教师：嗯，唱得真好听。小朋友，你们觉得这首歌有趣吗？想不想来学一学、跳一跳啊，那我们把这里当成一面大鼓，我们做小米粒，听着音乐边唱边跳舞好吗？

7. 游戏：鼓和米粒

教师敲鼓，小朋友做米粒，请幼儿排好队，听鼓声的快慢、高低走路，最后随鼓声走出活动室。

活动反思：

在本次活动中，教师巧妙地运用米粒在小鼓上跳舞的活动帮助幼儿理解歌词。幼儿在轻松的氛围中，在游戏的过程中掌握了敲击轻重的技巧。用具体直观的物品代替抽象的表述，符合适合幼儿的身心发展特点。整个活动流程较为清晰，幼儿参与积极性高，可以用身体的动作来表现敲击轻重的变化。

不足之处在于幼儿始终处于教师的引导下，未能进行独立歌唱。建议教师在活动过程中以幼儿歌唱为主线，明确前期经验导入的目的是让幼儿更好地理解歌词内容，并能适时放手让幼儿独立歌唱。

方案二：故事《好吃的食物》

活动目标：

1. 通过看看、听听、说说，幼儿了解唐市的美食，如青团子、大闸蟹、糯米糕的名称以及每种食物的时令。

2. 在故事、儿歌的引导下，幼儿产生自己是唐市人的自豪感，体验到爱家乡的情感。

活动准备：

1. 故事《好吃的食物》PPT，歌曲《好吃的食物》。

2. 儿歌《夸夸唐市》普通话版和方言版。

活动过程：

1. 导入活动，引起兴趣

播放歌曲《好吃的食物》。教师：刚才小朋友一起听了《好吃的食物》，歌中唱了哪些好吃的食物？（幼儿：牛奶、三明治……）好吃的食物有许多，我们唐市也有不少，就连小动物都称赞我们唐市的食物好吃，你们想不想知道是谁在说我们的食物好吃呢？让我们一起去看一看、听一听吧。

2. 观看故事《好吃的食物》PPT，了解唐市的美食——青团子、大闸蟹、糯米糕。

（1）PPT2：谁在一起讨论好吃的食物？

（2）PPT3：小兔说什么食物最好吃？是什么？小兔的青团子是在哪吃过的？什么时候吃的？你们知道青团子是怎么做的吗？你们喜欢吃吗？

教师小结：青团子是用麦草汁和糯米粉做的，一般用豆沙做馅，吃起来甜甜的，还有一股清香味。每到清明时节我们唐市就会做青团子吃，还会用来祭祖。

（3）PPT4：小猫认为什么食物最好吃？大闸蟹是什么样子的？一起学学它走路的样子。小猫在哪吃过大闸蟹？是什么时候吃的？

教师小结：唐市现在修建了许多池塘，池塘里养了鱼、虾、大闸蟹，每到中秋时节，大闸蟹就可以吃了，又肥又大，味道鲜美，难怪小猫流口水。

（4）PPT5：小狗认为什么食物最好吃？小狗吃了哪些糯米糕？你们吃过哪些糯米糕？小狗在什么时候吃的糯米糕？你们还会在什么时候吃糯米糕？

教师小结：糯米糕是唐市的特色糕点，有各种各样的，如白糖糕、红糖糕、桂花糕、豆沙糕等。唐市人在过年时、二月初二、九月初九重阳节吃糯米糕。

（5）PPT6：小兔、小猫、小狗喜欢吃什么？大家一起说了什么？

（6）教师小结：除了小兔、小猫、小狗说的好吃的食物外，唐市还有其他好吃的食物，如菜饼、草头饼、南瓜饼等。

3. 欣赏儿歌《夸夸唐市》，加深对美食的了解，赞美唐市

4. 结束活动

请幼儿把刚才学的回家念给爸爸妈妈听。

活动反思：

本次活动通过故事、儿歌的形式让幼儿了解唐市的美食，如青团子、大闸蟹、糯米糕的名称及每种食物的时令；激发幼儿产生自己是唐市人的自豪感，培养幼儿爱家乡的情感。第一环节通过熟悉的歌曲《好吃的食物》让幼儿进入活动主题，幼儿的兴趣一下子就被调动起来。第二环节通过有趣的故事和PPT画面让幼儿认识各种食物，初步了解家乡美食的名称和时令，产生自豪感。第三环节通过欣赏两个版本的儿歌，感受和称赞唐市美食，进一步激发作为唐市人的自豪感，从而培养幼儿爱家乡的情感。整个活动幼儿兴趣较浓。教师对个别幼儿还要多关注，多给予表现的机会。

方案三：歌曲《好吃的食物》

活动目标：

1. 体验与同伴一起游戏的快乐。

2. 能有节奏地大胆尝试歌曲创编。

活动准备：

1. 知识经验准备：了解一些地方的小吃，熟悉歌曲《好吃的食物》。

2. 物质准备：牛奶、三明治、汽水、冰激凌、烧饼等图片，节奏图谱，电子琴，歌曲《好吃的食物》。

活动过程：

1. 情境导入

教师：小朋友们，看看老师今天的打扮有什么不一样？老师今天把自己变成了一位卖货的老板娘。你们知道我是卖什么的吗？听听这首歌你就知道了？（播放歌曲《好吃的食物》）

教师：刚才你们都听到了什么？（出示图片）你们会唱这首歌吗？我们来唱一唱。你们愿意跟老板娘去卖早点吗？那你们就是小老板，现在我们一起一边打节奏

一边唱好吗？唱完后还要大声地叫"卖早点嘞"，这样就会有客人来买我们的早点了。

2. 仿编歌曲

（1）改编歌曲。

教师：哎，小朋友们，你们瞧，三明治已经卖完了。那我们应该怎么唱呢？（引导幼儿填充歌词）

（2）试唱填充歌词后的歌曲，提醒幼儿唱完后要大声叫"卖小吃嘞"。

教师：小朋友们唱得太好听了，冰激凌也被别人买走了，那现在又怎么唱呢？请小朋友来帮忙想想办法。

教师：小朋友唱得太好听了，引来了一只小馋猫，这只小馋猫一来就把食物都吃掉。现在我就是小馋猫，我一来，小老板就都得藏起来哦！小馋猫来啦！

教师：现在烧饼也卖完了，谁来帮我想想办法。（幼儿自己填充歌词）

3. 尝试创编

教师：哎呀，生意太好啦！因为小老板们一边唱一边叫卖，所以很快就卖完了，现在我又做了一些早点，来看看是什么？我有一个提议，我们把这些早点也编进歌谱里和刚才一样一边唱一边叫卖。这样就会吸引更多的客人来买我们的早点。小朋友们说好不好？（幼儿自由填充歌词）

教师：小朋友们要一边打节奏一边唱哦！

教师：小朋友们唱得好大声！你们看，小馋猫又来了。

教师：小老板们表现得太棒了！老师也要用这个歌谱编一首歌曲（播放课件一起玩游戏）

教师：小朋友们快快来，围成一个大圆圈，左跳跳、右跳跳真好玩。

4. 小结

教师：音乐太神奇了，不仅可以把好吃的食物编成歌曲，还可以把游戏编成歌曲。那我们现在到外面一起去找找看，哪些好玩的也可以编进歌谱里。

活动反思：

本次活动遵循了以下原则。

1. 情境与游戏融合

游戏是托育机构的主要教学形式，本次活动以游戏贯穿始终，用幼儿熟悉喜欢的各种食物激发幼儿的学习兴趣，用"小馋猫来了"的游戏激发幼儿的创编欲望，让幼儿在有趣的情境中感受与教师、同伴游戏的快乐。

2. 层次性和挑战性

对于幼儿来说，创编歌曲是有挑战性的。本次活动通过阶段性目标的实现，采用层层递进的策略，让幼儿根据自己的生活经验大胆想象，进行艺术创作和表达，具有挑战性的环节设计将幼儿的学习一步步推向高潮。

3. 自主性和有效性

每一个幼儿心里都有一颗美丽的种子，幼儿稚嫩的动作和表情往往蕴含着丰富的想象和情感。活动鼓励幼儿用不同形式大胆表达自己的想法和情感，肯定和接纳他们独特的审美感和表现形式，让每个幼儿都能得到美的熏陶和培养。由以前的被动学唱改为我想唱、我敢唱，充分体现了幼儿自主学习的理念，让幼儿在有限的时间里获得最大的发展。

4. 婴幼儿食育手工类活动方案的设计

（1）教育目标

①学会栽种1~2种蔬菜。

②学会到菜市场购买蔬菜。

（2）活动设计

①争取在房子周边开辟一块地和孩子一起栽种蔬菜。

②经常带孩子到菜市场买菜。

③和孩子一起制作一些点心或烹饪一些家常菜。

方案一：好吃的水果

活动目标：

1. 知识与技能：了解水果不同的颜色、外形特点。能够用夸张的手法，大胆表现人物吃水果时的动态和表情，并创作出有情趣的画面。

2. 过程与方法：通过游戏、表演、探究等活动，启发幼儿观察和表现水果的颜色、形状，引导幼儿发现和体会吃水果时的夸张动作与表情。

3. 情感、态度与价值观：引导幼儿感受生活的情趣，体验创作的乐趣。

活动准备：课件、各种水果实物。

活动过程：

1. 创设情境，引入活动

教师：冬天到了，小朋友都穿着厚厚的衣服抵御寒风，可是今天老师捡到了一件外套，却找不到它的主人了，小朋友能不能帮帮我呢？让我们来看看这是一件什么样子的外套。（教师出示橘子皮）你们猜到这件外套的主人是谁了吗？

幼儿：橘子。

教师：你们真厉害，一眼就看出来了，橘子姐姐也开心极了，为了感谢你们，她想带小朋友去她们的水果家族瞧一瞧，你们愿意吗？那我们出发吧！让我们一起走进今天的内容"好吃的水果"（出示主题，展示多种水果），跟着橘子姐姐去看看水果家族里面还有哪些兄弟姐妹。

设计意图：以拟人化的方式，赋予水果生命感，激发幼儿了解不同种类水果的兴趣。

2. 感受特征，了解水果

教师：（边看水果图片边说名称）葡萄还有什么颜色的？你们喜欢这些水果吗？还有哪些水果？你最喜欢吃什么水果？你能说一说它们的颜色、外形、味道吗？（根据幼儿的回答，教师出示水果实物）

设计意图：引导幼儿关注水果在形、色方面的特点，培养幼儿对生活中各种事物的观察、记忆能力。

3. 亲身体验，感受情趣

（1）展示课件，播放苹果被吃掉的画面和声音

教师：咦？苹果怎么了？

幼儿：被吃掉了。

教师：呀，吃掉了这么一个又大又红的苹果，是什么心情？

（2）演一演

教师提问：哪个小朋友愿意和老师一起，表演苹果是什么样的？吃了好吃的苹果后心情是怎样的？（请幼儿站起来表演）

4. 画好吃的水果

水果好吃又营养。你最喜欢吃什么水果？让我们一起画一画。

活动反思：

本次活动充满生活情趣。水果的种类有很多，孩子们能说出来的也有不少：苹果、梨、西瓜、香蕉、杧果、橘子、草莓、哈密瓜、菠萝……十根手指头都数不过来。在此基础上，教师引导幼儿回忆水果的颜色、外形特点、味道等。幼儿在活动中能够运用夸张的手法，大胆地表现吃不同水果时的动态和表情，并乐于将好吃的水果画出来。

方案二：给小动物做食物

活动目标：

1. 了解小动物最爱吃的食物。

2. 能按轮廓涂色，练习撕纸、剪纸、绘画等多种美工技能，发展小肌肉的协调能力。

活动准备：

椭圆形白纸（做米粒）、油画棒、纸盘、剪刀、勾线笔若干，画有肉骨头、萝卜轮廓的卡片若干张，小动物图片。

活动过程：

1. 出示小熊图片，以糊涂小熊引入主题

教师：今天，糊涂小熊要请客，看小熊家来了谁？（依次出示小鸡、小狗、小兔图片）

教师：糊涂小熊看到那么多朋友来了，连忙端出小动物最爱吃的食物。

出示小动物爱吃的食物，把小动物与其爱吃的食物错位摆放，请几名幼儿上前纠正，把小动物与其爱吃的食物放在一起。要求边操作边说，如小鸡爱吃米。

2. 引导幼儿观察食物，并用涂色、撕、剪、画等多种美工技能给小动物制作食物

（1）以小鸡的口吻："哎哟，小熊呀，这么大的米，我可放不进嘴里，怎么吃呀？"引导幼儿用撕的方法把米变小，请个别幼儿示范撕纸。

（2）以同样的方法，引导幼儿给小兔的萝卜涂上颜色，帮小狗把骨头按轮廓剪下来。

（3）出示小猫，用绘画的方法给小猫画小鱼作为食物。

3. 引导幼儿按自己的意愿给小动物做食物

提醒能力强的幼儿可以做完一个小动物的食物后，再拿盘子给其他小动物做食物。请幼儿数一数，给小动物做了几种食物。

4. 游戏"喂食物"

请幼儿把自己做的食物送给相应的小动物，要求边送边说。

活动反思：

本活动通过游戏的形式让幼儿了解常见小动物喜欢的食物，并动手为小动物制作食物。活动游戏情境适合幼儿年龄特点，教师的角色扮演贯穿始终，幼儿置身情境之中，情绪愉快，参与积极。图片形象，幼儿能根据食物特点很快将其与之对应的小动物连线。

5. 婴幼儿食育行为类活动方案的设计

（1）活动目标

养成健康饮食的生活行为习惯。

（2）活动设计

① 经常与孩子探讨什么是有利于健康的一日三餐饭菜。

② 父母平日带领孩子一起践行健康饮食生活。

方案一：不挑食

活动目标：

1. 乐意学习儿歌，能理解其内容。

2. 知道小朋友不挑食才能身体健康，逐步养成良好的进餐习惯。

3. 喜欢欣赏儿歌，会大胆地朗诵。

4. 了解儿歌的含义。

活动准备：

1. 小动物图片（小乌龟、小老鼠、小熊）。

2. 与儿歌内容匹配的课件。

活动过程：

1. 观察图片，引出"不挑食"的话题

分别出示小乌龟、小老鼠、小熊的图片。

（1）教师提问：图片上有谁？它们长得怎么样？它们为什么会长成这样呢？

（2）教师小结。

2. 欣赏儿歌，理解儿歌内容

（1）教师有表情地朗诵儿歌一遍。

教师：有一首儿歌说了它们的事情，我们一起听一听！

（2）教师提问：儿歌的名字叫什么？儿歌里谁挑食，谁不挑食？

（3）幼儿再欣赏一遍儿歌。

（4）教师提问：小乌龟、小老鼠长得怎么样？为什么？小熊长得怎么样？为什么？

（5）师幼一起念儿歌。

3. 教育幼儿做个不挑食的健康宝宝

（1）师幼谈话：小朋友以后要向谁学习？吃什么食物对身体的健康有好处？

（2）教师小结，鼓励幼儿不挑食，做个身体健康的好宝宝。

活动反思：

1. 对目标达成的反思：整个活动充分调动幼儿的感官，让幼儿直观地了解挑食对身体健康的危害，引导幼儿不挑食、做个健康宝宝。在教学活动中，幼儿积极，师幼配合默契，活动设计充分尊重幼儿的生活习惯和年龄特点，能根据幼儿的情绪合理组织活动过程，让幼儿获得积极的情感，能接受教师的建议和意见，教学效果较好。

2. 对教学策略的反思：

（1）选用幼儿较喜欢的小动物来做故事主角引出问题，通过提问引导幼儿了解小乌龟、小老鼠、小熊为什么会长成这样，结合儿歌欣赏使幼儿认识到挑食的危害，符合幼儿年龄特点，幼儿较容易理解、接受。

（2）师幼谈话有助于营造宽松自由的学习氛围。教师在介绍各种食物时语言不够生动，语言组织能力有待加强。在后续活动中，教师可将认识食物的环节再设计得紧凑些、生动些，以让幼儿更好地认识食物及其对身体健康的好处，并提高幼儿参与谈话的积极性和主动性。

方案二：干净食物人人爱

活动目标：

1. 知道基本的饮食卫生常识：餐前要洗净双手；生食瓜果须先洗净、去皮。

2. 养成良好的个人饮食习惯。

活动准备：

1. 挂图：干净食物人人爱。

2. 了解幼儿是否有吃零食的习惯。

活动过程：

1. 观察挂图，引导幼儿思考小明肚子疼的原因

（1）小明肚子疼，他的肚子为什么会疼呢？他做了什么事？小明肚子饿了，他吃了什么？苹果从哪里来的？

（2）吃了这些东西后，小明怎么样了？

（3）医生对小明说了什么？

"没有洗净、削皮的水果不能吃。"

2. 引导幼儿讨论，了解讲究饮食卫生的原因

（1）为什么没洗净的瓜果不能吃？

（2）还有哪些东西也不能吃？

3. 现场示范吃瓜果的卫生习惯

（1）洗净去皮。

（2）谈谈哪些瓜果要洗净去皮后才能吃？

4. 请幼儿洗手，吃水果

"老师这里为大家准备了好多水果，小朋友先看看自己的小手干净不干净？吃东西前我们应该做什么？"（幼儿洗手，品尝水果）

活动反思：

本次活动目标明确，活动内容符合幼儿认知特点。幼儿通过活动更清楚地了解了日常生活中哪些食物该吃，哪些食物不能吃，养成吃东西前要洗手的好习惯。

项目二　婴幼儿食育活动的组织

学习目标

一、素质目标

1. 热爱祖国的饮食文化。

2. 树立科学的育儿观，重视生命健康教育。

3. 具有探索组织婴幼儿食育活动的精神。

二、知识目标

1. 了解如何创设婴幼儿食育活动环境和食育实践基地。

2. 熟悉婴幼儿食育活动的组织策略。

三、能力目标

能够根据婴幼儿食育活动方案组织食育活动。

任务情境

有部分托育机构的教师虽然日常教学中也会渗透一些食育内容，但对食育并不熟悉，也没有进行过专门的婴幼儿食育活动的设计。

任务：假如你是托育机构的教师，你会怎样设计婴幼儿食育活动，并将食育融入日常教学活动中？

学习任务

任务1　婴幼儿食育活动环境的创设

1. 班级食育环境创设

考点6：
食育环境的
创设。

《幼儿园教育指导纲要（试行）》明确指出："环境是重要的教育资源，应通过环境的创设和利用，有效地促进幼儿的发展。"教师可将食育融入环境创设中，利用有限适宜的空间，打造食育环境。如班级环境依据幼儿年龄特点、食物外观、功能及与身体的对应关系设计不同的食育主题墙饰；也可找一些不同的蔬果食材，拍照贴到班级区域，丰富认知，创设别具一格的食育特色环境；建立食育区角开展烹饪游戏，让幼儿轮流制作并分享食物；开办食材超市或利用食物展台让幼儿认识各种食材，并了解食物的营养价值和多种食用方法；也可创设互动墙饰，将节气名称与相应食物对应，让幼儿了解食物不同节气的播种与收获等，传承文化，感恩教育，优化食育环境，让幼儿自然地接受食育。

2. 食育实践基地创设

开辟种植区角、种植基地、采摘园、宝贝餐厅、快乐小厨房等作为食育实践课基地，让幼儿在亲手种植、采摘的过程中加深对食物的了解，在食品制作和食品品尝过程中增进对健康、营养食品的认识，改正挑食、偏食的不良习惯。

（1）种植园生活体验活动：通过开辟种植区角、采摘园、种植园、小菜园等进行食育活动，上好食材种植课，让幼儿观察食物的生长变化，增加亲身体验，收获健康食育理念。

结合幼儿园实际，利用室内外资源，合理开辟适合的种植园地。根据幼儿兴趣、季节、土质，选择种植不同蔬果，让幼儿依时开耕播种，精心培育亲自参与种植的蔬菜。在户外活动期间，幼儿可以到种植区观察、记录植物生长过程和状况，教师可以介绍一些蔬菜的生长方式、营养成分及功能。蔬果成熟后，幼儿在亲自采摘、分享、品尝中感受种植带来的乐趣，分享丰收的喜悦。也可以在室内进行种子发芽的试验等，让幼儿感知植物生长的规律。或者通过园外农耕基地或采摘园，让幼儿和教师、同伴、家人一起亲近田园，体验施肥、浇水、耕种、收获，学习农耕精神，了解蔬果的生长特点，学会分辨农作物，清楚花生、红薯是在土里生长的；学会拔草、捉虫，在活动中增加对农作物的了解，懂得简单的农耕知识，体验绿色蔬菜的生长过程，知道吃绿色蔬菜对身体更好，培养主动参与社会实践的能力。在种植、养护、关注蔬果生长的过程中体验劳动的辛苦、食物的不易，知道"收获"需付出努力，珍惜劳动成果。

（2）快乐小厨房活动：托育机构可以设置"小厨房"，提供适宜的炊具，精心打造"宝贝厨房"，以幼儿为中心创建安全的操作环境；可以借助电视播放美食制作，让幼儿通过看、听、摸、做、品等方式了解食物，学习简单的食物制作方法，力所能及地制作食物（图9-2）。

幼儿可以在小厨房活动中，进行采购食品、烹饪游戏、饮食疾病医治等。

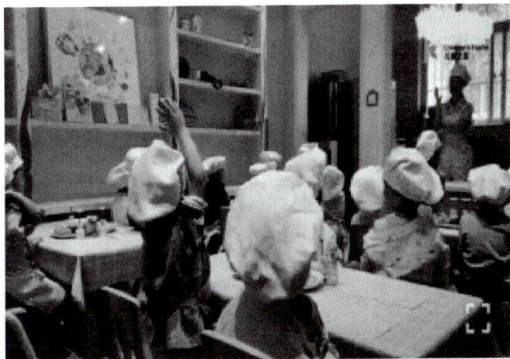

图9-2 我是小厨师

托育机构可制定小厨房美食计划，创设个性化美食区域，利用适合幼儿操作的厨具及食材，回归真实情境的教学。如在小厨房把握节气变化，开展快乐厨房主题活动。端午节到了，学包粽子；中秋节到了，一起做月饼，让幼儿参与其中，在看看、听听、做做中感知食物的营养，了解食物的美味，提高对食物的兴趣，并学习传统饮食文化。

也可把种植园与小厨房结合，利用幼儿亲自种植、采摘的食材，开展自由、自主的烹饪活动。幼儿在做、尝、说的过程中，积极动手、大胆探索，体验收获和成功的喜悦，体会劳动的快乐。

食品制作时，可以引导幼儿积极开展角色扮演活动，尝试扮演大厨、服务员、美食家，积极参与制作、评论食物，激发幼儿的参与兴趣，提高食育的实效性。

通过食育实践基地创设，幼儿能感受到厨房氛围，在观察、聆听、操作中了解食物的制作方法，学习烹饪知识。教师要引导幼儿体验传统、健康的食物烹饪过程，品尝自己的杰作，感知一日三餐的艰辛及食物的来之不易，学会感恩与珍惜，初步了解食物与健康的关系，形成健康的饮食观念和良好饮食习惯。

任务2 婴幼儿正规性食育活动的组织

食育活动应有明确的活动目标，组织安排应满足幼儿需求，应该尊重幼儿的特点，合理设计生成性目标。活动应关注幼儿的情感目标，引发幼儿对食物的情感和健康饮食的认同。

1. 食育与游戏、区域活动结合

考点7:
食育与游戏、区域活动的结合。

游戏是幼儿最喜欢的活动，教师可以将食育蕴含在游戏中，并与区域活动结合，开展体验活动等，培养幼儿相互帮助的品德和创新精神。

（1）食育与户外游戏活动结合：如户外趣味游戏"泡泡糖"，可以听口令变换动作；户外游戏"分月饼"，可以听指令，迅速找几个同伴拉圆圈；户外游戏"快乐的口香糖"，可以听口令做动作，一起玩粘耳朵，粘小手；儿歌学习《切西瓜》，可以在游戏中奔跑追逐。玩游戏"运小西瓜"时，两个幼儿用肚子夹住西瓜运往目的地，幼儿发现只有相互体谅、配合、团结一致才能运达目的地，突出相互体谅、理解的情感，培养幼儿的合作精神。

（2）食育与角色游戏结合：幼儿的学习主要是通过实际操作和模仿进行的。教师可以开展角色游戏，如"拔萝卜""喂娃娃吃饭""我是小厨师""孔融让梨"等。例如，在"拔萝卜"的食育活动中，教师可以让幼儿扮演故事中的不同角色，实际体验只有大家齐心协力才能拔出大萝卜，深刻体会"团结力量大"；也可以根据"孔融让梨"的故事进行角色扮演，让幼儿从小养成谦让的美德。托育机构也可开展食育涂鸦游戏，在食育涂鸦游戏中，渗入食育知识。

（3）食育与区域活动结合：如日常生活区"捣一捣"活动可以教会幼儿正确使用杵（图9-3），能用勺子把花生从碗里舀出并捣碎；"抓核桃"活动可以训练幼儿正确抓放的能力；"筛的工作"活动可以让幼儿学习分离面粉和花生的方法，能够手眼协调地进行筛的练习。美工区"彩泥比萨"活动可以让幼儿根据自己想象制作比萨；"撕面片"活动可以让幼儿用废报纸撕成面片或面条，并分类放在盒中；"包饺子"活动的材料为各色彩泥及各种工具，教师可以鼓励幼儿敢于大胆进行创作并做出不同造型的饺子；"过年了"活动可以引导幼儿用绘画的形式展现全家吃团圆饭的场景（图9-4）。教师可以在区域活动中结合食育内容，培养幼儿的手眼协调能力、想象力和创造力。

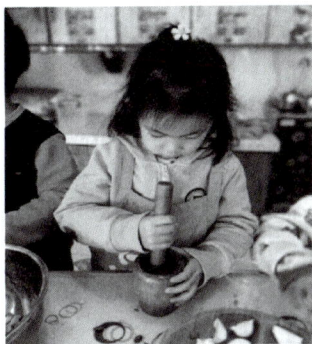

图9-3 捣一捣

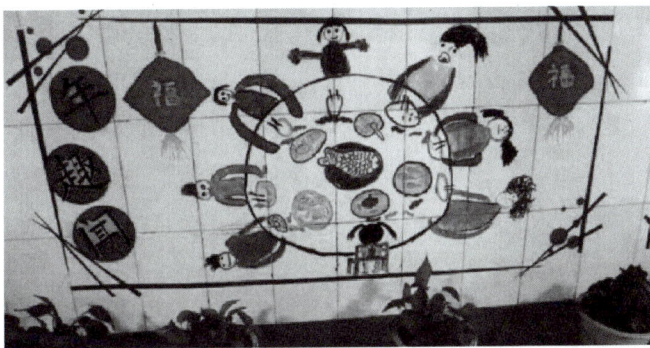

图9-4 团圆饭

2. 开展食育主题活动

教师可以依据幼儿的年龄和季节特点开展食育主题活动，并在其中渗入德智体美劳的教育，促进幼儿的全面发展。

（1）亲子食育活动：亲子食育活动在园内或园外进行都可以。园内亲子食育活动有果蔬变动物、水果拼盘（图9-5）、包饺子、制作糖葫芦等，培养幼儿的想象力、创造力和动手能力。园外可组织外出采摘、农作物种植、食育夏令营等亲子活动。组织幼儿参

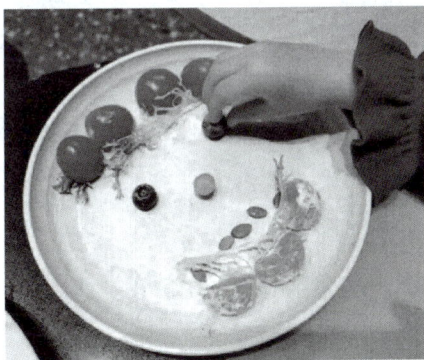

图9-5 创意果盘

加种植、采摘等活动，让幼儿体验劳作的辛苦，有助于幼儿珍惜食物；开展食育夏令营，带幼儿一起制作美食，品尝和分享美食，讨论食物的来源，了解与食物有关的知识，促进幼儿的发展。

（2）定期开展食育主题活动：定期开展食育主题活动，幼儿可以正确认知不同食物的由来、生长环境、特征、营养价值，养成科学的饮食习惯，传播饮食文化。

考点8：
食育主题活动的开展。

一些幼儿挑食、不能独立进餐，教师可以定期设计食育主题活动引导幼儿合理膳食，均衡营养。例如，开展"有趣的萝卜"食育主题活动，让幼儿了解萝卜的生长过程及主要特征，知道萝卜是冬季的主要蔬菜之一，对幼儿生长有不可或缺的作用，从而爱上萝卜。教师通过介绍萝卜的各种食用和制作方法，让幼儿尝试做萝卜菜、萝卜饼，知道萝卜的营养价值，激发幼儿不挑食、喜爱萝卜的情感；通过观察萝卜的形状，学习绘画萝卜，发展幼儿的观察力、想象力；通过体育游戏"萝卜蹲"，培养幼儿倾听的能力和注意力，在食育主题活动中，促进幼儿德智体美劳的全面发展。此外，也可适当运用食育绘本开展食育主题活动，如《不挑食的乖宝宝》《预防龋齿》《神奇的消化器官》等绘本，让幼儿养成良好饮食习惯，学会身体的自我保护，形成正确的认知。

（3）节日主题食育活动：不同的节日链接不同的食物，幼儿园可结合重要的节日开展食育主题活动。如在元宵节，了解元宵节的民俗，用绘画、手工等形式制作元宵节美食，布置主题墙。在中秋节做月饼，与教师、同伴等分享亲手制作的月饼（图9-6），了解中国传统饮食文化，体验分享和劳动的快乐。在元旦节日来临时，开展"萌娃品新年"食育主题活动，幼儿用美食来调配越来越浓的年味儿，在制作的过程中勇于尝试、大胆交流、敢于创新，用自己稚嫩的小手赋予传统美食不一样的内涵。

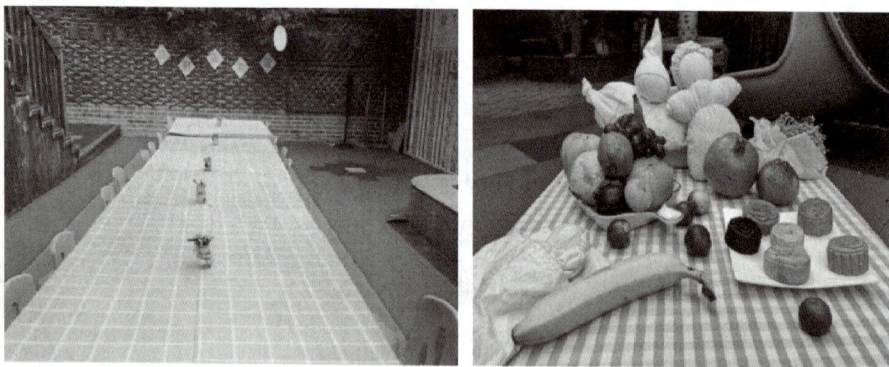

图9-6 分享前准备

【阅读卡片9-2】运城幼专金海湾幼儿园：快乐新年"四连奏"

元旦活动分为4个环节：一是奏新年歌，说唱新年二三事；二是奏民乐曲，听看新年传统美；三是奏温馨调，创扮新年曼妙屋；四是奏交响乐，同吃新年团圆饺。此处叙述第三和第四个环节。

（1）三奏温馨调，创扮新年曼妙屋："麻花糖果和汤圆，新年美食一盘盘，年年有

'鱼'送祝福"，这主要体现在走廊和教室的环境创设中。

（2）四奏交响乐，同吃新年团圆饺：这个环节中捏亲子饺子，享新年温情。胡萝卜鸡蛋馅儿、猪肉白菜馅儿、菠菜面皮、南瓜面皮、黑米面皮在小小的手里跳舞，变成一个个萌宝饺子，放在家人的手里，这是新年最香的食物。开饭喽……宝宝吃、妈妈尝、爸爸赞、爷爷奶奶露笑脸，品尝品出新风尚：自食其力、餐桌礼仪、礼敬孝悌……分明是教育的味道，嵌在其间，将食育与传统节日结合。

节日主题食育活动不仅加深了幼儿对中华民俗文化的感受与认识，分享了节日的喜庆和甜蜜，也培养了幼儿的语言表达能力，使幼儿在动手操作中积极参与、大胆探索，在系列活动中体验与同伴分享的快乐，感悟传统文化的魅力。

（4）跨班食育活动：幼儿园可结合一些大型节日，联合家长组织跨班食育活动。例如，举办"大型元旦亲子活动"，请家长来园一起与托班幼儿做麻花，与中班幼儿制作糖葫芦，与大班幼儿共同做花馍……幼儿制作、品尝食物，了解食物制作方法，丰富认知；开展"美食节""美食街"活动，幼儿在全园售卖亲子制作的麻花、糖葫芦、花馍等，并分时间段扮演售货员和顾客，比如，上午扮演售货员在所在班级分组售卖食物，下午扮演顾客到不同售卖班级去购物。在跨班食育实践活动中，幼儿能大胆表达，并分享自己的采购收获。

食育主题活动课程内容丰富灵活，食育环境创设多样且真实，食育效果良好。

3. 开发食育特色课程

考点9：食育特色课程的开发。

（1）本土特色食育：幼儿食育可以结合本土特色合理化地进行。以山西为例，可在托育机构食育活动中融入花馍、扯面、饺子、麻花等，让幼儿了解当地小吃及历史民俗文化，萌发幼儿的饮食兴趣，感受山西美食的丰富，传承传统特色的山西饮食文化，树立健康的饮食观念。

（2）节气特色食育：利用传统节气文化，如"春天播种""盛夏小满"等，带领幼儿解读节气。依托具有明显节气特色的食物来开展食育活动，挖掘食育内涵。如可在班级布置各种节气标识，让幼儿了解不同节气的名称、风物、适合吃什么、对身体有哪些好处，了解食物的营养价值和制作、食用方式，感受中国传统食文化（图9-7）……托育机构也可根据各个节气调整食谱，对应节气制作美食，如冬至吃饺子等。

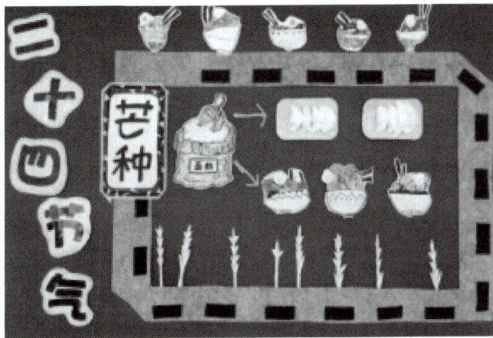

图9-7　节气特色食育

（3）思政特色的食育：通过思政特色的食育课程，帮助幼儿更早、更直接地了解传统饮食文化和地方民俗，树立勤俭节约的意识，增强民族自豪感，热爱祖国。

【阅读卡片9-3】

运城卡蒙加幼儿园结合近期在当地举行的"第三届中国农民丰收节"，在幼儿园开展"爱祖国，庆丰收，节约粮食，杜绝浪费"食育主题活动，通过布置丰收展台，把农作物搬到幼儿园里，用真实的生活给孩子真实的教育（图9-8），让孩子了解农民伯伯种粮食的辛苦，从而懂得爱惜粮食，尊重劳动成果。孩子们通过感受秋天的味道、丰收的喜悦和来自家乡的自豪感，增强了民族认同感。此外，也可结合"10.16世界粮食日"，开展"勤俭节约、光盘行动"特色主题活动，组织幼儿开展"吃光盘中餐，打卡光盘行动"照片征集活动，晒出光盘行动，晒出勤俭节约的文明风尚，教育幼儿从我做起，从现在做起，健康饮食、餐餐光盘不浪费。或者开展"爱心早餐"活动，走到街上给警察、环卫工人等送爱心早餐，让爱的种子在心中培植，培养幼儿对劳动者的尊重之情。

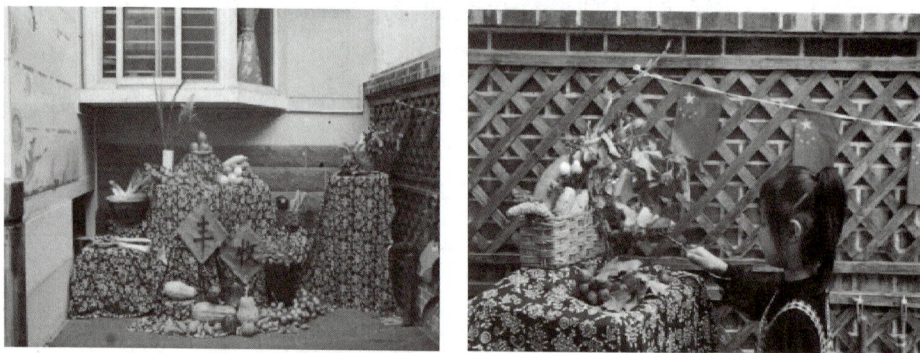

图9-8 庆丰收

4. 发挥食育绘本作用

考点10：绘本在食育中的作用。

与吃有关的食育绘本，内容丰富又有趣，能够满足幼儿的好奇心、劳动欲望和创造欲望。

（1）通过食育绘本学习食物营养知识，了解食物与健康：食育绘本用有趣易懂的语言，让幼儿轻松了解食物、营养及食物与健康的关系，对食物有更深的了解。如《爱上吃青菜的小兔子》绘本（图9-9）中，小兔子因为不吃蔬菜，缺乏膳食纤维，从而导致便秘。绘本还可以告诉幼儿蔬菜含有保护视力的一些营养素，如β-胡萝卜素、叶黄素、花青素等，如果不喜欢吃蔬菜，可能会影响视力。《哎呀！小象跌倒了》绘本中有一只小象，个子比一般伙伴矮，象牙也长得短，在成长过程中一天到晚地跌倒，严重的时候甚至还会骨折，出现这些情况是因为小象没有摄取到足够的钙质！因此，建议幼儿每天要喝牛奶，绘本可以让幼儿明白牛奶中"钙质"对牙齿与骨骼的重要。《爱吃水果的牛》绘本简单明了地让幼儿对吃水果的好处一目了然，幼儿很容易被这头可爱的牛吸引，进而对水果产生好奇与兴趣。大多数食育绘本用动物的故事形象地表明了偏食的坏处，以及营养均衡的重要性。食育绘本可以让幼儿养成良好的饮食习惯，掌握食育知识和提高选择食物的能力，理解吃的重要性和快乐。

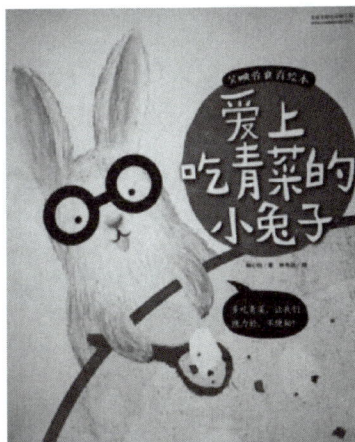

图9-9　爱上吃青菜的小兔子

（2）通过食育绘本学习食物种类、特征、生长、种植、栽培、环境的知识：食育绘本《它们是怎么长出来的》《奶奶的菜园》（图9-10）《好多好多蔬菜》《呀，蔬菜水果》《跟饭团一起插秧》《菜园里有什么好吃的》《水果水果，咬一口》等可以让幼儿形象直观有趣地了解食物的种类、特征、生长、种植、栽培、环境等知识。如《跟饭团一起插秧》这本书是非常好的了解和大米相关的知识的入口，幼儿通过阅读这本书可以了解农民种植水稻的过程。《菜园里有什么好吃的》这一系列绘本中，在《春天和夏天》的菜园里，幼儿能够看到番茄、黄瓜、玉米、胡萝卜等蔬菜在采摘前的样子，了解各种蔬菜的种类，在《秋天和冬天》的菜园里能够

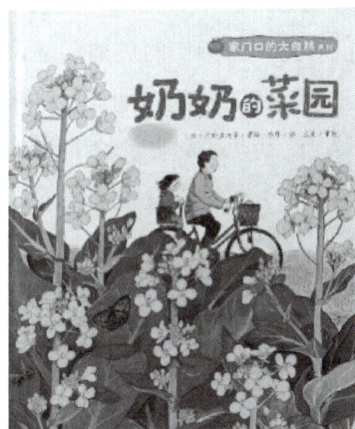

图9-10　奶奶的菜园

观察蔬菜从成长到收获的全过程。《水果水果，咬一口》则向幼儿展示了生活中常见水果及它们的典型特征。

（3）通过食育绘本学习食物制作、料理食物知识，培养动手实践能力，并体验调理食物的乐趣：食育绘本《蔬菜蔬菜，切一切》《小饭团，滚一滚》《鸡蛋敲一敲》等让幼儿学习食物制作和料理，培养动手实践能力，并体验调理食物的乐趣。如从《蔬菜蔬菜，切一切》绘本中，可以学习蔬菜从洗、切、烹调到装盘的整个过程。《小饭团，滚一滚》告诉幼儿：小饭团，滚一滚，一切都不一样了。煮好的米饭在手心可以捏成各种形状，在饭团的外面放上不同的佐料，如芝麻、海苔或者其他五颜六色好看的佐料。教师可适当延伸到食物制作的环节，增加幼儿的参与感。

（4）学习传统食物与世界食物的知识，知道传统的民间活动和饮食，了解乡土食物特色：如在阿笨猫3—6岁系列绘本中，《中秋节》《冬至和饺子》《找回中国年》《好吃的饺子》《元宵宝藏》等详细有趣地让幼儿了解传统的民间活动和饮食，了解

乡土食物特色。

（5）通过食育绘本学习积极的食育态度：食育绘本中的主角在食用食物时，其"享受"的姿态能给幼儿呈现出积极的食育态度。如《我们是开心的大米》《好吃的点心》借助暗示法使幼儿对食物产生积极情感；《好饿好饿的小小怪》用榜样法促进幼儿食欲；《幸福的味道》通过互动法激起幼儿对食物的兴趣。绘本中的食物色、香、味俱全，激发了幼儿的食欲。

（6）通过食育绘本学习饮食礼仪：通过阅读食育绘本，指出绘本中小主角的好习惯和坏习惯，培养幼儿的素质修养。如《皮皮豆豆在餐厅》中，小主角在大家的帮助下改掉了在餐厅里乱跑乱叫、浪费食物的毛病；《想吃一只小胖猪》中，小狮子敲打碗筷、把不喜欢吃的饭菜倒进他人碗里，阅读时要告诉幼儿这些是不礼貌的，要培养幼儿良好的饮食礼仪。

（7）通过食育绘本学习对食物心存感恩：如阅读《跟饭团一起插秧》，和幼儿一起感受农民劳作的热情和辛苦，体会饮食背后对食物的尊重和感恩，感恩生活正是食育教育的精髓。阅读《谢谢你，亲爱的面包》，了解一粒种子变成美味面包的过程，让幼儿了解食物的生产制作过程，对食物和做出食物的人持有尊重和感恩的心。

（8）通过食育绘本培养人与人的关系及优秀品质：食育绘本中很多人、事、物具有优秀的品质，这些与美味食物伴随，在提升幼儿对食物的喜爱之情的同时，也有利于幼儿从内心学习和接受这些好的品质。如《爱幻想的地瓜》《你好，馅饼》《馒头和包子》《绿豆姑娘》等一个个生动的故事，可以教会幼儿一些人生哲学，让幼儿体会爱、勇气、谦逊、从容，让幼儿明白什么是坚忍执着，什么是永不放弃，什么是自我实现。在这些美食里可以体现处世之道、价值观念、生命智慧、人生哲学，令幼儿受益终身。

食育绘本中，那些寻常食物能够教会幼儿生命中重要的事；质朴美味里的生活哲学能够培养幼儿生活与爱的能力；通过阅读绘本，幼儿能够敬畏平凡的食物，感恩生命的美好。

【阅读卡片9-4】食育绘本分享

《爷爷的肉丸子汤》：爷爷通过一次又一次地尝试，终于做出了一锅和奶奶煮得一样美味的肉丸子汤。这碗汤承载着爷爷对已逝的奶奶的思念。

《敌人派》：主人公与"敌人"友好相处后，发现"敌人"也变得友善、宽容，彼此由"敌人"转变成了朋友。因此，"丰富心灵"是食育的重要目的，它包括"快乐的进食过程""感谢的心"和"参与意识"。

《干杯！咕嘟咕嘟》：杯子乖乖排好队，倒入雪白的牛乳。干杯！咕嘟咕嘟哗啦啦，放入白开水。干杯！咕嘟咕嘟。这是一直陪伴我的小水壶，里面装的是水哦。干杯！吸一吸、吸一吸。那么多水果，可以做什么呢？放入搅拌机，开关一按，是什么呢？和妈妈一起干杯！咕嘟咕嘟，哇，真好喝呀！本书描绘的不仅是幼儿喝东西的动作，更是幼儿交际活动的展示，增强了幼儿的社会角色感。

《每天早起的爸爸》：故事以面包师爸爸一天的工作为重点，刻画了一个辛勤工作的爸爸形象。绘本中一家人协作共同做出美味的面包，不但让孩子了解爸爸的工作，更对参与爸爸的工作感到骄傲，而爸爸对孩子和家庭的爱更是通过辛勤的工作传递出来。

《鲁拉鲁先生请客》：一个完美的计划被打乱了，不见得是一件坏事，顺应当时心境的自发行为，常常带来新鲜的体验。鲁拉鲁先生一贯严格按照学过的操作做菜，他相信只有这样菜才会好吃。他那群不懂烹饪艺术的朋友却让鲁拉鲁先生发现，"大家一起热热闹闹地吃着，不管吃什么，怎么吃都非常的香。"他"从来没有这样享受过！"大人眼里一件严肃复杂的事，孩子会从本能出发，看到其单纯好玩的一面。鲁拉鲁先生顺着自己的本能生气，加入抢东西吃的阵营，然后完全融入现场，"感觉特别痛快"，是他天性中的孩子气在流露、在释放。貌似古板的外表下，一颗深藏不露的童心，把鲁拉鲁先生和他的小动物朋友们连接在一起，带着他偶尔走出固定的轨道，感受单纯的快乐。

《软软的豆腐》：这个充满柔情暖意的故事，取材自中国特有的美食——豆腐，它看上去有棱有角却无比柔软；它平易近人，能和很多食材融合，变成一道道佳肴。豆腐和小蚯蚓的美好友谊让小读者懂得付出与爱的真谛，奠定他们生命之初温柔向善的力量。

《爱幻想的地瓜》：这个风趣幽默、充满童真与想象力的故事，让小读者深受感染，要学会像地瓜一样乐观自信，突破常规，相信奇迹，坚守梦想。该绘本构思巧妙，取材独特，让孩子从生活中熟悉的食物身上习得品性和珍贵哲理，走出属于自己的成长之路。

《你好，馅饼》：这个以孩子熟悉的美食——馅饼和比萨为主角的故事立意新颖，趣味盎然，极其自然地结合了比萨和馅饼的历史及东西方美食的不同特点，呈现出比萨细腻动人的成长旅程，为孩子奉上一堂精彩的人生哲学课：不要一目了然，不要一下被人看透，很美的风景在深处。

《馒头和包子》：包子和馒头都是家喻户晓的中国传统美食，它们的故事在作者生动幽默的讲述中显得妙趣横生，颇有韵味。馒头最终战胜了包子，靠的是它的朴实无华、沉静自持。故事让孩子懂得淡定朴素的力量，心里实实在在，身体也就实实在在，而实实在在的东西，很让人信赖，也很有价值。

《绿豆姑娘》：故事里的绿豆姑娘就像童话世界里的丑小鸭，从貌不惊人到艳惊四座，她凭借勇敢淡定、坚忍执着的品格，完成了人生中一场华美的蜕变。作者从平常食物中获取灵感，巧妙地赋予其美好的性情，引导孩子敬畏平凡、感恩生命。清新动人的故事，留给孩子无限遐想。

《百变龙须面》：龙须面和方便面都住在储物柜里，比起外形抢眼的方便面，朴素的龙须面显得很寒碜，渐渐变得有点自卑。它遇到了智者长寿面，在长寿面的鼓励下，龙须面淡定等待，迎来了属于自己闪亮登场的"历史时刻"。从此，龙须面变得忙碌起来，成为主人餐桌上的常客，传递着爱、温暖与祝福。

5. 集体教学活动中的食育

考点11：
集体教学活
动中食育的
开展。

在语言、社会、健康、科学、艺术五大领域中渗入食育，让食育的形式更加多样，促进幼儿全面发展。

语言领域可以通过系列儿歌、谜语等，在语言活动中渗入食育。将作物生长、食物制作、食物与健康、饮食文化等知识，以儿歌、谜语的形式，形象生动又易于理解地呈现出来，增加幼儿的学习兴趣，帮助幼儿认识和了解食物的主要特征、形状、味道、营养价值等，培养幼儿良好营养观念及饮食习惯。

【阅读卡片9-5】食育儿歌、谜语

1. 儿歌《汤圆》

汤圆，汤圆，

雪白，滚圆。

大人一大碗，

小孩一小碗，

全家团团坐，

过节吃汤圆。

2. 童谣《爷爷为我打月饼》

八月十五月儿明呀，

爷爷为我打月饼呀，

月饼圆圆甜又香呀，

一块月饼一片情呀，

爷爷是个老红军呀，

爷爷待我亲又亲呀，

我为爷爷唱歌谣呀，

献给爷爷一片心呀。

3. 儿歌《包饺子》

炒萝卜、炒萝卜、切切切，
抹点油、撒点盐、和点馅，
包饺子、包饺子、赶赶皮，
赶好面皮、装好馅、包饺子，
包饺子、包饺子、捏捏捏，
放进锅里、盖好盖子、煮饺子，
煮饺子、煮饺子、香喷喷，
端上饺子、备好料、吃饺子。

4. 儿歌《玉米》

大玉米，黄又黄，
粒粒种子排成行，
常吃玉米身体好，
须须煮水消肿胀。

5. 儿歌《苹果》

苹果苹果作用大，
健康水果当属它。
天天吃个大苹果，
肌肉结实肠润滑。

6. 儿歌《胡萝卜》

胡萝卜，皮红黄，
喜欢气温冷与凉。
雪花纷纷它不怕，
躲在地下捉迷藏。
营养丰富家常菜，
炖炒蒸煮样样棒。
虚弱过敏多吃些，
都说赛过人参汤。

7. 儿歌《十二月蔬菜歌》

正月菠菜正吐绿，二月栽下羊角葱；
三月韭菜长得旺，四月竹笋雨后生；
五月西瓜大街卖，六月葫芦弯似弓；
七月茄子头朝下，八月辣椒个个红；
九月柿子红似火，十月萝卜上秤称；

冬月白菜家家有，腊月蒜苗正泛青。

8. 谜语

奇怪奇怪真奇怪，

头顶长出胡子来，

解开衣服看一看，

颗颗珍珠露出来。

（打一植物。答案：玉米）

在社会领域融入食育，如在社会活动"中秋节"中，了解中秋节习俗来历，分享月饼、水果，促进同伴交往，感受快乐；在社会活动"春节"中，了解过年的习俗，体验包饺子的乐趣，尝试与他人合作游戏的快乐，感受食物制作的乐趣，简单了解饺子的制作过程，了解中国传统文化。

健康领域中通过食育游戏促进幼儿身心健康发展。如通过趣味游戏"分月饼"，学会听指令迅速找几个同伴拉圆圈；通过游戏"蚂蚁搬豆"，学会双脚着地协调地爬；通过游戏"小马运粮"，练习在20~25 cm平衡木上行走，发展平衡力。

科学领域中渗入食育知识，如通过科学活动"各种各样的味道""水果乐"，观察食物的颜色，了解食物的形状、味道、营养及饮食习惯等。

考点12：随机食育活动的形式。

在艺术领域结合食育，培养幼儿的想象力和创造力。如在艺术活动"包饺子"中，鼓励幼儿大胆创作并用彩泥及各种工具做出不同造型的饺子；在美术手工活动"好吃的糖葫芦"中，了解糖葫芦的历史文化，并尝试用撕纸粘贴的方法来表现；在面塑活动"羊肉串""火腿""豆角""三明治""海绵蛋糕"中，学习用搓、捏、团的技法，塑造食物的外形，并用所给材料来装饰食物。美术活动"水果三兄弟"还可以让幼儿知道水果营养丰富，味道香甜，鼓励幼儿多吃水果和蔬菜，尝试用油画棒来表现水果的形状和颜色。

6. 随机食育活动的开展

考点13：食育在进餐活动中的应用。

（1）食育微视频：教师可以利用随机录制的食育微视频，充分利用碎片化时间进行食育。如微视频——故事《小猪爱吃饭》，引导幼儿吃各种饭菜，不挑食，养成良好饮食习惯。

（2）进餐活动中的食育：餐前组织幼儿洗手，养成良好的卫生习惯。创设安静有序的进餐环境，以弹钢琴、放儿歌、玩手指游戏等方式让幼儿平静下来，在培养幼儿良好进餐习惯的同时促进幼儿音乐、语言方面的发展。餐前也可以进行感恩教育，感谢厨房叔叔、农民伯伯、教师的辛苦，以食育促进情感的发展。

在进餐活动中进行生活习惯养成教育和礼仪安全养成教育。用语言和动作引导幼儿保持进餐秩序，培养饮食行为习惯，让幼儿掌握正确喝水、进餐的方法。如让幼儿知道喝水的重要性，会主动喝水，喝水时，要排队，用双手端水，坐在椅子上喝水，不边走边喝；进餐时正确使用勺子，安静独立进餐，不吃的饭菜不能随意扔进别人的碗里或扔在地板上、倒在桌子上，而要留在自己的碗里，进餐结束后送进垃圾桶，进餐活动中引导幼儿吃各种饭菜，提示幼儿，想吃第二碗要举手。教师也可以合理安排幼儿担当进餐"小老师"，餐前擦桌子、摆餐具、发食物，引导幼儿独立做到四净（碗、桌、地、自己），并在餐后自行有序地送餐具并摆放整齐，有序清理自己的桌面卫生，进行生活习惯养成教育，培养幼儿自我管理及服务他人的能力。

教师可让幼儿了解食材名称、菜名、营养价值及功效。如吃胡萝卜时告诉幼儿胡萝卜可以预防夜盲症，对眼睛有好处，以此增加幼儿食欲，使幼儿不偏食。

任务3　婴幼儿非正规性食育活动的组织

1. 互联网+食育

利用互联网，幼儿可以直观体验劳动。如观看种植、养殖等方面的视频，幼儿可以直观了解食物的来源。借助模拟软件幼儿可以直观地参与种菜、施肥、浇水、打药等过程，熟悉种植的全过程。教师可以结合信息化教学，借助图片、视频和故事等手段让幼儿辨别健康食品与垃圾食品，了解垃圾食品的危害性，培养健康的饮食习惯。

考点14：互联网在食育中的应用。

教师和家长也可以利用在线学习平台进行食育。如学校安全教育平台中的"嚼嚼碎，慢慢咽"安全教育的短片中，小朋友的故事可以形象直观地加深幼儿的印象，让幼儿知道细嚼慢咽；"科学饮食身体棒"，通过安全教育短片让幼儿知道不良饮食习惯的害处多，让幼儿从小养成科学健康的饮食习惯。

考点15：托育机构与家庭、社区食育合作的方式。

2. 托育机构与家庭、社区的合作

（1）线下+线上结合，家园共食育：幼儿园可以将食育课程延伸至家庭，通过家园合作，线上线下结合共同开展食育。

①线下家园食育：开展家庭食育实践活动。课堂不仅在园内，还要将幼儿和家长一起带入大自然，如可以利用周末开展"宝贝来当家"食育实践活动，让幼儿自己购买、清洗食材，制作食物、摆放碗盘等，体验自己动手、当家做主的感觉。家长要帮助幼儿认识食材，强化均衡饮食意识，同时有意识引导幼儿学习交往，增强服务家人的意识，增进亲子感情。此外，自我劳动也使幼儿食欲加强，更易从情感上接受有利于健康的食物。

②家园合作举行食育展览活动。家长可以和幼儿一起烹饪健康美食，配上装饰品布置成展，或和幼儿一起制作食育绘本，幼儿用绘画来体现食物的成长变化及食物故事，家长补充文字，托育机构收集幼儿做好的食育绘本进行展览，鼓励幼儿分享食物故事。

③托育机构定期组织家长开展食育理念培训。托育机构定期举行专门为家长设置的营养讲座，普及营养学基础知识，分享有价值的食育思想和观点。也可召开家长膳食会议，请营养专家进行营养指导，一起学习食物营养搭配、食育预防疾病、生病时饮食搭配和护理的食育知识。在家长沟通栏、家长微信群普及"科学营养，健康饮食"的营养理念，倡导榜样示范，家长以身作则做到不挑食、吃饭不看电视、进餐时不玩手机等。

【阅读卡片9-6】案例：融入家庭，快乐当家

教师可引导家长根据孩子生长的环境，带孩子开展体验活动。在城区的，可以带孩子去菜场买菜，一起感受买菜的过程；在农村的，可以带孩子到田地亲眼看看粮食、蔬菜的生长过程。可以给孩子讲述一粒米是怎样从一颗种子到我们的饭碗里的，让孩子感知"粒粒皆辛苦"的道理。这种"体验式食育"不仅可以让孩子了解营养知识，更重要的是可以建立起"孩子"与"食物"的亲近感，逐渐改正孩子挑食、偏食、浪费食物的不良习惯。

④线上家园食育：如开设线上家长食育课堂、家长食育讲师、食谱播报、餐桌上的课堂等，分享食育理念。教师可通过微信群推送一日活动方案，向家长普及食育知识，提示家长做好食育工作，如"在家指导孩子自己吃饭，不喂饭；不要让孩子边走边吃东西；流感和雾霾的高发期，关注孩子的饮水量，尽量不要去人多密集的场所；天气干燥寒冷，孩子容易生病，家中饮食要清淡易消化；在家多喝白开水，尽量不要喝甜味的水"等。教师也可在微信群发布一日三餐及相关营养知识，指导家长科学食育。

（2）与社区合作共同食育：具体的合作主要包括：托育机构充分利用社区的食育资源，如超市、快餐店等，开展相关食育活动；可以邀请社区居民进入活动室，与幼儿分享食育故事、展示食育手工制作技艺等。

总之，食育工作任重道远，托育机构可以在充分认识食育内涵的基础上，结合区域特色，引导幼儿感受食文化，增强幼儿的健康意识，引导幼儿养成良好的饮食习惯，构建具有园所特色的食育课程体系，促进幼儿健康全面发展。

项目三 世界各国的食育实践

学习目标

一、素质目标

通过各国食育实践的学习，结合我国国情和食育实际，培养爱国情怀及探索精神。

二、知识目标

1. 了解世界各国的食育实践内容。

2. 了解我国食育的现状。

三、能力目标

培养食育实践的能力。

任务情境

食育与传统的"营养教育"和"食品安全教育"不同，既不是单纯的书本知识的学习，也不是儿童的健康教育。食育是从幼儿期起便对受教育者给予食品及相关知识的教育，从而将健康的饮食结构变成孩子的饮食嗜好，通过多样的实践活动和系统的课程来培养孩子科学的饮食和良好的生活习惯，并将这种饮食教育延伸到艺术想象力和人生观的培养。目前，我国的"食育"工作尚处于起步阶段，而日本、英国、意大利等却以其独特的方式展开了"食育"。

任务：根据对日本、英国、意大利等国外食育的了解，你认为国外的食育对我国"食育"的推进有什么借鉴意义？

任务1 日本的食育实践
任务2 英国的食育实践
任务3 意大利的食育实践
任务4 中国的食育实践
（扫二维码看详细内容）

世界各国的
食育实践

岗 位 应 用

实训9-1 利用节日开展食育活动设计与组织实训作业单

实操目的	结合节日，培养学生食育活动设计与组织能力
实操准备	1. 分小组讨论确定节日主题 2. 根据节日主题，准备所需物品及材料
实操步骤	1. 小组讨论注意事项 2. 小组分工进行活动设计 3. 各组进行活动设计展示 4. 师生共同评价，提出问题建议 （1）是否符合幼儿的年龄特点和已有知识水平 （2）活动组织过程是否恰当 5. 讨论与反思 6. 教师总结评价
实操结果	

实训9-2 利用绘本开展食育活动设计与组织实训作业单

实操目的	利用绘本，培养学生食育活动设计与组织能力
实操准备	1. 分小组讨论确定绘本 2. 准备所需绘本、物品及材料

续表

实操步骤	1. 小组讨论注意事项
	2. 小组分工进行活动设计
	3. 各组进行活动设计展示
	4. 师生共同评价，提出问题建议
	（1）是否符合幼儿的年龄特点和已有知识水平
	（2）活动组织过程是否恰当
	5. 讨论与反思
	6. 教师总结评价
实操结果	

实训9-3　设计家园共食育活动实训作业单

实操目的	1. 培养学生家园合作的意识及沟通能力
	2. 培养学生食育活动设计能力
实操准备	1. 提前与家长（学生扮演）就食育活动内容进行沟通
	2. 准备食育活动所需相关物品及材料
实操步骤	1. 向家长介绍本次活动的内容及注意事项
	2. 将家长与幼儿分组
	3. 根据活动设计组织家长参加活动
	4. 活动完毕，家长谈参与活动的感受
	5. 教师总结评价本次活动
	6. 活动结束后，教师进行反思
实操结果	

真 题 模 拟

一、单项选择题

1. 婴幼儿食育的主要内容是（　　　）。

　　A. 饮食教育

　　B. 通过饮食开展教育，涉及德智体美劳等方面

　　C. 以上二者皆有

2. 制定《食育基本法》（　　　）。

　　A. 日本　　　　　　　B. 英国　　　　　　C. 意大利　　　　　D. 美国

3. 将烹饪课程纳入必修课程的国家是（　　　）。

　　A. 日本　　　　　　　B. 英国　　　　　　C. 意大利　　　　　D. 美国

4. 实施慢食运动推动食育的国家是（　　　）。

　　A. 日本　　　　　　　B. 英国　　　　　　C. 意大利　　　　　D. 美国

5. 婴幼儿饮食行为目标不包括（　　　）。

　　A. 可以保持愉悦的心情就餐

　　B. 了解最基本的就餐规则和礼仪

　　C. 养成餐前洗手和餐后漱口的习惯

　　D. 积极地参与用餐活动，爱惜粮食

6. 婴幼儿饮食科学目标不包括（　　　）。

　　A. 对食物产生一定的兴趣

　　B. 喜欢参与到食物的体验和探索中

　　C. 能够对一些简单的食物进行分类

　　D. 了解不良的食物对身体造成的影响

7. 婴幼儿饮食文化目标不包括（　　　）。

　　A. 了解与食物相关的故事

　　B. 逐渐开始喜欢参与到传统食物制作中

　　C. 喜欢了解我国的饮食文化

　　D. 能够在用餐时保持桌面干净整洁

8. 通过食育绘本学习食物种类、特征、生长、种植、栽培、环境的知识，不包括（　　　）。

　　A.《它们是怎么长出来的》

　　B.《跟饭团一起插秧》

　　C.《水果水果，咬一口》

380

D.《小饭团，滚一滚》

9. 通过食育绘本学习食物制作、料理食物知识，培养动手实践能力，并体验调理食物的乐趣，不包括（　　）

A.《蔬菜蔬菜，切一切》 B.《鸡蛋敲一敲》

C.《冬至和饺子》 D.《好吃的点心》

10. 学习传统食物与世界食物的知识，知道传统的民间活动和饮食，了解乡土食物特色，不包括（　　）。

A.《中秋节》 B.《冬至和饺子》

C.《找回中国年》 D.《元宵宝藏》

11. 通过食育绘本学习饮食的礼仪，不包括（　　）。

A.《皮皮豆豆在餐厅》 B.《想吃一只小胖猪》

C.《好饿好饿的小小怪》 D.《谢谢你，亲爱的面包》

二、简答题

1. 托育机构食育的概念是什么？

2. 托育机构实施食育的意义是什么？

3. 托育机构食育课程的内容包括哪些？

4. 托育机构食育课程的实施策略有哪些？

三、材料分析题

"食"是我国传统文化中不可忽视的一部分，人们从美食中感受人文情怀的温度，领略中华文化的厚重。在我国，食育文化源远流长，既有"吃过夏至面，一天短一线"等与二十四节气相对应的饮食风俗，又有"孔融让梨"等做人应该懂得礼让的经典故事，还有"饮食贵有节，做事贵有恒"的人生智慧……有人认为食育既是回归生活的教育，也是一种回归教育的生活。对于以上材料，你有怎样的思考和感悟？

四、活动设计题

古话曰"民以食为天"。吃饭对我们极其重要，但我们常常忽视它，甚至很多现代病都是饮食不当吃出来的，如高血压、肥胖、糖尿病等。

养生专家万承奎曾说过："用肚子吃饭求温饱，用嘴巴吃饭讲享受，用脑子吃饭保健康。"

请选择一个主题设计一份食育活动方案并在班级进行分享。

1. 活动设计方案的要求

（1）符合活动设计方案设计的规范。

（2）活动方案符合主题的要求。

（3）活动方案的内容简明扼要，具有可操作性。

2. 填写任务表

姓名		完成时间	
任务名称			
任务分析			
活动方案	方案名称		
	活动目标		
	活动准备		
	活动过程		
	活动建议		
评价			

资 源 拓 展

孔孟食道

《齐民要术》
的食育理念

参 考 文 献

［1］国家食物与营养咨询委员会办公室.国家食物营养教育示范基地建设规范［M］.北京：中国农业科学技术出版社，2020.

［2］张婷婷，刘芳，刘欣.幼儿营养与膳食管理［M］.北京：中国人民大学出版社，2020.

［3］中国疾病预防控制中心营养与食品安全所.中国食物成分表［M］.2版.北京：北京大学医学出版社，2014.

［4］宋媛.0~3岁婴幼儿营养与喂养［M］.上海：华东师范大学出版社，2021.

［5］刘定梅.营养学基础［M］.4版.北京：科学出版社，2022.

［6］黎海芪.实用儿童保健学［M］.2版.北京：人民卫生出版社，2022.

［7］葛可佑.中国营养师培训教材［M］.北京：人民卫生出版社，2005.

［8］孙长颢.营养与食品卫生学［M］.8版.北京：人民卫生出版社，2017.

［9］刘勇.0~3岁婴幼儿营养与喂养［M］.镇江：江苏大学出版社，2021.

［10］张明.蔬菜手册［M］.南昌：江西科学技术出版社，2016.

［11］袁伟华.中外名物大观［M］.延吉：延边大学出版社，2016.

［12］王瑞.食品卫生与安全［M］.3版.北京：化学工业出版社，2022.

［13］《健康大讲堂》编委会.婴幼儿辅食配餐［M］.哈尔滨：黑龙江科学技术出版社，2015.

［14］李宁.这样做辅食宝宝超爱吃［M］.北京：化学工业出版社，2016.

［15］中国营养学会.中国居民膳食指南（2022版）［M］.北京：人民卫生出版社，2022.

［16］中国营养学会.中国居民膳食营养素参考摄入量（2013版）［M］.北京：科学出版社，2014.

［17］宋媛，贺永琴.食育从儿童抓起：让食育走进教育视野［M］.上海：上海社会科学院出版社，2015.

［18］刘雅娟.儿童饮食营养全书［M］.长春：吉林科学技术出版社，2017.

［19］吉田隆子.香喷喷食育绘本［M］.彭懿，周龙梅，译.北京：清华大学出版社，2016.

［20］陈同辛.婴幼儿牛奶蛋白过敏国内外指南解读——更好地识别、诊断和治疗［J］.临床儿科杂志，2018，36（10）：805-809.

［21］唐洪涛，刘锐，夏蕊等.国内外食育实践发展现状［J］.中国食物与营养，2020（1）：34-38.

［22］张秋萍.依食而养借食而育［N］.三门峡日报，2019-6-13.

［23］韦泽妮.幼儿园食育课程的实施策略［J］.广西教育，2019（4）：148.

［24］蒋行亚.在幼儿园中开展食育的建设［J］.大庆师范学院学报，2019（02）：39.

［25］陈丹丹.绘本里的食育研究［J］.教育观察，2018（14）：18-19.

［26］刘芳.儿童发展视角下食育的独特价值与实践策略［J］.济南职业学院学报，2020（6）：45-47.

［27］李慧娟，蔡淑兰.幼儿园开展食育的意义及促进策略研究［J］.辽宁教育行政学院学报，2020（4）：41-44.

［28］王金平.从食育入手，树节俭新风［N］.江西日报，2020-09-16.

［29］程景民，郑思思.日本《食育基本法》对我国的启示［J］.中国食物与营养，2016，22（6）：5-7.

［30］张俊娥.浅探幼儿阶段开展食育教育的必要性及其促进策略［J］.课程教育研究，2019（14）.

［31］张秋萍.幼儿园食育课程的建构与实施［J］.学前教育研究，2018（8）：70-72.

［32］王玉茜.“生活即教育”理念下的幼儿园节日节气食育教育.第二届张雪门教育思想研讨会论文［C］.北京，2020：771.

［33］张玉晴.基于生态系统理论的幼儿“食育”及其策略［J］.课程教育研究，2017（1）：67-68.

［34］汤广全.儿童食育迫在眉睫：缘起、内涵及特质［J］.内蒙古师范大学学报（教育科学版），2016，29（6）：1-7.

［35］中国营养学会妇幼营养分会主任委员、南京医科大学公共卫生学院汪之顼教授：母乳是婴儿最理想的食物［N］.中国食品安全报，2022-06-30（D02）.

［36］中华医学会儿科学分会内分泌遗传代谢学组，中华儿科杂志编辑委员会.中国儿童肥胖诊断评估与管理专家共识［J］.中华儿科杂志，2022，60（06）：507-515.

［37］汪之顼，盛晓阳，苏宜香.《中国0~2岁婴幼儿喂养指南》及解读［J］.营养学报，2016，38（2）：105-109.

［38］夏晓娜.还在追着宝宝喂饭？试试“顺应喂养”［J］.祝您健康，2018（5）：51.

［39］陈博.早期母婴皮肤接触对母乳喂养的影响研究［J］.临床医药文献电子杂

志，2019，6（40）：51.

［40］黄蓉，侯燕文，刘宏，等.早期母婴皮肤接触1小时对初产妇产后6个月母乳喂养的影响［J］.中华护理杂志，2015，50（12）：1420-1424.

［41］李莉华，王雅坤，万旻，等.母乳喂养与成年期代谢综合征的关联性研究［J］.营养学报，2019（3）：236-241.

［42］黄丽丽，杨凡，熊菲.母乳中瘦素、脂联素及胃饥饿素与纯母乳喂养婴儿生长的关系［J］.中国当代儿科杂志，2018（2）：91-96.

［43］刘丽.关于配方奶和牛奶的阶段性选择问题［J］.乳品与人类，2016（3）：20-22.

［44］崔曼琳.婴幼儿奶粉喂养与儿童早期发展的关系［D］.西安：陕西师范大学，2018.

［45］Farag H，Bilbeisi A，Abuzerr S，et al. Comparison and Behavioral of the Breast，Formula and Mix Feeding Related to Infant Health from Birth Up to One Year［J］. American journal of Biomedical Science & Research，2020（9）：187-195.

［46］高力敏，杨丽君，程立欣，等.辅食添加与儿童肥胖的定性循证研究［J］.中国妇幼健康研究，2021，32（6）：4.

［47］昊旻.混合喂养怎么"混"才对？［J］.时尚育儿，2016（4）：70-73.

［48］彭文.母乳不够如何混合喂养［J］.江苏卫生保健，2017（3）：38.

［49］张敏利，王航辉，成胜权，等.陕西贫困地区某县6~24月龄婴幼儿辅食及营养素添加现状分析［J］.中国儿童保健杂志，2019（7）：720-723.

［50］聂芯仪，李廷玉.婴儿辅食添加研究进展［J］.母婴世界，2019（3）：296，298.

［51］丁点.宝宝辅食该怎么添［J］.江苏卫生保健，2020，274（11）：34.

［52］罗晨，丁怀莲，冯丽，等.解读《7—24月龄婴幼儿喂养指南》［J］.健康与营养，2016（3）：53-55.

［53］儿童喂养与营养指导技术规范［J］.中国儿童保健杂志，2012，20（8）：763-766.

［54］中华医学会儿科分会儿童保健学组，中华医学会围产医学分会，中国营养学会妇幼营养分会.母乳喂养促进策略指南（2018版）［J］.中华儿科杂志，2018（4）：261-266.

［55］中华儿科杂志编辑委员会.早产、低出生体重儿出院后喂养建议［J］.中华儿科杂志，2016（1）：6-12.

郑重声明

高等教育出版社依法对本书享有专有出版权。任何未经许可的复制、销售行为均违反《中华人民共和国著作权法》，其行为人将承担相应的民事责任和行政责任；构成犯罪的，将被依法追究刑事责任。为了维护市场秩序，保护读者的合法权益，避免读者误用盗版书造成不良后果，我社将配合行政执法部门和司法机关对违法犯罪的单位和个人进行严厉打击。社会各界人士如发现上述侵权行为，希望及时举报，我社将奖励举报有功人员。

反盗版举报电话　（010）58581999　58582371
反盗版举报邮箱　dd@hep.com.cn
通信地址　北京市西城区德外大街4号　高等教育出版社法律事务部
邮政编码　100120

读者意见反馈

为收集对教材的意见建议，进一步完善教材编写并做好服务工作，读者可将对本教材的意见建议通过如下渠道反馈至我社。

咨询电话　400-810-0598
反馈邮箱　gjdzfwb@pub.hep.cn
通信地址　北京市朝阳区惠新东街4号富盛大厦1座
　　　　　高等教育出版社总编辑办公室
邮政编码　100029